Am I Thin Enough Yet?
The Cult of Thinness and the Commercialization of Identity

# 誰が摂食障害をつくるのか

**女性の身体イメージとからだビジネス**

シャーリーン・ヘス＝バイバー
宇田川拓雄 訳

新曜社

Am I Thin Enough Yet?

The Cult of Thinness and the Commercialization of Identity

by Sharlene Hesse-Biber



This translation of *Am I Thin Enough Yet?,* originally published in English in 1997 is published by arrangement with Oxford University Press, Inc.

原著 *Am I Thin Enough Yet?* は1997年に英語で刊行され，
この日本語訳はオックスフォード大学出版局との出版契約にもとづき刊行されている。

強固な意志の持ち主である私の娘たち，
サラ・アレクサンドラ・パイパーとジュリア・アリエル・パイパーに

そして

二人の先駆的な女性たち，
キャロル・パイパー博士とマリー・フェルティン医学博士を偲んで

# 日本の読者へのはしがき

本書が日本語に訳されることになったのは、この本の中で明らかにした考え方の多くが、身体イメージと摂食の問題に悩む日本の女性とその両親にもあてはまるからだと思います。これらは、日本社会においてもますます、女性が成長していく際の問題の一つとなっています。この本は、日本社会で全国的に蔓延するようになった問題、つまり、とりわけ二十五歳以下の女性の身体イメージと摂食障害の問題を理解するために書かれました。

この本には、若い女性の摂食の問題と、彼女たちの健康や時には命さえも危うくするほどに「スリムな」身体になりたいという願いについて、ユニークな考え方が述べられています。若い女性たち、その両親、医師、教育関係の方々に、拒食症（食物への強迫観念、飢餓的ダイエット、過酷な減量）と過食症（強迫的な大食とその後の自発的な嘔吐ないし下剤の使用）の問題について、詳しく理解していただければと思います。これらの問題は、男性の十倍の頻度で女性に発生し、ますます増加しているのです。

私たちは、身体イメージと摂食の問題を持っている若い女性たちの生活を詳しく調べ、増加し続ける彼女たちの「身体問題」の背後にある社会的、文化的、経済的な力について批判的に検討しました。さらに、アメリカ社会で、すでに何十年にもわたってスリムであれという厳しいプレッシャーにさらされてきた若い女性の経験から得られた、摂食問題と摂食障害に対する重要な教訓と解決策についても述べています。

グローバル化によって西洋の価値観がヨーロッパ、非ヨーロッパを問わず世界のすみずみにまで拡がるにつれて、「スリム教」［原語は「ヤセのカルト宗教」Cult of Thinness］が、さまざまな国の若い女性たちを摂食障害と摂食問題の網の目に絡め取るのは目に見えています[1]。『肥満はフェミニスト問題』の著者スージー・オーバックは、次のように述べています[2]。

> ある文化のグローバル化の程度を知りたければ、摂食問題の深刻度を見れば良い。それはおそらく、経済的指標よりも優れた指標である。少数の人々だけが西洋化することが許されている文化において、その人たちが真っ先にすることは、西洋風の身体になろうとすることである[3]。

最近、西洋文化、特にアメリカのテレビ番組が、フィジーの離島に与えた影響を分析した研究が発表されました[4]。一九九五年、アメリカのテレビ放送がその島に導入されたときには、過食行動をとっていた女の子は三％しかいませんでした。アメリカのテレビ番組に三年間さらされた後の一九九八年には、その数値は一五％に急増していました。同じ年、七四％の女の子が「大きすぎてたり太りすぎている」

と感じていると答え、六二％が、過去一ヵ月間にダイエットをしたことがある、と述べました。フィジーの文化では伝統的に、体重の減少は病気の兆候であり、不健康と見なされていました。しかし、美に関するフィジー的解釈は、超スリムな身体を理想とする西洋的な考え方に向かって変化しているのです。

フィジーで起こったことは、すでにかなり西洋化し、世界的な経済活動を行っている日本のような文化にとって警告となります。西洋的な経済のグローバル化が急速に進行すると、文化的なグローバル化も同時に進む可能性がきわめて高いことをしっかり認識しておくべきでしょう。西洋の身体文化を偶像視する傾向がどんどん続くなかで、その動きを打ち消すような深い変化がないならば、超スリムという理想とそれが若い女性の身体イメージ、そして摂食問題に及ぼす影響が危険な形で世界中に拡がる可能性は、とても高いのです[5]。

日本の若い女性が、摂食障害に陥る危険は、すでにたいへん高くなっています。「スリムな身体」は、西洋的な理想と価値の影響を受けることなく、日本社会でも価値あるものとされていますが[6]、過去数十年間で、日本の女性の間に摂食障害と摂食問題が劇的に増加し、摂食障害のために医学的治療をもとめる女性の数が増えました[7]。日本の厚生労働省による最近の調査では、東京都内の女子高校生の二〇人に一人が拒食症にかかっていることが明らかになりました[8]。別の研究では、十五歳から二十歳までの女性の体重、身長、ボディマス指数（ＢＭＩ）を一九六〇年から一九九五年まで調べたところ、彼女たちが年ごとにどんどんスリムになっていることがわかりました[9]。ある全国調査によれば、若い女性のＢＭＩは、一九七六年から一九九五年の間に着実に減少しています[10]。

別の調査研究では、思春期前および思春期の日本の女の子たちは、西洋文化の若い女性の身体への関心を鏡に写したかのような、自分の身体イメージと体重への重大な不満感をもっていると報告されています。[11] 日本の厚生労働省で最近行われた研究[12]によれば、一九七九年から一九九八年の間に、十五歳から十九歳までのスリムな女性の割合は一三・五％から二〇・四％に増加し、また、ＢＭＩの平均値からみて正常に分類される人のうち、自分を肥満だと考える人の割合も増加しています。体重と身体イメージの問題は、日本の中規模都市よりも大都市圏でより深刻であるようです。[13]

日本の若い女性がスリムな身体を追及し始めるとき、まず最初に行うのはダイエットのようです。研究結果によれば、日本の若い女性のスリムになりたいという願望と、そのために行うダイエットが、実際に、彼女たちに摂食障害を生じさせる可能性があります。[14] 日本の女子高校生についてのある研究によれば、ダイエットは彼女たちの間でごく一般的で、五八％が一ヵ月以下、二二％が一ヵ月以上ダイエットしたことがあり、九％が三日以下、二％が三日以上絶食したことがあると答えました。[15] 移住して西洋文化の中に暮らすようになった日本女性の摂食障害にかかる危険が増すこともまた、興味深いことです。[16]

本書では「カルト宗教」というメタファーを使いましたが、このメタファーはスリムな身体イメージと摂食問題のグローバルな拡がりを理解するのに有効です。一般にカルト宗教は、入信すれば信者は共同体意識が得られ、共同体に受け入れられたという感覚をもてると約束します。カルト宗教はしばしば信者に、「救済」と「共同体の結束」が得られると宣言します。カルト宗教の専門家の一人は、次のように言っています。

カルト宗教は失われた共同体と失われた理想主義を取り戻そうとする。……カルト宗教は、伝統的な社会制度が衰えつつある社会の中で、あれこれの呪文を唱える儀式を行いながら、共同体、意味、精神的方向性を提供する。……彼らは外部社会の支配に服そうとせず、多くのカルト宗教はそのメンバーが外部社会に再び統合されることを望まない。全く反対に、それを拒絶する。彼らは慎重にメンバーを周囲の環境と断たれた、一種のリンボ［地獄の辺土］の中に引き止める。[17]

この本で主張していることは、食品産業、ダイエット産業、それにフィットネス産業がメディアの助けを借りて、組織的に、多くの女性が自分たちの救いは自己改善すること、自己コントロールすること、超スリムな身体という理想を実現する責任を果たすことにあると信じるよう、社会化しているということです。家族、学校、仲間集団もまた、このメッセージを繰り返し、それを増幅することによって協力しています。このような社会的影響はしばしば、女性にスリムな身体をめざすように強いる「褒美」と「罰」という形をとります。その結果、男性と女性とでは、自分の身体をどう感じるかにとても大きな違いが生まれたのです。

現代の資本主義の利害と家父長制的な考え方との協力関係は、強力な「カルト宗教にも似た」メッセージを作り出していると見ることができます。このメッセージに従う女性には、救済と安心が約束されます。今日、女性は、内的な自己コントロールによって、この新しい「理想」を達成するよう熱心に勧められています。ダイエット、絶食、エクササイズなどの行動は、過去数十年にわたる女性の役割の変化、特に女性の男性からの独立を反映しています。私たちは、摂食障害は超スリムな身体という文化的理想に到達するために行う、自発的で極端な身体コントロールの必然的な結果であると考えます。今では私たちは、摂食障害は美の文化的メッセージへの信仰であることを知っています。この信仰はしばしば、容貌にたいする不満という深刻な問題を作り出します。

女性の中には、自分の身体が美のテストに不合格だと感じる人もいるので、グローバルな美容産業、美容整形産業、ダイエット産業、食品産業は、絶えず女性の不安感に訴えて経済的な利益を得ています。企業文化、伝統型の家族、政府、メディア、といった社会を支配している家父長的な利害関係者もまた、利益を得ています。もしも女性がダイエット、過度のエクササイズ、自己改善活動を通じて自分の身体をコントロールしようという考えに取り憑かれているなら、彼女たちは現状、企業が女性の身体についての不安をあおったり、社会のさまざまな分野に女性差別が存在するという現状、に挑戦するのに使われるだろうエネルギーを消費してしまいます。

マスメディアによる広告はスリムな身体の名のもとに、たくさんの約束をしています。スリムな身体はしばしば魂の救済と幸福そのものだとされます。本書では、スリムになろうと努力する女性たちが、しばしば、ほっそりした身体の探求に宗教用語を使うということを指摘しました。極端なダイエットをしている人たちは「良い食べ物」「悪い食べ物」といった言葉を使い、ダイエットに失敗した人たちは自分たちを「悪い」とか「堕落した」などと表現します。本書では、このような文化的メッセージと、そのメッセージが、自分の身体を理想的なスリムな形に合わせようと努力している人たちに約束している内容を詳しく調べました。また、このようなメッセージがいかにして、たいていの場合に、「スリム」とされる人と肥満とされる人を区別し、「聖なる人」と「不敬な人」を区別するのかを、吟味しています。

この本で行った探求の結論は、スリムになれというメディアのメッセージとともに、摂食障害にうってつけの環境を作り出すことによって膨大な利益を上げているさまざまな企業による行動と圧力を、西洋文化と非西洋文化は批判的に検討すべきだということです。スリムになれというメッセージが私たちの家族、学校、病院、そして私たち自身の内部でも勢力を振るっています。読者は本書から、身体イメージへの不満、そして摂食障害を予防し治療する上で役立つ、さまざまな戦略を得ることができます。それは、極端にスリムな身体になれという大きな社会・文化的メッセージに挑戦するものなのです。[18]

本書の日本語訳を実現するため熱心に取り組んでくださった宇田川拓雄教授に感謝します。宇田川教授は私の本にベストな翻訳をしてくださいました。彼の見識、学問、それに友情に深く感謝します。

# 目次

## 第9章　スリム教からの脱出　221

装幀——大塚千佳子

# 謝　辞

この研究プロジェクトにはボストンカレッジの多くの方から惜しみない協力をいただいた。まず初めに、アンケートやインタビューで考えや意見を述べてくれたボストンカレッジの学生たちに感謝したい。また、社会学部の教職員の方々にも感謝したい。特に原稿全体に目を通して思慮深い助言を与えてくださったジーン・ギルミン博士、デイビッド・カープ博士、ウィリアム・ギャムゾン博士、リッチー・ロウリー博士に感謝したい。ブレンダ・ペペ、ロベルタ・ネグリン、ユーニス・ドヘルティはインタビューを正確に原稿に起こしてくれ、またこの仕事に取り組んでいた間、始終ユーモアにあふれた励ましの言葉をかけてくれた。この研究プロジェクトに研究資金を与えてくれた、ボストンカレッジ研究支援室に感謝したい。

ケイト・クルシュウィッツは私の学術的な固い文章を、幅広い読者に読みやすいものにするため頑張ってくれた。彼女は本書の全体にわたって多くのアドバイスと構成上の助言を与えてくれたが、それは執筆作業全体にとってかけがえのないものだった。

研究を手伝ってくれた大学院生たちにもとりわけ感謝したい。インタビューを見事にデータ化してくれただけでなく、本書の各章に対しても貴重な意見を述べてくれたジェームズ・ヴェラ＝マコーネルには特に感謝したい。また、研究データの統計計算をし、さらに食品産業、ダイエット産業、セルフヘルプ産業についての注の一部をまとめてくれたアマンダ・ユーディス＝ケスラーにも感謝したい。ジュリー・マンガはフィットネス産業について広範な調査統計と注をまとめ、参考文献を整理するのを手伝ってくれた。

本書の執筆にあたっては、この他にもたくさんの人に支えられ、手伝っていただいた。なかでもマーガレット・マリノ、ジョン・ドウニー、アラン・クレイトン＝マシュー、ジェームズ・ミーハン、ケリー・ジョイス、スティーブ・ヴェッダー、執筆者支援グループ（The Writer's Group〔良い学術論文を書くのを支援する団体。ここではボストンカレッジ内の団体〕）、バーバラ・デック、ニュートン母親グループ〔ボストン市内のニュートン地区にある母親支援団体〕、エリカ・ヒエルスタイナー、モウベル・ロウントリー、ロレーン・ハイルブルン、アン・トロペアノには特に感謝したい。また、オックスフォード大学出版局の社会科学担当編集者、ジオリア・スティーブンズの熱心な支援と、同社の編集部メンバーの骨身を惜しまない仕事にお礼を言いたい。

私の娘たち、サラ・アレクサンドラとジュリア・アリエルに感謝したい。二人は忍耐とユーモアと愛情を持って、私がこの仕事と家庭生活を両立させるのを助けてくれた。また、二人の娘の友人たち、特に「ティーンエイジャーであること」について、何時間も討論してくれた「BB&Nカープール・ギャング」〔学校への送り迎えに親同士が交代で自家用車に乗せている仲よしグループで、自分たちでこういう名前をつけている〕の皆さんに感謝したい。さらに、〔ボストン市〕マサチューセッツ通りブルッキン地区の十歳から十二歳のグループの皆さんに特別に感謝したい。彼女たちはまだ「壁にぶち当たって」おらず、一九九〇年代に大人になるということがどんなことなのかについての自分たちの考えを、率直にかつ誇らしげに話してくれた。私の母のヘレン・ストケットと義父のハリー・ソトケットの心遣いと支援と、すてきな料理に感謝したい。

私は夫のミカエルに心から感謝したい。彼は私が何時間もこの仕事に取り組んでいたとき、それに耐えて「頑張って」くれた。彼の支持、愛、それに理解は、この仕事のあらゆる局面にかかすことのできないものであった。

# はじめに

## 1

何年か前のこと、ボストンカレッジのカウンセリング・センターの部長から、摂食上の問題を訴える女子学生が急増しているので、その原因探求に力を貸してもらえないかと頼まれた。数年来、状況はどんどん悪化していた。過食症（強迫的な多食、しばしばその後自分で食べたものを吐き出す）と拒食症（食べ物への強迫観念、断食ダイエット、極端な体重減少）の症状を示すおびただしい学生が、毎週毎週センターに押し寄せていた。

私は女子学生の職業キャリアとライフスタイルにおける願望について論文を書いていたし、女性学の授業を担当し、学部の学生指導を行ってもいるので、摂食障害が女性のほうにより多いという事実に大変興味をそそられた[1]。私は、なぜこのような問題が最近爆発的に増えたのか、知りたいと思った。過食症も拒食症も個人の症状についての診断だが、何かある障害が突然増加する背後には、個人を越えたより大きな要因があると考えられる[2]。われわれの社会に、過食や拒食を助長する何かが起こりつつあるのだろうか。
私は早速、数ヵ月かけて摂食障害の分野について調べたが、納得できる答えはなかなか見つからなかった。だが私が教えていた二年生の学生が泣きながら私の研究室に来たとき、私にはピンとくるものがあった。ジャネットはすすり泣きながら言った。「私、どうしたらいいのかわかんないんです。太りすぎているから、チアリーダーのチームに入れないんです。」

ジャネットは中肉だがかなり背が高い（約一七三センチ）。体重は五八キログラム。彼女の話によると、男女混成のチアリーダーのオーディションに行ったところ、体育館で公開体重測定があった。女子の応募者全員が一列に並んで順に体重を計らなければならなかった。もし五二キロ以上だと、技能テストを受けさせてもらえず失格となってしまう。ジャネットは体重を減らすため何日も食事をとらなかったのだが、失格してしまった。

このような選抜方針は、もしチアリーダーになりたいなら、女性には従わなければならない「理想の」身体イメージがある、というメッセージを明確に伝えている。世間は、大学のチアリーダー・チームの女性は小柄なのが当たり前だと思っている。応援演技のとき、男性のチアリーダーが投げ上げたり持ち上げたりできるような「女の子」でなければならない。この文化的メッセージは、大学のソロリティ［女子学生の社交クラブ］や上流指向の部活動など、他の人気のグループ活動でも同じである。細い女性が「価値の高い」女性なのである。

ジャネットに比べて、同世代のボストンカレッジの学生でハイズマン賞［毎年十二月にその年の最も優れた大学フットボール選手に授与される賞］を受賞したアメリカンフットボールのヒーロー、ダウ・フルティの場合はどうだったろう。彼もまた世間の思い込みと戦った。フットボールは大男でなければだめだという思い込みである。フルティは身長が一七五センチしかなく、体重も普通のクォーターバックよりずっと軽かった。しかし彼は卓越した技能と機敏さで、クォーターバックとは背が高く、手足が大きなものだというステレオタイプのイメージを打ち壊した。チアリーダーに関しては、女性が、彼と同じようなチャンスを得るということはない。ダウ・フルティは「小さい大きな男」になることができたが、ジャネットは「大きい小さな女性」になることはできなかった。

アメリカの女性が細身の体という妄想に取り付かれているのは、少しも不思議ではない。彼女たちは理想的な体型を求めて努力するよう熱心に勧められ、道徳的判断を下される。「ほっそりしていること」は、慎み、節制、自制という、清教徒の遺産としての美徳を表わしている。その一方で、われわれの文化は、肥満を「悪いこと」「醜いこと」と考える。肥満は道徳的な怠慢、欲求の満足を我慢できないこと、衝動をうまくコントロールできないこと、貪欲、自己に対する甘やかしを意味する。

スリムな容姿は健康と同時に美をも意味する。そのことが数百万ドルにもおよぶ市場である美容産業や製薬産業、食品産業の広告で喧伝《けんでん》されている。書店には、減量本、お腹を引っ込める本、脂肪除去法の本、痩せて見える服の着方の本等々があふれている。十年前には三〇〇種類のダイエット本が市販されていたが、[3] 今では数えきれないほどだ。ベストセラーになった本をいくつかあげてみるだけでも、ロバート・ハー博士の『食べて痩せる』（二〇〇万冊以上発行された）、ハーベイとマーチン・ダイヤモンドの『ライフスタイル革命』（三〇〇万冊）、ウィリアム・ダフティの『砂糖病』（一〇〇万冊以上）などがある。

女性の理想の体型は、胸の豊かなマリリン・モンローの美しさを理想とした一九五〇年代と比べて、一九六〇年代以降はずっと、一貫して、よりスリムになり、曲線的であることは敬遠されるようになった。一九七〇年代にロンドンのマダム・タッソー蝋人形館を訪れた人たちは、ツイギーの人形を「世界一美しい女性」であると評価した[4]。プレイボーイ誌の折り込みグラビア写真とミスアメリカ・コンテストの出場者たちはますます細くなり、実際ミスアメリカ・コンテストの優勝者は、出場者の中で一番痩せていた[5]。

この傾向に拍車をかけているのが、ルックスに対する女性の不安感を餌食にする、この大規模マーケットへの企業の関心である。アメリカの食品産業、減量産業、化粧品産業は、完璧な身体という獲得不能のゴールが得られるとうたう商品が買われることで栄えている。雑誌を飾るスリムで、完璧に美しい女性は、利益のために資本主義によって創られた偶像《アイコン》であり、何百万人もの女性のあこがれとなっている。

だが、なぜ特に女性が摂食障害になりやすいのだろうか？　普通の家庭で、学校で、メディアで、至るところで家父長制［6ページ参照］的な社会制度の影響を受けて、女の子は七、八歳ともなればすでに、われわれの社会で褒美が与えられるのは、その振舞いのレベルだけでなく、生物学のレベルにおいても、基準に合う者だということを学んでいる。彼女たちは、もしも将来の伴侶、同僚、友人として高く評価されたければ、痩せなければならない[6]。

このやっかいな社会現象を理解するため、私は三九五人の学生（二八二人の女子学生、一一三人の男子学生）を対象に、食事習慣、ダイエット行動、および自己、家族、友人、学校に対する態度についての調査を行った。また、ヘルスケア産業とフィットネス産業でインタビューも実施した。

また私は、八年間にわたって六〇人の学生年代の女性に詳細なインタビューを行った。一人につき平均三時間かけ、その中の多くの学生とは大学在学中に再度面接することができた。何人かは大学院在学中とその後のキャリアの時期にも継続調査を行った（名前とインタビューに出てくる出来事は、匿名性を守るために変えてある）。彼女らの話してくれたことが、この本の中核をなしている。この本では一貫して、「スリム教」というドラマティックな隠喩に訴えることにした。というのも、カルト宗教に特有の基本的行動――儀式的なパフォーマンスや目的や理想を実現しなければならないという強迫――が、現代の多くの女性の特徴でもあるからだ[7]。スリムな身体を追い求めるための毎日の激しい行動実践がどんなものかを読者に伝えたい。女性たちが行う身体儀式と、目標のために身も心も犠牲にしてはばからないほどの激しさは、その信者に独特の現実を創り出しているように見える。調査対象の一人アンナは実際に、あるカルト宗教の信者で、彼女への詳細なインタビューが両者の類似点を見つけるのに役立った（第1章）。

このスリム教研究の道すがら、なぜ女性が自分の身体にそれほどまでに高い価値を置くのかを考えてみよう（第2章）。身体認識が男性と女性でいかに異なっているか、どうして体重が女性の価値とアイデンティティを決める一番の重要項目となったのかを見てみよう。歴史的に、女性はいつの時代にあっても、そのときどきに変化する女らしさの文化的要請に合わせて、自分自身を変身させるのに労を惜しまなかった。西洋の文化思想における心身二元論は、女性に身体の役割を与え、男性に精神の役割を与えた。時には「家父長的」および「資本主義的」と特徴づけられる社会的、経済的利害関心が社会で支配的な力を持っていて、その関心が、いかにこの二元論を方向づけているかを示そう。「家父長的」という言葉のエッセンスは、文字どおり「父親による支配」である。[8] この研究の目的に照らしていうと、現代という時代においては、家父長制は「男性が女性を支配し、抑圧し、搾取する、相互に関連しあうさまざまな社会構造と実践からなるシステム」と定義できる。[9] この研究で私は、社会制度や経済制度の中で、またそれらの間に発展してきた家父長制が、さまざまな形で現れている様を調査しようと思う。家父長制の重要な現れの一つが、女性の主たるイメージを良い妻、良い母親、それに飾りとしての価値を持つモノと見ることだとわかるだろう。私は資本主義の基本的な性質を、競争と自由な市場経済という原則にもとづく政治的、経済的システムと定義する。この資本主義的利害関心が、女性の身体への強いこだわりをビッグ・ビジネスにしている。宣伝とマスメディアに助けられて、スリム教は食物産業、ダイエット産業、それに健康産業に莫大な利益を生み出している（第3章と第4章）。

私が個人的に最も驚いたのは、実際に女性たちを事例研究して得られたデータである。外見も、メトロポリタン生命保険会社の理想体重表に示されている標準に照らしても、私がインタビューした学生で太り過ぎと言える人はほとんどいなかった。誰が見ても、彼女たちは「普通」であり、何の問題もない女子学生と見えるだろう。実際、明らかに拒食症である学生を除いて、彼女たち自身、この事実を述べていた。それでも、彼女たちは全員、体重を大変気にしていて、本当にそのことで頭が一杯の学生もいた。彼女たちの証言は、スリム教がいかにして摂食障害を進行させるかを示している。5章、6章、7章では彼女たちの声を取り上げるが、自分の身体への不満、食物への不安、彼女たちが感じている文化的な圧力について教えてくれる。その声は、なぜ痩身を追い求めることが彼女たちにとって身を焦がすほどの目標になったのかを教えてくれる。

私がインタビューした女性たちのほとんどは、白人の、中の上および中流階級の家族出身の若い成人であった。しかし私はまた、スリム教の教えが他の種類の人々、思春期前の子どもたち、男性、以前ならスリム教と無縁だった白人以外のマイノリティー集団や社会階級の人々の間にも拡がっていることを発見した（第8章）。

最終的には、スリム教から逃れて自由になる方法を探さなければならない。しかし最初に、私は女性が美しさとファッションの追及を完全にあきらめるよう説いているのではないということを述べておくことが重要である。身体を飾ること、美とファッションの儀式はすべての人間の文化に不可欠の部分である。しかし、どんな代償を払っても超スリムな身体を獲得しようとする今日の美とファッションのトレンドは、現実的でない。たいていの女性の身体は、自然な形ではスリムな身体の理想像に合致しないのだから、このようなトレンドは女性の健康、自尊心、そして社会における経済的、社会的な地位の向上にとって有害である。

最終章では、女性が体重への強迫観念と摂食上の問題を克服するのに役立つ各種のセラピー（心理療法）や、個人的、集団的行動を評価する。その多くは、女性らしさや個人としての力を心に描き、身体に関する不安感を克服し、内的な自己を強化するための新しい枠組みを与えるものである。また、文化的環境自体を変える取り組みもある。

この分析の随所で、スリム教の犠牲になることに抵抗している女性の例を紹介する。女性は文化的なお荷物を投げ捨てることができる。女性は文化が押しつける理想を拒否し、自分自身のイメージに作り

8

かえることができる。スリム教の道とは別の道もある。

# 第1章　拡がるスリム教

「十歳のときからずっと、私は本当にうぬぼれやでした。いつも一番スリムで、一番かわいい女の子でいたいって思ってました。なぜって、もしもそう見えれば、ボーイフレンドがたくさんできて、男の子たちはみんな私に恋して、そして、一生私の面倒をみてくれるだろうって考えていたからです。そうすれば働く必要もなくなりますよね！」——デリア、大学二年生



## この考えのどこが悪いの？

デリアは、活発で小柄なかわいらしい女子学生で、私の研究室に初めて入ってきたとき、完璧なファ

ッション・イメージそのままだった。ぴったりしたジーンズと房のついたウエスタン・シャツが、ほっそりした、身長一五〇センチの体を際立たせていた。彼女の黒いカウボーイ・ブーツと銀のイヤリングが仕上げになって、「私を見て！」というメッセージを発散していた。

この完璧な容姿には大きな代償が支払われていた。デリアは自分の「問題」について相談しにやってきたのだった。彼女は過食症だった。定期的に、密かに食べ物を大食いしてはむりやり吐き出していた。これは強力な習慣となり、やめることができなくなっていた。なぜなら、スリムなままでいるためにはとても効果的な方法だったからだ。他の多くの過食症患者と同じく、デリアにとっては痩せていることが最も大切なことなのだ。

「『デブの女の子、おことわり』っていうステッカーが車のバンパーに貼ってあるのを見たことあるでしょう？　男の子たちは太った女の子が好きじゃないんです。小さくてかわいらしい女の子が好きなんです。たぶん、自分たちが大きいって気になれるからだと思います。だから小さくてかわいく見える女の子が欲しいんです。私にとって、かわいいっていうことは、スリムじゃなくちゃいけないし、顔もきれいでないといけないっていうことなんです。この両方です。自分がかわいいってことの決定的な答えは、バーに入っていったとき、何人の男の子が私を振り返るか、何人の男の子が私をナンパしようとするかで決まるんです。ボーイフレンドが私のことをどう思うかが重要なんです。」

## デリアがしてくれた話

デリアは南部の裕福な一家に生まれ、きょうだいの最年長で、ただ一人の女の子だ。父親は繁盛している歯科医、母親は専業主婦で、外で働いたことは一度もない。デリアが小さかったころ、夫婦はよくケンカした。父親はアル中だった。結局二人は離婚した。デリアによれば、両親ともデリアを溺愛した。

「私は今までの人生で一度も、だめと言われたことがないんです。私は甘やかされたと思います。両親から何かをしなさいという圧力を受けたと感じたことがないからです。父はよく言っていました、『おまえのしたいことは何をしてもいい。ヨーロッパに行きたければ行っていいし、ロースクール（法律学校）に行きたければ行かせてやる、何もしたくなければそれでもいい……、おまえのしたいことは何でもしていい。幸せになればいい』。圧力はありませんでした。」

デリアによれば、彼は娘の体重には無関心だったが、かわいいことがどんなに重要なことかについては強く言い聞かせていた。デリアはすぐにこのメッセージが至るところに、特にメディアの中にあるのに気づいた。

「グラマーやヴォーグなんかの雑誌に夢中になりました。その中に出てるような仕事に就きたいんです。雑誌に載っているきれいな女性たちをよーく見ます。彼女たちは痩せています。私も彼女たちと同じように美しくなりたいって思います。同じように痩せたいんです。なぜって、そういう女性が男の人たちの好みだからです。」

母親がデリアに何を望んだのか聞くと、次のように母親の言葉を繰り返した。「感じがよく、かわいく、きれいで、スリムで、人気があって、賢くて、何でもうまくやり、望むものは何でも手に入れて、そして、幸せになりなさい」。「かわいく、きれいで、スリムで」いるために、デリアは十歳のときからヘルスクラブに入り、カロリー計算を学んだ。彼女の母親は四十五歳だが「美人で、華やかで、スリムで」、デリアに食べ方を仕込んだ。

「『食べるのは少しだけにしなさい。食べるのは一日一〇〇〇カロリーだけにしなさい。食べ過ぎてはいけないのよ』。母は、『あなたは太っているわ』というように私を批判することはありませんでした。でも、あるときキャンプ旅行に行って二キロ体重が増えたとき、『体重を減らさないといけないわね』と言って、私の食べるものをチェックしました。ケーキを一切れ食べようとしても『食べちゃだめ』っていうふうに。」

十三歳のとき、彼女は人に知られないように大食いと嘔吐を始めた。「最初に吐いたとき、わー、簡単だと思いました。これで食べられるし、カロリーをとらなくてすむし、体重も増えないと思いました。そのときモデルをしていたんです。いろんな雑誌に出てる女の子のようになりたかったんです。」

デリアの痩せることへの熱中は、高校に入るとさらに強まった。彼女はチアリーダーになりたかった。彼女はそれが可能であるほど十分に小柄だった。「十六歳のとき、私は、ちっちゃくてスリムな私、っていうイメージを心の中に持ったんです。……そしてそれまで以上に痩せる努力を始めました。私は『兵士が選んだ最も健康的で、細くて、エクササイズのうまい女の子コンテスト』のクイーンになりました。いつも運動し、食べることと戦っていました。何をしたかわかります？　ときどきは一日に二回も三回もエアロビクスに行き、サラダとベーグル［パン］一つ食べるだけとかで、脂肪分なしでした。こういうことを繰り返すようになってしまったんです。」

ニューイングランド地方の大学に入ったデリアは、新しい社会的圧力に直面した。寒すぎて毎日はランニングができなかった。体育の授業が嫌いで、運動もやめたために、体重が一年生の間に一・八キロも増えた。大学での彼女の最大のストレスは、学業成績とはまったく関係がないものだった。「私にとって一番大きなストレスは、良い点数をとることよりも、その日食べるかどうか、何を食べるかを決めることでした」と彼女は話した。

一年生が終わると、デリアは再びチアリーダーになった。「チアリーダーになるとき、私は、四二、三キロありました。これはすごくいやでした。今まで四一キロ以上になったことがなかったからです。そして、本当に気が変になりました。人なかで皆が私を見つめているような気がして、多すぎる体重を減らさなけりゃいけない、そう思いました。それで食べるのをやめ、いつも運動していました。私はチアリーダーのチームが大好きでしたが、パートナーの男の子が本当のバカで、ぜんぜん練習しないくせに、リフト［パートナーの体を持ち上げる演技］をするときにいつも「デリア、もっと走れよ。あんた重すぎるよ」って言うんです。私はその日は食事をとっておらず、すでに一〇キロ以上も走っていたのに、また走れって言うんです。私のまわりには体重をすごく気にする女の子だらけで、本当に恐ろしい状況にいました。」

大学生活はデリアに、もう一つの課題があることを確認させた。それは子どものころからなじみ深い文化的メッセージだった。彼女は働いて家族を養う立場にはなりたくなかった。彼女はこのことを次のように表現した。「八歳のとき、アメリカの大統領になりたいと思いました。大きくなって大学に入ると、それはとんでもないことだって、女性には難しいってわかりました。それはこういうことなんです。他の人がどう言ってるかが問題じゃないんです。誰かが社会は皆に開放されていると言ったとしても、その人たちが間違っています。女性には難しいんです。ちょうどガラス窓越しに見ているようなものなんです。女性は副大統領止まりで、大統領になれるはずがないんです。それで私、本当に考えたんです。そうだ、もしも誰かと結婚してその人がたくさんお金を稼ぎ、私をちゃんと養ってくれるなら、そっちのほうがずっと簡単だって。……大金持ちになるためには、自分以外の誰かが必要なんだと思いました。」

デリアは三つの簡単なルールに従って生きていると言った。ウィンザー公夫人「認められない結婚をするためイギリス王位を捨てて退位したエドワード八世、後のウィンザー公爵の夫人」の「［女性は］スリムすぎるとか金持ち過ぎるということはない」という格言に、彼女は「自信を持ち面白おかしく」と、「人は生きるために食べるのであって、食べるために生きるのではない」を付け加えた。彼女は、ものを食べないこと、あるいは食べたものを吐き出すことが彼女の人生を支配しているという事実から、目をそむけていた。

## スリム教

ひたむきにスリムな身体と美を追い求めるデリアの態度は、カルト宗教と共通点が多い。どちらも一団の人々が厳格に定められた価値観と規則によって定められた生活に専心する。実際のカルト宗教のメンバーはしばしば自ら世間から孤立し、強い共同体意識を発達させる。彼らは、完璧な理想に至る途上にいるのだという考えに取り憑かれているように見える。その思い込みが、達成の見込みがなかろうとも、抵抗しがたい期待を抱かせ続ける。彼らは普通、自分たちの理想を追及しながら、「選ばれた者」なのだと感じている。

実際のカルト宗教のメンバーが何を経験するかを知るために、私は何年も前にある霊的カルト宗教のメンバーだったアンナという四十代の心理学専攻の学生にインタビューした。彼女が話してくれたところでは、教団では世間から隔離され支配された状況に完全に浸りきることが要求され、それは戦慄を覚えるものだった。

「私たちは本当に世間から切り離された集団の仲間になるんです。リーダーがそうなるようにするからです。リーダーは私たちを家族から切り離し、仲間やリーダーに密接に結びついていると感じさせ、自分たちは他人とは違うんだと感じさせるんです。」

しかし、そういう集団の中にとどまるということは、常に見張られているということを意味する。（部外者にはまったく奇妙に見えるかもしれない）いくつかの信念に忠実でなければならないし、特別な儀式を実行しなければならない。たいていのカルト宗教は、何が正しい道かを定め、逃亡者を脅したり、仲間から離れる者に対してはさらにひどいことをするリーダーを中心に活動している。

「私たちのグル（師）は、自分は絶対に誤りがないと考えていました」と、アンナは言った。「彼に対して意見を述べることはできませんでした。それで、もしも私が彼を見て、何か欠点を見つけると、彼はそれは私が自分の欠点を彼に投影しているのだ、彼は単に私の欠点を映し出す鏡に過ぎないのだと言いました。……。彼は人を自分に引きつけておくための方法として、人の弱みにつけ込むのが本当に上手でした。私は自分の人生が価値あるのは彼と、そのときの生活のしかたが自分に与えてくれるもののおかげだと感じていました。潜在意識の中で私は、もしも彼と別れたなら、自分は死ぬだろうと考えていました。」

デリアのような若い女性はカルト宗教のメンバーと同じ激しさで、スリムな身体に向けてその時その時、その日その日の精力を注ぎ込む。彼女たちはある一人のリーダーの要求に従っているのではないが、そのかわり女性の身体的な特徴はこうあるべきだと定める強力な文化の力に従っている。この力の影響力はあまねく広まっているので、いろいろな意味で、抵抗するのは困難である。

女性であるということがスリム教のメンバーになるためのまず第一の基準である。信仰の目的は「完璧な」身体である。最も重要な儀式は、進歩を強迫的に監視しながら行うダイエットとエクササイズ［運動］である。少なくとも一日一回は体重を計り、常にカロリーをチェックする。広告産業とマスメディアは崇拝すべきたくさんの美しい身体イメージを提供している。式典もたくさんある。理想の姿を確認させる祭典《ページェント》やコンテストである。

さらに、信者の行く手にはたくさんのガイドやグルがいる。しばしば、若いウブな娘に減量の秘密の最初の手ほどきをするのは、その母親である。最も崇拝されるお告げのいくつかについては、有名人がその主要な効能を保証している。ジェーン・フォンダ、シンディ・クロフォード、オプラ・ウィンフレイは、そのファンたちにある種のダイエットやエクササイズの効果や危険性についてアドバイスをしている有名人の例である。

医学的な保証を行い「聖なる書物」を出版した賢人たちもいる。「アトキン博士のダイエット」〔炭水化物を減らしタンパク質を多く摂る〕、「スカーズデール・ダイエット」「プリティキン・ダイエット」などのダイエット法は、ベストセラーのダイエット博士たちによって作られた。ダイエットのグルには心理学者もいる。彼らは患者にやる気を起こさせるためのオーディオテープを作っている。ダイエットに失敗した人のための特別な電話相談をもうけたり、ダイエットをしたい人用の特別な「集中治療」のための電話番号を公開している例もある。[1] この種のグルが次々に現れては消えていく。

減量クラブや「十二段階の減量プログラム」は、体重を減らそうとする情熱をさらにかき立てている。その集会は誰それがどうやったらどう「希望が見えたか」、減量できたか、あるいはいかに「禁じられた」食物を食べて太ってしまったか、という改心物語にあふれている。懺悔をするよう勧められ、毎週開かれる支援グループの会合や電話連絡網が脱落者を助けている。九〇以上のダイエットグループの会合に出席したある研究者は、その様子を宗教団体の会合に似ていると述べ、次のように書いている。

これらダイエット中の人たちは、体重が超過した者に罪深い、道を踏み外した者というレッテルを貼り、聖人、罪人、天使、悪魔、罪、告白、赦免等々の宗教用語を比喩として用いて論拠を強化している。自分たちは罪の意識なしにこの罪にとらわれたのであり、どちらかといえば受動的で無力な病の犠牲者であると述べる者もあれば、自分たちは積極的に罪深い状態に陥ったのであり、「ほとんど犯罪者」であって、恥ずかしくて顔を上げられず、自分たちの肥満という「軽犯罪」ないし「重罪」に責任感を感じていると言う者もいる。[2]

カルト集団の中で共通の犠牲体験をした人たちは、「聖なる」環境を作り出す。その共通のライフスタイルが彼女たちを結びつけ、自分たちと世間の他の人たちとの間にくさびを打ち込む。世間の人たちは「冒涜的」だとみなされる。カルト宗教で聖的、冒涜的とみなされて区別されるものは、われわれの社会で「痩せている」「太っている」という言葉に結びつけられるものによく似ている。

痩せは神聖である。痩せは美しく健康的である。つまり痩せていることはあなたを幸福にする。もしあなたが女性なら、痩せていることは夫を得るということだ。理想的な身体を獲得した者に救済が待ち受けている。

太っていることは冒涜である。太っていることは醜く、弱く、だらしがないこと、つまり自分をコントロールできないことであり、怠惰で、向上心を持っていないということである。適切な体重になることは単に個人の責任であるだけでなく、道徳的義務でもある。大食と怠惰に溺れている者は、「救済された者たち」の中に入ろうとは望まない者である[3]。

ちょうど、どんな宗教でも信者たちの信仰の程度はさまざまであるように、私がインタビューした女性たちも、スリム信仰の度合いはさまざまであった。スリム教の最も熱心な信者たちは、ムーン師［文鮮明のこと、統一教会の設立者で救世主とされている］やジム・ジョーンズ［人民寺院という宗教の教祖。終末論を説き一九七八年に南米ガイアナで多数の信者と集団自殺した］の信奉者たちのような、マイナーなカルト宗教団体の特徴である宗教的行為に似たやり方に従っている。拒食症、過食症、それに過度のエクササイズを取り巻く儀式は、情緒的ダメージや身体的なダメージ、あるいは死さえも招く恐れがある。

## 危険な道具

スリム教の信者は、理想的な身体を手に入れるためにはどんな方法でも使用する。デリアは自分の容貌が百万長者と結婚するという彼女の目的を実現すると信じていた。彼女の摂食障害は、この目的を達成するための道具だった[4]。

米国の女性における摂食障害の増加を理解するためには、「道具」という概念が重要である。デリアの行動は、彼女の文化が指示する美についての厳格な基準を満たすための単純明快な手段なのである。臨床医が病理的だとみなす行動は、デリアにとっては美容整形と同じ種類の、目的達成のための実用的な行動なのである。私が彼女に、どのように食事の「問題」に対処してきたか尋ねたとき、デリアはこう答えた。「わかりません。というか、対処できるような問題じゃないんです。たぶん病気の一種なんです。二、三キロ減ると、自分の体にとても満足しました。でも私は二キロ減量するために、いつも努力して正しい食べ方をし、エクササイズしました。なぜって二キロ減量することが私にとってはすごく、すごく重要なことだからです。だから他人がそのことをどれほど矛盾しているとか、不健全だとか、考えすぎだとかむなしいとか、その他なんと言おうと、それが事実なんです。過食症やエクササイズや食物を断つことでさえ、私にとっては減量の道具なんです。」

『ティーン』誌の最近の号には、ラバーメイド社の特別な道具、つまり「身体造り用具」を使って女性が自分の容貌を「作り変える」また別の方法が載っている。ラバーメイド社のカーリング・ブラシで髪をカールしている女性がまっすぐ前を見ている写真があり、見る人の注意は彼女の眼に引きつけられる。その眼は、髪をカールすること、つまり自分の容貌を改善することに彼女が強く意識を集中させていることを示している。写真の説明には「もし髪型を変えたいなら、これがその道具セットです」とある。美が仕事としてだけでなく、時間、エネルギー、そしてとりわけ適切な道具を必要とする生涯にわたるキャリアでもあるとして描かれ、ラバーメイド社はその道具を喜んで提供するのである。女性は自分の身体に関心を集中させるよう励まされる。他方、知性やキャリアを伸ばすことについては何も言われない。この写真と、読者のほとんどが女性ではない『マック・ユーザー』誌［パソコン雑誌］の広告（図1）を比べて欲しい。建設労働者用のツールベルトに並んでいるコンピュータ用具は、男性の仕事世界における業績についてのメッセージを送信している。それは知性的な世界であって、身体が問題となる世界ではない。

経済的成功と職業上の成功は、男性にとって最も重要な成功を意味する（もちろん男性もこの二つの追及において、仕事中毒とか薬物濫用など、自己破壊的な行動をとることがある）。デリアの生まれと育ちは彼女にとっての成功を男性とは違った方向に導いた。彼女は年に一五万ドル［約一六五〇万円。平均的アメリカ人の五倍以上の年収］を稼ぐ仕事に就くことには関心がなく、そういう仕事に就いている男性と結婚することに関心を持っていた。彼女は自分を細く、美人に見えるようにしてくれて、的を狙い撃ちできるどんな道具でも使うべきだということを学んだ。

だから、彼女がダイエットをやめることに乗り気でないのも不思議ではない。彼女はスリム教の信者

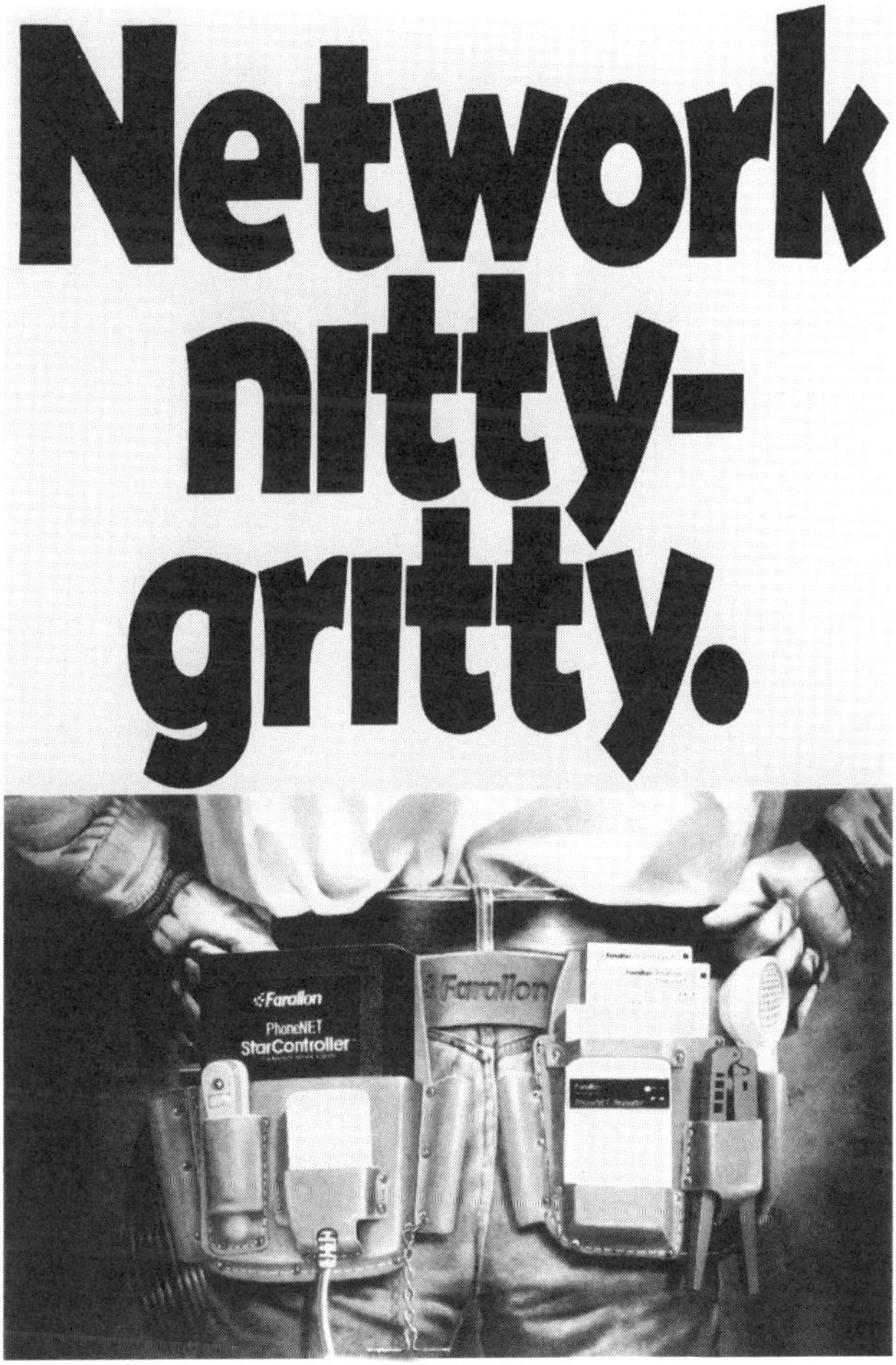

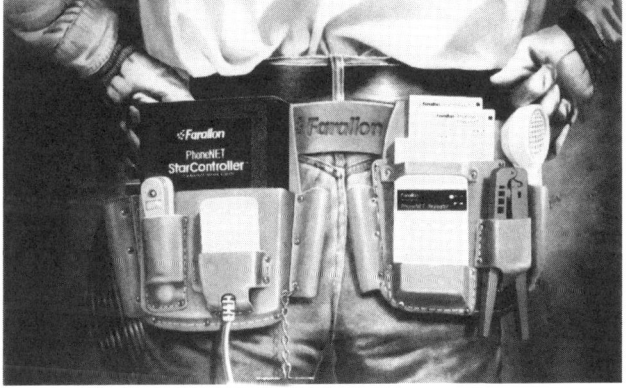


図1　「ネットワークの基本機器」。ファラロン社の PhoneNet 〔パソコン用通信アダプター〕の広告，1989年

であることから得られる重要な利益を失うことを極度に恐れている。彼女は心理的、身体的に自分を傷つけていると知っているが、最終的には自分が「選ばれた人たち」の中に入っていると分析し、そのことがこの痛みを正当化している。

「神様はこのワナに陥ることを他の誰にもお許しにならないでしょう。でも私はすでにそこに入っていて、抜け出せそうにもありません。なぜって私は、自分がどんなふうに見えるかっていう心配にすっかり取り憑かれているからなんです。細く見えて、男の子たちから注目されることに自分としては満足なんです。」

私はデリアに、体重の問題に立ち向かういくつかの別のやり方を提案している女性たちの話をした。肥満革命を提唱する人や、太っていることは美しいと言う人たちもいる。彼女はそういう解決法に対して、断固としてこう述べた。

「ばかばかしい！　そういう人たちは夢の国に住んでいるのよ。……私がボーイフレンドをつかまえていられるのは、彼が他の女の子を探さなくてもいいからなの。決定的なのは外見よ。『私、五キロ太ったけど、快調なのよ』って言っていられるかもしれないけど、そんな女の子と誰がデートしてくれるの？」

デリアは美しくなるためのさまざまな儀式的行動に没頭していたが、それには大変な時間とエネルギーを要した。彼女は一日三回体重を計った。口に入れるものに注意を払った。食べ過ぎたときはそれを始末しなければならないことを知っていた。彼女はある一定の身体の動かし方をし、外見がある決まったふうに見えなければならず、正しい服を買い、正しい化粧をしなければならなかった。彼女はまた、他の女性たちがこの社会の褒美を求めて競争し、彼女のチャンスを危うくするのを警戒しなければならなかった。

## 女性が自分に価値を感じるとき

私たちの文化では今でも、女性が自分を価値あると感じるかどうかは、男性を魅惑する能力によって大きく決定される。社会的地位は大部分、収入と職業で決まる。女性のこういう社会的資源への接近は、普通、結婚を通じて、間接的になされる。[5] 社会的地位が高く、給料の高い職業についている女性でさえ、自分の成功が女性らしさを犠牲にしていないかどうか恐れている。

一九九三年の大統領選挙期間中におけるヒラリー・ロダム・クリントン〔前アメリカ大統領夫人〕のイメージ・チェンジがよい例である。彼女はエール大学のロースクール（法律学校）を卒業し、有名な法律事務所の共同経営者であり、夫より収入が多かった。しかし予備選挙キャンペーン中、「多くの人々が彼女の断定的な態度にうんざりした」と報道された。このマイナスの印象に対抗するために、キャンペーンの戦術家たちは彼女のイメージを柔らかくし、「男性を背後で支える女性」として打ち出した。ヒラリー・クリントンはこれまでより子どもと一緒に姿を見せるようになり、夫の傍らや後ろに立つ写真が出回るようになった。[6] ヒラリーは衣服や髪型や外見全体についてのアドバイスに従った。高い社会的地位を自ら手にしている女性であっても、魅力と女性らしさについての世俗的な解釈を免れないのである。

体重は身体的魅力において重要な役割を演ずる。人々に「好ましい外見」を最もよく示すのはどんな特徴かを尋ねたいくつかの調査では、鍵となる要因は体重であった。[7]

女性がますます労働市場に参入するにつれて、体重が再びある種の職業への適否を決定する役割を果たすことになるだろう。[8] たとえば最近まで、飛行機の客室乗務員（女性の仕事と考えられている）の勤務条件では、身長一六五センチの女性客室乗務員の体重は五八キロ以下でなければならなかった。毎年、この体重の条件を満たせなくなった何十人もの客室乗務員が解雇された。そこで次のような疑問が出てくる。誰がこの規則を作ったのか？　本当に安全性だけがこの条件を決めているのか？　体重が六三キロとか六八キロある客室乗務員は機敏に動けないのか？　体重制限は安全な飛行を確保するための合法的な方法なのだろうか？　雇用機会平等委員会（ＥＥＯＣ）と客室乗務専門職協会はこの勤務条件をめぐって訴訟を起こし、体重の上限は今までより上がったが、体重制限自体は、今も効力を持っている。

スリムな身体に褒美を与え、肥満に罰を与えるという文化的メッセージは至るところにある。たいていの女性は社会の美の基準を、それがたとえ自己イメージ、自尊心、あるいは身体的健康をそこねるかもしれないものでも、「世の習わしとして」受け入れている。体重への関心、あるいは強迫観念は、女性と少女たちの間にあまりにもありふれているので、彼女たちはそのことに気づいてさえいない。ダイエットをすることは体重過多ではない女性たちの間でさえも、異常な行動とは考えられていない。しかし、「正常な」ダイエットと摂食障害の間は、紙一重の差でしかない。

## 摂食障害の理論

摂食障害はいくつかの観点から見ることができる。摂食障害に関する初期の理論は、私が「個人主義的」説明と名づけた理論に依拠している。

摂食障害を女性の心理‐性的発達が反映されたものだと仮定する理論では、摂食障害を持つ女性が口からの受胎を恐れ、自分の女性らしさを拒否しているとする。[10] 食物を拒否することは、思春期の女の子が自分の身体と人生に起こる恐ろしい変化に対して、何らかのコントロールと自律性を持てる方法の一つなのである。この場合、普通は心理療法が治療法として選ばれる。

生物学的原因に焦点をあてる見方もある。この考え方は摂食障害を、特に女性における化学的、代謝的障害により引き起こされたうつと関係があるとする。[11] この場合、さまざまな薬剤、ときにはホルモンが、頼りになり効き目も早い安価な治療方法と考えられている。

比較的最近の考え方では、摂食障害を家族内の人間関係の結果とみなす。子どもと親、特に子どもと母親の間の激しい争いによって、子どもは母親を役割モデルとすることを拒絶するようになる。[12] この理論は個人内部の葛藤よりもむしろ人間関係を強調するが、家族の外の、より広範な要因を重視しない。

この場合は家族療法で治療される。

このようないくつかの理論は、摂食障害の解決策が個人内部かまたは家族の内部にあるとしている。問題の中心が個人か家族にあるので、個人か家族を変えることが治療の目的となる。このような危機的状況にある人たちを見つけ出し、個人ないし家族が現在のパーソナリティを克服し、化学物質［栄養素など］の「不足」を補うよう援助することが明らかに重要である。しかしながらこの考え方では、しばしば「非は被害者にある」ということになってしまう[13]。

デリアの話から心理学的なトラウマ［心の傷］の存在が確認できるが、それは彼女の摂食障害がどのようにして発症したのかを理解する助けとなるだろう。デリアは小さいころの家庭内不和について述べた。「私は、一番最初は、注意を引こうとして吐いたんだと思うわ。お父さんがアル中で治療を受ける前の年だったんです。両親がケンカしていて、家の中は何もかもうまくいってませんでした。私が吐いて両親の注目を引けば、たぶん二人はケンカをやめるだろうと思いました。私は自分が太ってるなんて少しも思っていませんでした。」

でも、それはうまくいかなかった。家庭内の情緒的な苦悩のただ中で、デリアは大食いすることが大いに肉体的な慰めとなることを発見した。嘔吐することにより、デリアは「ケーキを食べて、しかもそれを取り除く」方法を見つけた。デリアはそれを秘密にすることも学んだ。「誰も知らなかったわ。」

## なぜここで、今？

デリアのような若い女子学生に起こる摂食障害の中には、実際に心理学的な理由が存在するものもある。しかし心理学的見方は、より根本的な疑問に答えてくれない。なぜデリアは彼女の心理的な苦悩を自分の身体を通じて表現するのか？　もしも仮にデリアが別の時代に生まれていたなら、彼女の苦悩は別の形で、たとえばビクトリア王朝時代だったらヒステリーの形で、現れたのではないだろうか？　両親が結婚生活上の問題を解決し、父親はもう何年も前にアル中から回復しているのに、なぜデリアはこの行動を継続し続けているのだろうか？　なぜこの問題が今の時代に、多数の特定の人種、年齢、階層の女性に急速に拡がっているのか？

私たちは個人個人の持つ要因を越えた、もっと広い環境に目を向けなければならない。今日の、特に白人の中流階層出身の大学在学年齢の女性の間に流行している摂食障害は、スリム教の影響なのだ。社会的、経済的力がデリアやその他の女性にスリムな身体という理想を、生命に危険な行動に至らせるまでに追い求めるようプレッシャーをかけているのだ。その結果、どんな褒美があるのだろうか。どうしてこれがそれほど「普通の行動」に見えるのだろうか。誰がスリム教から利益を得ているのだろうか。個人の要因ではなく、このような影響に目を向けることが、この信仰の源泉が何なのか、なぜこんなにも急速に拡がったのかを理解する助けとなる。おそらく、そうすることによって、女性の身体と食物との関係の問題についての、新しい解決策への示唆が得られるだろう。

# 第2章　男と女——精神と身体



「ええと、男の子って女の子のことバカだって思ってるみたいなの。そうなのよ。私、ブロンドで女性だからすごく注目される。社会が実際に女性のことをどう考えるかってことについての私の考えは、知性なんかほんの少しも考慮されないってこと。カラダと顔だけの問題なの。私、ママが私に大きくなったら何になりたいかって聞いたときのことを思い出すわ。私、もし何にでもなれるんだったら——本当に世界中の何にでもなれるんだったら——雑誌の表紙に出たいって答えました。男性にとっての人生の夢はお金を稼ぐことで、自分がどんなふうに見えるかは問題じゃない。誰もその男性がよい父親かとか善良な人物かなんて気にしない。みんなよく言うじゃない、ああ、そうだ、彼はこの会社の社長だ、とか、なんとか病院の主任医師だとかって。問題なのは彼の職業なのね。」——トレーシー、大学二年生

われわれの文化は男性を、主に思考と行動の分野でどれほど力があって野心を持ち、攻撃的で他者を

支配することができるかで判断する。これらの特質は身体の特質というよりも、精神の特質である。他方、女性はほとんど完全にその外見、つまり男性に対する魅力と種を維持できる能力とで判断される。女性の性的魅力をたたえる肉体は、成功の途上にある男性にはきわめて危険とさえなりうる。女性は男性をその本当の仕事、つまり合理性、知識、権力を追い求める仕事から引き離す妖婦となる。

精神と肉体の乖離は西洋文化の中心的な理念である。それはしばしば、女性的、男性的ということが何を意味するかについて、私たちの見方の枠組みを形作っている。[1] このことは、ポール・ローゼンクランツとその同僚によって一九六〇年代に行われた研究に示されている。[2] 彼らは大学生たちに、極端な性格特性を表す言葉とその反対語のリスト、たとえば「非常に受動的 - 非常に行動的」「非常に非論理的 - 非常に論理的」「外見にひどくうぬぼれている - 外見に無関心」などの言葉のリストを渡して、各特性が男性のものか女性のものか判断し、それらがどのくらい社会的に好ましいかを順位づけるように依頼した。この研究の結果は（他の研究からも）、能力、そして社会的な好ましさと最もよく関連づけられる特性は男性のものとされ、「感情的」な生き方と関係のある特性は女性のものとされることを明らかにした。男性は女性よりも独立的で、より論理的で、より率直で、より自信を持っており、より野心的であると見られた。女性は男性よりもおとなしく、より穏やかに話し、よりおしゃべりで、より思いやりがあると見られた。

二分法の問題点は、中間がないことである。一方の特性がプラスならその反対側はマイナスとなる。男性が強いなら女性は弱い。しかしこのような人間行動についての狭い見方は、男女には、共通するさまざまな特性があるという現実を無視することになる。[3]

私がインタビューした大学生年齢の女性たちは、この精神と身体についてのジェンダー・ステレオタイプを十分に理解していた。アンジェラは次のように言った。「私の身体は一番大切なものです。ある意味でそれは、私が持っているもののすべてです。誰もかれもみんな私についてはカラダのことしか言わないんですから。母は私が頭が良いとかってよく言ってましたけど、皆は私のルックスに注目するんです。私のかかりつけのお医者さんでさえ、私のルックスを楽しんでます。私の背骨をチェックするために診察室を横切って歩かせ、私が体をくねくねさせて歩いたのがすごくかわいらしかったとかコメントするんです。一体どうして、そんなことを言うんでしょうか。」

彼女は、女性が「男性的」特性で認められるのがどんなに難しいかを話した。

「男性は、すごい美人で本当に知的な女性に会うとショックを受けるんだと思います。私たちはしょっちゅう女性が『どんなにすごい美人か』という話は聞きますけど、『彼女は本当に知的だ』という話はぜんぜん聞かないか、本当に稀にしか聞きません。」

## 精神／身体の二分法の歴史的なルーツ

精神と身体を分ける考え方は、少なくとも古代ギリシアにまでさかのぼる。紀元前四世紀にアリストテレスは、男性は女性よりも優れている、そして女性は「本来の人類タイプから外れた……怪物」であると述べた。女性は人類の理想的な形態の不完全なバージョンであり、「不具化された男性」であり、感情的で、その身体機能に言いなりになる囚人なのだ[4]。

古典学者のドナ・ウィルシャーは、アリストテレスの考える世界にはさまざまな二元論があって、それらが上下関係をなしていると説明している。たとえば魂が身体を支配する、理性は感情より好ましい、など。精神は「神聖な」魂と連結しているとされ、男性のみが持つことができるので、女性は理性を持つことができない。

「彼にとって、純粋精神（「ヌース」）、男性のみが持てる）は「神聖なる」魂と連結しており、それは地上のすべてのものの中で最高の位に ある。それゆえ、男性の精神はすべての事柄よりもより高い位置にあり、より神聖であり、愛すべきアポロ神的（理想的、男性的）身体よりも崇高である。間違いなく男性の精神と理性は女性の身体より「より崇高」であり、それを完全に支配している。なぜなら女性は、（感情と身体機能に支配されているので）精神も理性も持つことができないからである、云々[5]」。

さらに、アリストテレスの発生学理論はすべての生命（魂）は男性の精液の中に含まれていると述べる。彼は母親は入れ物に過ぎないと考えた。すべての「本当の」赤ん坊は男子である。女子の誕生は出産過程における失敗と考えられた[6]。

アリストテレスの著作はキリスト教の教義に強い影響を与えた。五世紀の聖アウグスティヌスと十三世紀の聖トマス・アクィナスは、男性が女性に優っていると断定した。トマス・アクィナスは次のように述べた。「個人の性質に関しては、女性は不完全なできそこないである。というのは男性の種の中の活動的な力は、男性という性の中に完全に類似の性質を作り出そうとするからだ[7]」。彼の師であった大アルバートは、さらにこうも述べた。「人はすべての女性に対して、毒蛇か角のある悪魔であるかのように、警戒しなければならない……。理性が男性にすべての善を示すように、女性の感情は彼女をあらゆる悪へと駆り立てる」[8]。女性がそのような罪から救われるかどうかは彼女が思考力を発達させることができるかどうかではなく、妻として母としての義務を果たすかどうかにかかっている[9]。

十七世紀の啓蒙時代、知識は「客観性」[10]を要請されるようになった。科学者が「真理」を確認するためには、すべての感情的および個人的な考えにとらわれてはならなかった。精神が身体を超越している冷静な科学者という観念そのものが、男性が追及すべきものであるとして、科学を規定していた[11]。科学的知識が求める対象――すなわち自然――は女性であった。

サー・フランシス・ベーコンによる科学研究の過程の描写は、男性が女性を支配するというイメージを用いている。

さまよう自然を追い求め、手にしなければならない。そうすれば以後、好きなときに以前と同じ場所に自然を導き、駆り立てることができるだろう。真理の探究が目的のすべてであるとき、そこかしこの穴や秘められた場所に侵入し、そこを貫くことをためらう必要はない[12]。

身体の序列は低く、実際、真理の追及を妨げることがあると考えられていたために、女性は科学的思考ができないとみなされていた。当時の医学書はこの見解を支持していた。そこには精神／身体の二元論の実例があふれていた。特に生殖学説の中に多かった。十九世紀には科学者たちは、いかなるタイプであっても、精神力が必要な作業は女性の生殖器官への負担が大きすぎると考えていた。「ビクトリア朝の科学者たちは『真の女性らしさ信仰』を推奨し、女性が学問を学ぶことに反対した。その理由は、学問を学ぶと、女性のエネルギーが彼女らの頭脳に向けられすぎるために、女性器官が萎縮するからである。彼らはまた、月経は非合理性と知的力の喪失をもたらす、と主張した」[13]。

歴史を通じて、文化的ルールが女性の身体を支配してきた[14]。たとえば、アングロサクソンの法制度は男性と女性の間の生物学的な相違にもとづいて作られていた。二十世紀初頭に制定された米国の法律は、女性に許される一日あたりないし週あたりの就労時間数を規制している。女性が夜間労働や採鉱、精錬などといった種類の職業に就くことを禁止した法律もあった。これら「女性を守るための法律」は、女性をある種の職業から追い払い、他方で、女性が働いている職業では、そこで働く男性の労働の減少をもたらした。さらに家族関係法令（財産権、年金、産休制度など）も、女性は生殖者（生殖のための身体）であり、男性は生計維持者（理性的な精神）であるという理念を補強した[15]。

ある特定の社会の内部に住んでいる者にとって、文化がいかに女性の身体をコントロールしているかを理解するのは時に困難である。今日のアメリカでは、ダイエットをし胸を大きくし下腹を縫い縮める女性たちは、自分の自由意志でそうしていると思っている。しかし、このような行為を以下の二つの歴史的実例——一つは古代中国、他方はビクトリア朝時代——と比べてみれば、新しい見方を得られるだろう。

## 古代中国と纏足《てんそく》の慣習

一千年の間、家父長制の権威にもとづく儒教哲学が中国社会の基盤を形作っていた。それは階層型社会システムであった。男性は女性よりも上位にあると考えられており、年長者は若者に対する権威を持っていた。紀元前五五一年に生まれた孔子は、次のように書いている。「実際、女性は人であるが、男より低い地位にある[16]」。

纏足はそのような「低い地位にある者」に対する支配の最も劇的な実例の一つであり、革命前の中国で広く行われていた慣習である。この慣習は十世紀ごろ、宮廷の踊り子たちが足を布で巻いて、先のとがった、細い三日月の形を模したことに始まった（西洋のバレーのトウシューズに似ていなくもない）。中国の宮廷と上流階級は、常に女性の小さな足をほめたたえていた。そこで、彼らは踊り子たちのやり方をとり入れ、［纏足という］極端な形にまで発展させた。纏足は中国社会で地位が高いことの重要なシンボルとなり、やがてこの習慣は、一般大衆にも拡がった[17]。

この慣習は千年以上続き、美と女性らしさの名の下に女性を実質的な不具にした。幼女たちはつま先を足裏に折り曲げてかかととつま先をむりやりひとまとめにされ、布できつく巻かれた。結果的に足の骨が砕け、それ以上成長できなくなった。このひどく変形したエビ足はほんの十センチそこそこで、「蓮足」「百合足」として知られるようになった。このような足で歩くことは、不可能ではないにしても、痛みを伴った。

纏足にされるのを我慢しなければならず、ひどい苦しみを受けたひとりの少女は、次のように書いている。

私は西平［今の北京の西部地区］の旧家に生まれました。私は七歳になったときから纏足の痛みに苦しみました。私は飛び回るのが好きな活発な子どもでしたが、そのときから私の足と楽天的な性格は消滅しました。纏足は太陰暦の二月から始まりました。母親が暦を調べて、吉兆の日を選びました。私は泣き、隣家に隠れました。しかし母は私を見つけ、叱り、家に引きずっていきました。彼女は寝室の戸を閉め、湯を沸かし、箱から包帯、靴、ナイフ、針、糸を出しました。私は一日伸ばしてくれるように頼みましたが、母はだめだと言いました。「今日が吉兆の日よ。今日、纏足を始めれば、足が痛むことは決してないわ。明日始めれば、痛むのよ」。母は私の足を洗いミョウバンを塗り爪を切りました。それから私のつま先を足裏に向けて折り曲げ、長さ三〇センチ幅五センチの布で巻きました。右足を先に、次に左足でした。巻き終わると私に歩くように命じましたが、痛みは堪え難いものでした。

その夜、母は靴を脱ぐことを許しませんでした。私の足は火がついたついたように痛み、眠れませんでした。母は私が泣くと私を叩きました。翌日から数日間、私は隠れようとしましたが歩くよう強制されました。母は私が抵抗すると手や足を叩きました。殴られたりののしられたりするのは、私が密かに包帯を緩めた代償でした……。母はときどき包帯を解いて足から滴り落ちる血や膿をぬぐいました。母は、肉を取り去ることによってのみしか足を細くできないのだと言いました。

二週間ごとに靴が新しくなりました。どの新しい靴も、三ミリから五ミリ、前の靴よりも小さいものでした。靴は硬くて曲がらず、それを履くには力を入れなければなりませんでした……。十足以上の靴を替えた後、私の足は一〇センチをわずかに越えるほどに小さくなっていました。私が纏足を始めてから一月後に、妹が纏足を始めました。まわりに誰もいないときに、私たちは一緒に泣きました。[18]

なぜ女性たち、とりわけ母親たちは、これほどの苦しみを与える慣習を続けるのだろう。[19] それにはいくつかの理由がある。纏足は女性美の象徴であり、女性が人生で唯一成功を見込める手段であった。中国社会の相続法は男性支配だった。女性は財産相続も祖先の名字を受け継ぐこともできなかったため、実家を離れて夫の家族の一員となるまでは、経済的には厄介者であった。裕福な一族と結婚するという幸運に恵まれると、嫁の両親には義父母から娘を育てたことへの埋め合わせが提供された。[20] 女性の唯一の価値は、結婚できるかどうかにかかっていた。花嫁の両親は社会的地位と経済的地位を得ることができた一方、花婿の両親は、肉体的労働においても生殖労働においても、追加的な働き手を獲得できた。嫁の労働の種類は社会階級によってさまざまであった。上流階級の女性は家の外では働かなかったが、纏足をしていても家事を行い手芸品を作り、拡大家族の要求に応えていた。[21] 小作農の家族でさえ娘を上流階級に嫁がせることを夢見て、娘を纏足にし不具にした。最も貧しい肉体労働者家族の女性たちだけが、この風習から逃れていた。彼女らは野外で労働しなければならなかったので、足を控え目に縛ること以上はできなかった。[22]

この慣習がかくも長く継続したのは、中国社会の家父長制的権威を強化したからである。それは中国社会の二元論的な思考（男性は優れていて女性は劣っている、男性には価値があり女性は価値がない）を支えていた。女性たちは厳しく服従を強いられた。最初は父親に、次いで夫に、そして最終的には夫が死ぬと息子たちに。[23] 纏足は中国社会が信じていた精神と身体の二元論の一部であった。女性への支配は次のように正当化されるだろう。

> 纏足をした女性たちの精神はその足と同じように萎縮した。娘たちは料理をし、家計を監督し、金蓮（纏足をした足）用の靴に刺繍をすることを教えられた。知的、肉体的な制限には、男性によるいつもの正当化があった。女性はもしも自然状態で育てば、邪悪で罪深く、無節操で好色になってしまう。中国人は女性に生まれるということは前世で犯した罪の代償であると信じていた。纏足はそのような罪の報いが再び起こるという災難から、女性を救うためになされるのである。[24]

纏足は、前産業化社会の女性が力を持ち反抗するための潜在的な源となりうる、移動力とセクシュアリティ［広い意味での性行為に関する行動・欲求・観念・表現の仕方］に制限を加えた。スーザン・グリンハルは、古代中国の女性に関する研究で次のように書いている。

> 家族制度にとっての最大の脅威は、女性がもたらす。なぜなら、女性は家族の外から嫁いで来るからだ。家父長制家族の中に嫁入りする女性たちはその安定性を、家族内の労働や物品の分配について異議を唱えることにより、あるいは単にすでに確立されている権威と相互行為のパターンを受け入れるのを拒否することにより、あるいは実家に帰ってしまうことにより、破壊しえた。[25]

少女たちは纏足とともに、一連のパーソナリティ特性を身に付けなければならなかった。すなわち、「貞節で従順、沈着で高潔」という女性らしい行動である。女性の話し方は「おしゃべりではないが、聞く者に心地よく」、容貌と物腰は「控え目で優雅」で、「手仕事と刺繡」の優れた腕前がよく示される作業に従事すべきであった。[26] 膨大な時間とエネルギー（そして苦痛）をこのような女性らしさの理想のために費やした中国の上流階級の女性たちが、確立された秩序に挑戦することはありえなかった。

家族制度にとってのもう一つの脅威であるセクシュアリティも、決められたやり方に従わせねばならなかった。纏足は婚外の性関係の可能性を制限した。というのは、纏足をした女性は少しの距離でも移動する際には運んでもらわねばならず、付き添いなしでは外出できなかったからである。福建省チャン県の知事は「当地の女性はみだらで猥褻行為にふける傾向がある」と感じ、[27] 町のすべての女性が足を布できつくしっかりと巻かねばならないと命じた。その結果、女性たちは杖にすがらずには歩けなくなった。「女性たちが地方のお祝い事や葬儀に出席するときはいつでも、そのような集まりは『杖の森』と呼ばれた。彼女たちの縛り上げた足は普通よりも小さくなっていた。これは女性たちの駆け落ちを防ぎたいという願いの結果であった。[28]」

多くの人々は、纏足は理想的な女性の容姿を作る助けとなるとさえ信じていた。実際ある台湾の医師は、次のように書いている。

纏足は女性の身体に影響を与えた。纏足をした女性が歩くとき、下半身は緊張する。このことによって彼女の脚の皮膚と筋肉、および膣の皮膚と筋肉がより引き締まる。歩行の結果、女性の尻は大きくなり、男性にとって性的により魅力的になる[29]。

最後に、纏足は女性アイデンティティの大きな特徴として、性的儀式における重要な一部をなしていた。それは性的興奮の焦点でさえあった。「小さくていかにも壊れやすそうな足は、男性の内部に、強い性欲と哀れみの気持ちの交じり合った感情を生じさせた」。男性はそれに触れたいと切望し、そうすることが許されることは、その女性が彼のものになったことを意味した[30]。

古代中国の纏足の慣習はグロテスクで残酷なものに思える。しかし、それは現在行われているスリム教を理解する助けになる。纏足は、ある特定の家父長制的社会の経済的、社会的権力構造を反映していた。家父長的権威に基礎を置く社会は、女性を身体として見る鏡を掲げる。そこでは女性の身体は、家庭の経済的財産として交換され、社会を支配するために用いられる「商品」なのである。

社会が中世社会や古代中国のような伝統的政治経済体制から、近代的体制に移行するときには、社会内の権力も移行する。中央集権的権威の権力は拡散し、さまざまな組織によって分け持たれるようになる。家父長的利害関心に支配される制度もまたそうである[31]。資本主義は近代社会を統治している勢力である。初期の資本主義は女性の体を外部から支配することにより成り立っていた。その一例が、以下に見るコルセットの習慣であった[32]。しかし、時代が経つとともに、この支配は女性が自ら課す身体行為と儀式的行為を通して、より内的なものとなった。現代の女性は消費者でもあるから、この自分の身体への関心は巨大規模の産業を数多く生み出した。

## 消費文化の出現とコルセットの習慣

十九世紀の大部分、英国とアメリカの女性はコルセットを着用していた。コルセットをつける習慣は資本主義の出現期に、女性が消費者および商品としての役割を持つようになったことをよく示している。英国のビクトリア王朝期の女性のイメージは、一部、産業革命に伴う劇的な変化に対応している。この大規模な経済的拡大期に、分厚い中産階級を形成するに足るほど、十分な数の人々が裕福になった。労働は家庭から分離され、白人の中産階級の女性は金持ちの夫に養われつつ、家庭にとどまることが期待された。

彼女は同時に、かよわく、純真で、夫に従順で、家事労働に貢献することも期待された。飾り物としての彼女の価値、つまり彼女の美しさ、性格、気質が、財産としての彼女の価値を決めた。この理想は、後に「真の女らしさ崇拝」と呼ばれたが、妥協のない美徳を要求した[33]。古代中国の金持ちの女性と同じく、ビクトリア朝の女性は夫の富を誇示する見事な展示品となった。彼女は家庭のマネージャーであった。中流階級と上流階級の妻たちは、初期資本主義商品の主たる消費者となった[34]。

纏足の代わりに、女性たちにとっての美と社会的地位の重要なシンボルは、きつく締め上げたウエストと、青ざめた顔色、弱々しさであった。ウエストには特別にエロティックな意味が与えられていた。ウエストは無抵抗と依存性、もっとひどいことには、隷属を象徴していた[35]。ある研究者が記録しているところによれば、妻のウエストを自分の大きな両手で得意げに抱きしめている夫は、権力と支配を示しているのだった。[36]フランスの美容評論家ポリーヌ・マリエットは、ウエストが女性の身体イメージを規定する上で決定的に重要であると言っている。

ウエストは女性の容姿に関して最も重要で主要な部分です……。ミツバチ、スズメバチ、……これらの生き物は、その優雅で細いウエストが常に女性のウエストに比せられます。……。ウエストが細いと女性は快活になり、自分の容姿に自信を持ち、繊細になり、歩き方が華麗になり、姿勢がのびのびとなって、ポーズをとることが嬉しくなります。[37]

小さな細い手と幅の狭い足が、小さなウエストの魅力をさらに完璧なものにした。[38]そのような理想の姿を手に入れるために、鯨の骨、後には鋼鉄で補強したきつく締め上げる下着が、一日に何時間も女性たちのウエストを締めつけた。[39]この下着の圧力はしばしば痛みをもたらし、内臓と骨格を歪めた。ある女性は次のような儀式について書いている。

私はコルセットを注文しに行きました。それはとても強力なもので、堅い骨でできており、胴回りがたった三六センチしかありません。それを私はメイドの助けを借りてつけ、ようやく四六センチまで紐を締めました。夜には、コルセットをつけたまま、少しも紐を緩めずに寝ました。翌日、私のメイドはウエストを四三センチに締め、その翌日も二センチというように、毎日二センチずつきつくしていき、最後に三六センチにまでなりました。私はそれを一度も外すことなく、いつも身に付け、紐が少し緩むかもしれないので、毎日締め直しました。コルセットは前開きではなく、外したいと思っても自分では外せませんでした。最初の数日間、大変痛みました。しかし、コルセットの両端がくっつくようになり、それを何日間か着装するようになると、すぐに、私は何も気にならないようになりました。そして ヵ月かそこらのうちに、私は何があっても外そうとは思わなくなりました。というのは、私はコルセットをつけている感覚をとても楽しむようになっており、夫にドレスがぴったり合うことを見せるとき、私は十分に苦痛の埋め合わせを感じていました[40]。

きついコルセットは女性が自由に動き回る妨げになり、その結果、女性たちを依存的で服従的にした[41]。家族が使う家具と同じように、妻は財産と考えられていた。実際、多くの妻は家具同様に、動くことができなかった。「十九世紀の住宅火災の記事には、女性たちがコルセットやスカートがだぶだぶすぎたり、きつすぎたりしたために走れず、時折、家財道具と共に犠牲になったと書かれている[42]」。八六七年に英国のある婦人雑誌が、その年にクリノリン〔鯨のヒゲや針金で大きくふくらませた下着[43]〕を着ていたために、三〇〇〇人の女性が焼死し、二万人が大火傷を負ったという記事を載せている。

なぜ女性たちはそのように、自ら進んでコルセットをつけたのだろうか？　古代中国の女性たちと同じように、女性の身体イメージが女性のアイデンティティと彼女たちが受け取る褒美を大きく規定していたのである。ある歴史家は次のようにコメントしている。「女性にとって、結婚しないという選択肢はぞっとするほど恐ろしいものであり、良い夫の数が少なかった時代には、男性が要求する服従という女性の理想に従わねばならないという圧力がきわめて大きかった[44]」。

ある熱心な母親が娘のコルセットを締めすぎて、二十歳で死なせてしまったときの記録がある。[45]「娘の肋骨は成長と共に肝臓の中に入り込み、彼女の他の内臓もコルセットで押しつぶされたためにひどく損傷していた。メイドが彼女にコルセットをつけさせるとき、母親があまりにも徹底的に紐を締めるように命令したため、娘は目に涙を浮かべるほどだった[46]」。

女性を基本的には妻、母親、および飾り物として規定していた家父長制的な利害関心が、家庭の消費にますます依存するようになった経済を支えていた。[47]資本主義は新しい需要を創造し、新しいマーケットを食い物にしたが、新しい主要なマーケットのほとんどは身体とその機能に関係する商品であった。女性を主要な消費者として規定するにあたっては、広告もまた重要な働きをした。広告は女性に「身体、自己、ライフスタイルを厳しく吟味する」ように勧め、不安感をかき立てた。「女性たちは最新の家庭用品を購入しようと殺到した。それらは良い妻、良い母親であることの重要なシンボルであった。彼女たちは美容用品を買うために群がった。美容用品を使うことは女らしさと、男を引きつけておく能力を持っていることの証明であった。女性が自分の身体をモノとみなしているかぎり、彼女は［資本主義経済にとって］支配可能で、利益を生む存在であった[48]。

## スリム教の起源
## ——外面的な身体のコントロールから内面的な身体のコントロールへ

十九世紀の産業革命と大量生産は男女双方の身体イメージ全般に影響を及ぼした。社会史研究者のロベルタ・セイドは、著書『痩せすぎることはない』で、既製服が標準サイズの概念を導入したことによって美が民主化され始めた、と指摘している。[49] 機械の時代は流線形が美しいという美意識を促進した。「ほっそりしていることは病気と虚弱に結びつけられていたが、……今や多くの健康に関する権威者たちは、食べ過ぎと太り過ぎに警告を発している」[50]。いくつかの新しい研究結果が、肥満と成人前の死亡との関連を指摘した。二十世紀に入るころまでには、技術革新、経済成長、効率が、ほっそりした身体という理想を強化した。経済におけるこれらの必須要件が、好ましい人間の身体とはどのようなものかについてのメタファーとなり、基準となった。「合理的に設計された職場のように、能率的で、効果的で、経済的で、なめらかな新しい機械のように美しくなければならない……。今日われわれが知っているような社会を作り出し、私たちの肥満に対する偏見の枠組みを確立したのは……これらの発展であった」[51]。セイドは、一般的には、男性は細く見えなければならないという圧力に縛られていなかったと述べている。「独立独行」の男[他人に頼らず自分の信ずることを行う男]という新しい男性イメージは、産業革命とプロテスタントの倫理[キリスト教新教徒たちの道徳的行動規範]の出現とともに発生した。「独立独行」の男性は自分の身体的な外見に頼るのでなく、勤勉に労働し、自分の能力を生かし、倹約生活をすることを通じて社会的上昇を勝ち取ろうと努力する。[52] 事実、男性の衣服は何十年もの間、比較的変わらないままだった。[53] 社会学者のフレッド・デイビスは『ファッション文化とアイデンティティ』の中で、次のように言っている。「男性の服装に関するルールが厳しく制限されたものであるのは、主として……男性のアイデンティティにとって他者と調和して働くこと、キャリアを積み重ねること、職業において成功することが過度なまでに重要だったためである。何十年もの間ずっとそうだったので、特に中流階級では、男性が自分の仕事以外のパーソナリティの側面を表現する視覚的な手段としては、衣服をほとんど利用できなかった[54]」。

二十世紀の資本主義はダイエット産業、美容産業、フィットネス産業、健康産業を生んだ。近代的家父長制と一緒になって、資本主義は痩せなければならないという圧力を通じて女性を支配し続けている。[55] しかし、近代社会の女性は痩せるというこの新しい理想をコルセットやガードルの購入によって達成するのではなく、ダイエットやエクササイズといった自分で行う行為を通じて達成する。それが極端に走ると、この自発性の終着点は、不可避的に摂食障害となる。[56]

外面的支配が内面的支配に移行したのには「女性は自立すべきだ」というイデオロギーも一役買っている。十九世紀も終わりに近づくにつれて、中産階級の女性たちはますます社会改革、ボランティア活動、あるいは教師や看護婦などの家庭外の仕事に携わるようになった。[57] 一八七〇年までに、それまで以上に多くの女性が大学に入学し、一八九〇年代までには彼女たちは法律、医学、[58] ジャーナリズムといった専門職において男性と競うようになった。身体的健康への関心が高まり、医師たちは女性にテニスやゴルフ、水泳、乗馬、自転車を勧めた。ダンスが大流行した。婦人参政権論者たちが投票権を求めて行進した。女性たちは身体的により行動的になりはじめ、きついコルセットを脱ぎ捨てていった[59]。もちろん、一九二〇年代の女性運動の高まりには、予想どおりの反動があった。女性の独立は、男性と女性が自分たちの人生をどう見るかについての伝統的な見方を脅かした。

男性は自然と女性の征服と支配に忙しい一方、女性は自分の身体を支配することに取り憑かれている。男性は自分が永遠に滅びることのない業績を通じて生き残ると信じている。女性はそのはかない身体そのものである。……男は汗をかき傷つき歳をとるが、これらの身体的特徴や死ぬべき運命にあることを示す指標の何も、男性の自己を規定するとはみなされない。実際、身体に対して男らしからぬみっともない関心を抱く男性は女のようだと言われ、ホモセクシャルだとみなされる[60]。

女性たちがより多くの「領分」とより多くの平等を要求していたのに呼応して、女性の魅力に関する文化的基準は女性が小さく縮まることを要求した[61]。ダイエットを通じて獲得されたほっそりした女性の身体は、二十世紀の大部分を支配するイメージとなった[62]。

事実、家父長制と消費者の利害関心がこの新しく見出された自立に協力し、自分たちの目的のために利用した。超スリムな理想の身体を手に入れるために、女性たちはダイエット用商品を買うようになり、膨大な時間とエネルギーをその身体に費やし始めた[63]。これらの活動は、女性が参加できたであろう政治活動、教育、キャリア形成などといった他の分野に経済資源と情緒資源を投資するのを妨げ続けた。これらへの投資がなされたなら、女性に力と権限を与え、精神と身体に関する彼女らの考えを変えたかもしれなかった。

最初のフェミニズム運動の最中でさえも、細く若い一九二〇年代の「フラッパー」が、やや女らしさに欠けてはいたものの、アメリカ美人の最も重要なシンボルとなった。フラッパーはバストやヒップの小さい、男の子のような体つきで、細い脚を出していた。ある歴史家が指摘しているように、フラッパーは矮小化されたイメージだった。

> 一方では、フラッパーはスカート丈を短くし、コルセットを脱ぎ捨てることで肉体的魅力を表現する自由を身をもって示していた。他方、彼女は乳房を下着で締めつけ、理想的には小さな顔と唇を持っていて……、自分の肉体的魅力をエロチシズムを通じてではなく、休みない活気のある動きを通じて表現した。……「フラッパー」という名前自体に、ばかげているというニュアンスがある。第一次世界大戦前の若い女性たちの間で人気のあったフラッパー（折り返し）つきのガロッシュ〔ゴム引き布製のオーバーシューズ〕のデザインからとられたこの名前は、場違いな動きという意味を暗示し、黒い前脚をぱたぱたさせるアザラシのイメージを思い起こさせた。[64]

精神分析医のジョン・A・ライルは、拒食症の症例が増えたのはフラッパー時代であり、それは「スリムなファッションが拡がった」ためと、「第一次世界大戦以来、若い世代がこれまで以上に感情を重視する生き方をするようになった」ためと見ていた。[65] 一九二六年のニューヨークタイムズのある記事に、ニューヨーク・アカデミー・オブ・サイエンスが開催した二日間にわたる成人体重に関する学会で発表された研究成果が詳しく伝えられている。出席した研究者たちは摂食障害の発生を報告し、それを「精神的感染」に結びつけた。ある医師は、体重が劇的に減ったため精神異常を起こし入院させられた女性の数の著しい増加について報告した[66]。

しかしながら、「フラッパーは一九二〇年代の活気あふれる文化とともに大恐慌の奈落の底に吸い込まれ、それに続く第二次世界大戦に社会が没頭し消耗する中で消滅した[67]」。スカート丈は一九二〇年代には長くなり、細いウエストが復活した。一九三〇年代の理想の女性の体つきはまだ曲線が多かったが、全体としては細いままだった。

一九四〇年代の後半と一九五〇年代には、痩せに向かう長期傾向が一時的に停止した。第二次世界大戦後の政治的、社会的反動により、多くの中流階級の女性が戦争支援業務の仕事をやめて台所へ帰って行った[68]。ある歴史家によれば、この時期は「ビクトリア朝時代復活」の時代であった[69]。経済活動が家庭用品の生産に戻ったので、女性たちに再び消費者の役割に集中するよう強いた。若い男たちはG・Iビル［教育援助法による退役軍人に対する国庫補助金］を使って専門学校や大学教育を受け、最初の家を購入した。「家族手当て賃金」［一九四〇年代から支払われるようになった］で十分に家族を養えた。そのことも女性には給料が少なく支払われることを正当化した。女性たちはなおも大学に進学したが、専門職につく女性の数は低下し、多くの女性は卒業と同時に結婚することを望んだ。当時は経済的発展、都市近郊地域の拡大、および白人中流階級の専業主婦が大量発生する時代であった[70]。

至福の家庭生活の光景の仕上げに、一九五〇年代のアメリカのファッションは砂時計型の体形を復活させ、それは主にガードルによって作り出された。締め上げられたウエスト、長い丈のスカート、さらにクリノリン型のドレス［スカートを堅い布で大きくふくらませた型のドレス］までが復活し、ビクトリア朝時代の貴婦人たちとさして違わぬシルエットを作り出した。ハリウッドは、豊かな胸をした新しい女性のイメージを提供した。マリリン・モンローはその最初のシンボルであり、のちにはジェーン・マンスフィールドのような極端な「バストの女神」が現れた[71]。

## 超スリムという理想

しかしながら、十年も経たずに細い身体が戻ってきた。今度は、超スリムな身体の理想型が、他の社会的影響――新しいフェミニスト運動、女性役割の変化、メディアの力の増大、そして止まるところを知らない消費主義――と一緒になり、それらと融合した。セイドは次のように言う。

> 細くあれという至上命令は、健康産業、連邦政府、雇用主、教師、宗教指導者、親など、あらゆる文化的権威者によって強化され押しつけられて一枚岩のファッション宣言となり、その結果、この観念はそれ以上強化する必要がないほど皆が自発的に支持するようになり、心の中に内面化されるようになった[72]。

一九六〇年代の女性運動は一九五〇年代の「幸せな専業主婦」に代わるイメージを提供した。女性たちは大学教育における男女差を埋めはじめ、労働市場においては子どもを持たない女性だけでなく、子どものいる女性の数も劇的に増加した。避妊革命によって、女性たちは自分自身の出産を、今まで以上にコントロールできるようになった。[73]

しかし、女性が自分自身の運命を切り開いていく経済的、社会的、政治的資源を獲得するにつれて、身体の大きさを小さくしなければならないという圧力が再び戻ってきた。[74] メディアがこの圧力の中心的な役割を演じるようになった。一九六〇年代には、映画はもはや美を規定する上での一番重要な影響力ではなくなっていた。その代わりにテレビ、アメリカのファッション産業、女性雑誌が女性イメージの決定者となった。ファッション写真は衣服と張り合ったりしない、棒のように細い身体を要求した。[75] 一九六〇年代の半ばに、十七歳の一六七センチ、体重四四キロのモデルが英国からアメリカのファッション・シーンにやってきた。彼女の名前はツイギー［「小枝のように細い」という意味］だった。彼女はたちまち有名人となり、多くの若い女性が彼女をまねし始めた。当然ながら研究者たちは、この時代を摂食障害がはっきりと増加した時代であると指摘している。[76] さらにもちろん、ファッションに対するもう一つの重要な影響力、バービー人形もすでに登場していた。

ダウ・スチュワートはスミソニアン誌に「一九五九年以来売れたバービーを縦に寝かせて並べると、……地球を三回半回る長さになる」と書いている。[77] バービーは、女性の役割は時代とともに変わりうるが、「スリム教」からは絶対に逃れられないということを示している。「バービーは一九五九年にはファッションモデルであり、一九六三年にはキャリアウーマン、一九七三年には外科医、一九八四年にはエアロビクスのインストラクターだった[78]」。しかし、バービーの体の寸法は、一度も変わっていない。胸は大きく強調され、脚はありえないほど長く、ヒップはないに等しく、ウエストはビクトリア朝時代のレディたちよりも細い。これは少女たちに「理想型」としてプレゼントされる、完璧な容姿の人形なのである。

女性雑誌もまた、消費文化に依存しつつ、イメージとファッションと細い身体への女性たちの執着を強化するのに貢献した。ある研究者は次のように指摘している。

……さまざまな女性雑誌が、全体として女性らしさを崇拝するカルト宗教を育成しそれを維持するのに役立つ社会制度となっている。このカルト宗教は、女性に生まれた人たち全員が属することのできる社会集団としても、一連の実践と信念という形でも姿を現す。それは定期的に実行することによって他人と共通の女性らしさ、共通のメンバーシップを持っていることを確認できる、儀式、犠牲、式典である。女性教を布教するために、これらの女性雑誌は単に社会における女性の役割を記事に反映させるだけではなく、同時にその役割の定義の根拠を提供し、その役割に向けて女性たちを社会化している。[79]

ある程度の経済的自立を獲得した女性たちが、自分が他人に依存していないということと、自分で内面のコントロールができるということを、なぜいまだに身体儀式を通じて表現し続けるのだろうか。まったく反対の見方によれば、ダイエットと身体のフィットネスは、女性が従属する方法ではなく、女性が、自分に力があると感じるための手段である。だが結局は、多くの女性にとって、太っていると感じることは無力だと感じることを意味するのだ。時間とお金とエネルギーを細い身体を手に入れるために投資することにより、女性たちは「現実の権力」を持てない代わりとして、束の間の力の感覚を味わっているのかもしれない。フェミニストの中には、肥満であること自体、力を表現する手段の一つであると指摘して、この主張をさらに推し進めている。スージー・オーバックは『肥満はフェミニストの問題である』〔訳書名『ダイエットの本はもういらない』〕の中で、肥満は自分が無力であるという感覚に対して「ノー」と言うための方法の一つだと言っている。肥満した人は西洋の美の観念を拒否し、オーバックの言葉では、「女性を単なる製品に変える文化の力」に挑戦しているのである[80]。キム・カーミンは次のように言っている。

> フェミニストが力をもつ時代には、男性は子どものような身体を持つ女性に引きつけられ、そういう女性にはおそらくあまり脅威を感じない。なぜならば、「小さな子どもの傷つきやすさと無力さには男を不安にさせるものが少なく、成熟した女性の身体と精神には、本当に男を不安にさせる何かがあるからである[81]」。

女性が、その経済的価値にかかわらず、男性を魅了するには「生まれつき持っている」資源、つまり美しさ、愛嬌、養護性を用いるように社会化されるという事実は変わっていない[82]。女性の肉体的な魅力に対する報奨は大きい。というのは、体重を含めて外見が社会的成功に影響を与えるからである[83]。女性はほんの二、三キロ増えただけで、それが人生の大問題であるかのような気持ちを味わうことになるだろう。彼女たちは何度も体重を計り、記録し、男性よりも多く体重問題について医学の援助を求める傾向がある。事実、多くの女性は喜んで精神／身体の二分法を受け入れる。その理由の一つは、自分の身体に入れ込んでいる女性は、しばしば膨大な報奨と利益を受け取るからである。身体への投資を無視することは、女性としての自己尊重と社会的地位の双方を失うことを意味しうる。

とは言うものの、私は読者の方々に、すべての女性が身体への関心の奴隷になっている（あるいは、すべての男性は「敵」である）という印象を与えたままにしたくはない。歴史を通じて、多くの女性が自分たちをコントロールしている社会の慣習に抵抗し、その意味を変える方法を見つけ出してきた。たとえば、過度にコルセットで締め上げたビクトリア朝時代の容姿はウエストと押し上げられた胸に注意を引きつけた。コルセットは最初は女性らしさをコントロールする手段として意図されていたが、それを自分たちの性的魅力を表現するために使い出した女性たちがいた。やがて、政治的に保守的な人々が、女性のコルセットの目的を破壊するような使い方に反対するようになった。彼らはコルセット着用の慣習を、モラル低下の印として非難した。[84]

すべての女性を「犠牲者」と呼ぶのは難しいだろう。女性はしばしば共謀して身体儀式を推し進める。娘の足を縛り上げたりコルセットを締め上げたりした母親たちのように、現代のママも娘に最新のダイエットやフィットネスクラブを勧めたり、あるいは娘がチョコレートケーキをもう一切れ欲しがったとき、その手を優しく叩いたりする。自分の基本的な社会的、経済的環境を変えられない立場にいる多くの女性たちは、そういう仕組みの社会とうまくやっていこうとするだろう。前の章で紹介したデリアにとっては、文化的に正しい身体を得るためにダイエットを続けることが、裕福な夫を捕まえる助けになるかもしれない。他の若い女性たちにとっては、ジムでエクササイズに励むことによって、仕事の場で男性と張り合うために必要な自信がつくかもしれない。

ある意味で女性の身体は、歴史と文化によって形作られ続けている、文化的で人工的なものと考えることができるだろう。[85]そのような圧力にさらされて、「自然な身体」は失われている。その代わりに、女性の身体はかつらをつけた十八世紀の伯爵夫人、スズメバチのようなくびれたウエストをしたビクトリア朝時代の主婦、脚のひょろ長いフラッパー、あるいはカルバン・クラインのジーンズを着た浮浪者ルック（WAIF《ウエイフ》）などのかたちをとる。すべては、社会における権力ゲームの、身体への反映なのである。[86]

次章では、「身体産業」におけるこの権力ゲームを詳しく見てみよう。家父長制と資本主義が結びついて、この二つの社会制度に膨大な利益がもたらされた。この連携プレーに注目しなければ、『スリム教』というジグソーパズルの重要なピースを見失うことになるだろう。

# 第3章　からだビジネスほどすてきな商売はない
## ——食品、ダイエット、リカバリー《回復》

鏡——何か別のものの真の姿を忠実に反映する、あるいは示すもの。[1]

「私は二人の女の子と二年間同居しました。彼女たちは人と話をするとき、鏡の前に立たずにはいられませんでした。とうとうルームメイトの一人が『私たちが部屋にいるときには鏡にタオルをかけることにするわ』と私に言いました。なぜなら彼女たちは部屋にいる間中、文字どおり鏡の前に立ってあらゆる角度から自分の姿を見ていたからです。『何が問題なの？　あなた、自分に恋してるの？　そんなに自分のことを気にしているの？』と言いたいです。」——ジュディ、大学四年生

「鏡を見ていると気分が良くなります。きちんと自分の手入れをしていることがわかるし、自分を見ると気分が良くなります。」——ジュリエット、大学三年生

「女性雑誌に出ているほっそりした女の子たちを見ると、いつも、あんなふうになりたいって思うんです。私はよく鏡で自分の姿を見ますけど、そこに見える自分の姿が嫌いです。」――ドナ、大学二年生

「私はしょっちゅう鏡を見ないではいられないんです。鏡がみんな違っているので本当にイライラすることがあるんですよね。私いつも、『神様、あと五キロ軽くしてください』ってお願いするんです」――アン、大学三年生

鏡は、社会がどのようにして体重と身体イメージに対する女性の強迫観念を育てるかのよい喩えとなる。鏡はその前に置かれたものの虚像を映し出す。ジュディ、ジュリエット、ドナ、アンたちが鏡の中に見る姿は、実物そっくりの姿だろう。しかし彼女たちが知覚する姿は、自分の身体についての感情によって大きく歪められている。ジュディのルームメイトたちは、鏡に映る姿を異常なほどまでにしつこくチェックしている。ジュリエットは、鏡に映る自分の姿の中に幸福を求めている。ドナは自分のサイズが雑誌のモデルたちのようになれないのを恐れている。アンは鏡は全部違っていると言う。第2章で見たとおり、われわれの社会は女性に自分自身をモノとして見ることを奨励している。

この章では、資本主義と家父長制によって作り上げられた鏡を批判的に、じっくりと眺めてみよう。ピカピカと光を反射する鏡の表面を見る代わりに、この鏡を形作りそれを支えている大きな仕組みを詳しく調べてみるならば、これまでとは異なる種類の質問をしないではいられない。「理想的な基準に達するために女性は何ができるか」ではなく、「女性がほっそりした身体に過度の関心を持つことから誰

が利益を得ているのか」「どのようにこの強迫観念は作り出され、促進され、維持され続けているのか」。

## 女性の身体から利益を得る

女性が自分の身体が美のテストに落第していると感じているため、アメリカの産業はたえず女性の不安感に訴えて莫大な利益を上げている。企業文化、伝統的家族、政府、メディアといった、社会を支配している家父長制的利害集団も恩恵をこうむっている。女性たちがダイエット、過度のエクササイズ、自己改善の活動を通じて自分の身体を管理するのに忙しすぎれば、現状に異議を唱える自己の他の重要な部分をコントロールできなくなる[2]。ある批評家が言っているように、「七〇キログラムのベンチプレスを持ち上げる秘書も、あいかわらず将来性のないその仕事から抜け出せないでいる。マラソンを走り抜く主婦も、経済的には夫に依存している[3]」。

女性の理想的な身体イメージという考えを創り出すにあたって、文化という鏡は、女性同士の態度という鏡よりも大きな影響力を持っている。研究によれば、女性は同性・異性がどれくらいほっそりした身体を望んでいるかを過大に見ている。最近、身体のシルエットを使って、男女の大学生に理想的な女性の体型はどれか、同性にとって、異性にとって、一番魅力的だと思う体型はどれだと思うかを尋ねる研究が行われた。女性は男性よりも細いシルエットを選んだだけでなく[4]、彼女たちは女性としての理想体型ではなく自分にとっての理想体型を尋ねられると、さらに細い体型を選んだのである。

## 広告と美容アドバイス——買いなさい、試しなさい、従いなさい

資本主義と家父長制が、文化的に望ましい身体のイメージを女性たちに伝えるために最もよく使うのがメディアである。そういう女性イメージは、テレビ、映画、屋外看板、出版物など至るところに氾濫している。何ページものグラビア広告、記事形式の広告《アドバートリアル》、美容アドバイスを載せた女性雑誌は、ことのほか人を欺く鏡となっている。女性雑誌は女性たちに「お手伝い」を提供しながら、一方で、ほとんど達成不可能な基準を示している。ナンシーという学生が私たちのインタビューにこう述べているように。

広告は今の私じゃなくて、私が厳密にどのようでなければならないかを示しているんです。私は背が高くないし、金髪でもなく、細くもありません。腿も細くないし、お腹も平たくありません。背は低いし、茶色のカールした髪で、脚が短いです。女性雑誌は髪を染めなさい、運動しなさい、セルライト［皮下の余分な脂肪や古い細胞、水分などが固まったもの］の除去にはこのクリームを使いなさいなどと、解決法を示します。

ヴォーグやコスモポリタンのような女性ファッション雑誌は、女性が自分の容貌に積極的な関心を持つ必要性を強調してきた。一九五七年のヴォーグ誌の「どうしたら美人に見えるか」というタイトルの記事では、女性が行動を起こすよう甘い言葉で勧めている。

女性の中には、美しさは必要ないと考えて、わざわざ生まれながらのきれいな容貌を、ボサボサ髪、脂肪、似合わないメガネ、みすぼらしい衣服で隠し、おしゃれの技術を拒絶して、自分は自然に忠実なんだと考えている人もいます。……しかし、美しくなりたいと思う女性が美人に見えるようになるのです。なぜなら、彼女の内部に美しくなりたいという欲求があるからです。そういう女性は努力し、知識を得て、時間をかけ、ファッションを工夫し、あらゆる適切な技術の助けを借りて、生まれながらのきれいな容貌の欠陥を補おうとします……美とはたいていの場合、どんな野心や衝動とも同じで、満足したいという欲求の程度に比例して実現できるものなのです。……もしも髪が生まれつきもじゃもじゃだったら、自分でも可能なかぎり努力すると同時に、最高級の美容室に行き、最高のアドバイスを受けます。彼女は、自分が希望したとおり、髪質を実際に変えられるということを知るでしょう。髪を染めて髪が風になびくようになり、自分の髪にとって完璧なパーマ液がどこにあるかを知り、そして、直毛剤のことまで教えてもらって驚くでしょう[5]。

大学二年生のマーシャは、痩せたいという衝動をどこから得たかを次のように説明してくれた。

ヴォーグです。ヴォーグとか、そういう雑誌です。社会全体からです。ヴォーグは社会の良い見本だと思います。雑誌の至るところで、女性にとても大きな圧力をかけていると思います。細くないっていう有罪判決を受けるのはたまらなくいやなことですけど、もしも私が友達と一緒にいてかっこうの良くない女性を見たなら、「あの人の髪見て。なんとかすべきだわ。彼女、太ってるわね」っていうようなことを言うでしょう。

また、こうも言っている。

ああいう雑誌は、イメージチェンジするよう薦めるんです。女性が自分を良くするのに何ができるんでしょう? 雑誌って、本当にいろんな記事のまぜこぜなんです。同じ雑誌の中に、健康の最新情報の記事があって、自分自身をよく知ることが大切だ、容貌を心配しすぎたり、ダイエットに走ったりしないように、……なんてことが書いてあります。でも他のページには、イメージチェンジしたばかりのジェーンさんが出てきて、彼女の髪と顔にはこういう美容をしました、これがその前と後の写真です、美人になったでしょう?という記事があります。次のページには、当社の加齢防止クリームを使ってみましょう、そうすれば明日歳をとりません、という広告が出ています。こんなふうに、雑誌にはいろいろまぜこぜに書いてあります。

一九九二年十二月号のコスモポリタンの「美容悩み事相談」欄に、典型的なアドバイス記事が載っていた。この号の質問は「上まぶたの垂れ下がり」をどうすればよいかだった。それは美容記者による役に立つヒントに見せかけてあったが、ニューヨークのある美容整形医を推奨する広告記事であることが見え見えだった。

**質問**　私は上まぶたが垂れ下がっているので、疲れた、子犬のような顔に見えます。どうすれば目元をぱっちりさせることができるでしょうか。

**回答**

次のようなメーキャップ法を試してください。まず、まつげをピンセットで上向きにしてください。目のまわり全体に中間色のアイシャドウをつけ、まぶたのへりのラインと下まつげのラインのところに、目じりから顔の中心に向かって三分の一の長さに、やや暗い色のアイシャドウを軽く掃きます（二本のラインが目じりでV字型に出会うようにします）。アイペンシルはまぶた上部にだけ使います。マスカラを、まつげの中央部を重点的に二度塗りし、まつげの長さを出します。もしこのやり方で不十分ならば、眼瞼《まぶた》形成術、つまり簡単な外来の美容整形手術を考えてもよいでしょう。ニューヨーク市の美容整形医師、キャップ・レセーンの説明によれば、局所麻酔を使い、まぶた全体を切開し、次に、垂れ下がっている部分（余分な脂肪と皮膚）を除去します。四日間ほど、まぶたや目のまわりが青黒くなり、長くて十日間ほど顔が腫れますが、そのあとは、新しい「ぱっちりしたまぶた」になります。費用は二八〇〇ドルから四〇〇〇ドルの間［約三二万円から四四万円］です。[6]

もちろん、誰もが真に受けるわけではない。私がインタビューしたある学生は、女性雑誌の広告ページに出ている写真を「作り物」だと言った。

> 私はもう、女性雑誌を買うのを止めました。女性雑誌はどれも、どんなふうに着飾るか、どう見えるか、何を、どんなタイプの服を着るか書いています。ばかげているだけだと思います。……。一番美人のモデルだってひどく見えるようにできます。同じように、美人じゃない人を美人に見えるようにすることだってできます。エアーブラシとか、いろいろたくさんのテクニックが使えるんです。雑誌に出ているのは本物

の人じゃありません。作られた人たちです。

コンピュータで強化された写真術は、単に傷をエアブラシで隠したり、髪にハイライトを加えたり、撮影のときのカメラアングルで足を長く見せたりといったテクニックをはるかに超えて進歩している。一九九四年九月号の『ミラベラ』誌は「偉大なアメリカ美人の驚くべきイメージ」と題して、表紙モデル特集をした。この雑誌によれば、「モデルは、言うなら、バラバラな個性の集まりなんですよ、と写真家は示唆した。……彼女を一つにまとめ上げるのは簡単じゃありません。たぶん、彼女のアイデンティティは、その超美人の顔のまわりの空間を漂っているマイクロチップにつながっているんです……。真実のアメリカ美人っていうのは、世界中から集めたいろんな要素のコンビネーションなんですよ」。言い換えれば、その写真はコンピュータによって合成されたものなのだ。興味深いことだが、ミラベラの言う「寄せ集めの」アメリカ美人は白い肌で、ヨーロッパ人種の特徴が顕著であり、他の民族の特徴はほんの少ししか持っていない。

特に女性の容貌、体重、体型へのこだわりに拍車をかけるたくさんの産業が存在している。アメリカの食品産業と減量産業を調べれば、そういう会社がアメリカ女性の容貌に対する不満を永続させるためにどのように活動し、広告しているかわかるだろう。

## アメリカの食品産業——太らせて痩せさせろ

「私はポンと太ったり痩せたり、また太ったり痩せたりしてます。とっても変なんです。だって、十二月の写真では私の顔は痩せてるのに、一月までにはまた丸々太っちゃうんですから。たとえば、去年のクリスマスに、母が私に厳しいダイエットをさせました。私は五キロぐらい痩せました。大学に戻るとすぐ、前と同じで、また風船みたいに太りました」。大学二年生のステファニーは、このヨーヨー症候群［太った状態と痩せた状態を短期間に行ったり来たりする症状］のことをよく知っていた。他の何百万人ものアメリカ人もこのことをよく知っている。

肥満の専門医、トマス・ワッデン博士は、公衆衛生局や研究者たちが肥満を予防したり治療するのに費やす費用の一〇〇倍も、食品産業はジャンクフード［栄養価の低いスナック菓子］を買わせるのに使っていると苦言を述べている。「私たちは食品産業によって太らされ、一一〇億ドル［約一兆三〇〇〇億円］を売り上げるダイエット産業とエクササイズ産業によって痩せさせられているんです。これは資本家にとってはすてきな仕組みですが、消費者にとっては素晴らしいとは言えませんね」[7]。

片手にダイエットコーラ、片手に高カロリーのフライドポテトとハンバーガーというのは平均的アメリカ人にとって珍しいことではない。食品と減量は一九九〇年代のアメリカ文化の避けて通ることのできない重要な一部である。メディアは私たちに、思いつくかぎりのタイプの食品——スナック、ファーストフード、グルメ食品、健康食品、ジャンクフード――のイメージをこれでもかと浴びせかけている。その多くはメディアの影響を受けやすい子どもたちと、自分と家族のために何を買うかを決める女性をターゲットにしている。同時に女性は、ダイエットと、細くてしなやかなスタイルを維持するよう勧める記事、本、ビデオ、カセットテープ、テレビ番組の猛攻撃も受けている。楽しい消費生活と、もっとスリムな身体という二つの相反するイメージを与えられて、私たちは緊張し、股裂き状態《アンビバレンス》に陥って、食物を過剰に意識するようになっている。

社会心理学者のブレット・シルバースタインは、食品産業は資本主義社会の他のすべての産業と同じく、常に利潤、成長、集中、市場支配力を極大化しようと励んでいると説明している。食品産業は、消費者を犠牲にしてそれを達成している。「(食品産業は)消費者にスナックを食べるように勧め、その結果、消費者は一日に三回以上、ものを食べるようになるだろう。無料の水をやめさせてソフトドリンクを購入させ、最高のご褒美としてデザートを差し出し、女性と子どもに、高度に処理加工した食品のいかにも魅力的に見えるイメージを雨あられと降り注いでいる」[8]。

ダイエット食品は、特に利益の厚い分野である。いくつか、調査の統計数字を見てみよう。

・一九八〇年にダイエット食品の売り上げはアメリカの全食品売り上げの約七パーセントを占めた[9]。
・一九八一年までに、二〇億ドル［約二二〇〇億円］の国内市場向けに二六〇〇トンのサッカリン［人工甘味料］が生産された[10]。
・一九八四年に、ダイエット食品と飲料は、他の食品の三倍のペースで売り上げを伸ばした[11]。

・一九九〇年後期までに、冷凍食品のダイエットまたは低カロリー部門だけで、六億八九〇〇万ドル〔約七五八億円〕に達した。[12]

一九八三年に、食品産業は「低脂肪」あるいは「低カロリー」食品という素晴らしいアイディアに行き着き、九一種類の新しい「ライトな《軽い》」食品の販売を始めた。[13] ライトな製品は大成功だった。消費者は「ライトな食品」と健康を同一視した。食品産業は「ライト」というのはその製造費用のことだと考えていたようだ――ライトな食品は「普通の」食品製造よりもコストがかからない。しかし、ライトな食品は、しばしば普通の製品より高い値段がつけられた。

「ライトビールは普通のビールより水分が多い（ミラー・ライトはとても水っぽかったので、それをけなす人たちは「コロラドの清涼飲料水」と呼んでいた）。……ダイエット飲料に入っているサッカリンは砂糖よりも安い……特に利益が大きいのは、安価な植物油から製造されたマーガリン、代用鶏卵、代用クリーム、冷凍ディナー、『ライト』チーズなどの代替乳製品である」[14]。アメリカ食品薬品局〔FDA〕は〔ライト食品の出現〕以来、食品ラベルと、何が「ライト」なのかについての規制を強めている。

食品製造産業の利益は近年、会社により製品により大きく異なっている。一九九二年には、ダイエットタイプや低脂肪タイプのディナーセットと主菜だけで三三億ドル〔約三六三〇億円〕の売り上げがあった。[15] その年、クラフト・フリー〔商品名。クラフト食品会社のオイル分のない（フリー）サラダドレッシング〕は前年比九％売り上げが伸びたが、ミラクル・ホイップ・フリー〔商品名。クラフト食品社の、マヨネーズに似た口当たりのサラダドレッシング〕は一一％落ちた。同じ年にナビスコ社〔アメリカのスナック菓子メーカー。二〇〇〇年にクラフト社に合併された。クラフトグループは世界第二の食品メーカーとなっている〕はスナックウェル社のデビルズ・フード・クッキーケーキ

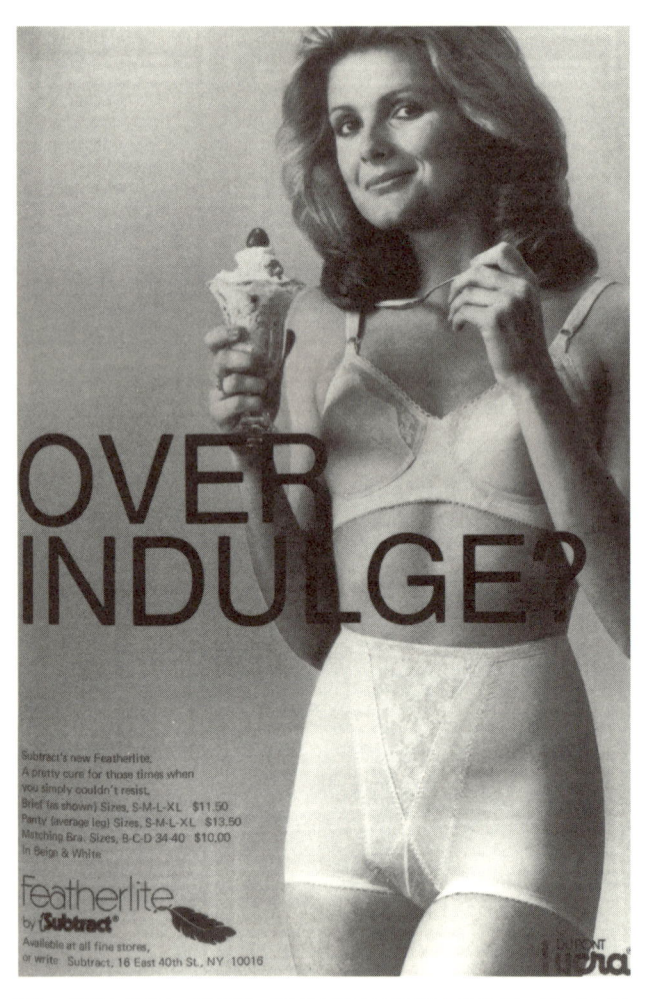


図2　サブトラクト［引き算、または減量という意味］社のフェザーライト［鳥の羽のように軽い下着］

［商品名］の大人気に商品を供給しきれなかったが、他方、ラルストン・ピュリナ社［世界最大のペットフード会社として知られているが、シリアルなど人間向けの食品も販売している］のスナックケーキ、ホステス・ライツ［「パーティーの女主人が焼いた軽いケーキ」といった意味］の売れ行きが二九％減少した。[16] 一九九二年に、コナグラ社［大手の総合加工食品メーカー］はヘルシーチョイス［「健康な選択」という意味］シリーズの冷凍食品のマーケティングのために二億ドル［約二二〇億円］の予算を組み、そのうちメディア向けの広告費に五〇〇〇万ドル［約五五億円］使った。その年のヘルシーチョイス・シリーズ全体の予想売上高は一〇億ドル［約一一〇〇億円］だった。一九九四年六月から一九九五年五月までの一年間のヘルシーチョイス・シリーズの冷凍食品の売り上げは五億五千万ドル［約六〇五億円］で、最も高い市場占有率を占めた。ヘルシーチョイス・シリーズのスパゲッティソースだけでも販売開始後六ヵ月で一三〇〇万ドル［約一五億円］を売り上げた。[17] 消費者の要求の気まぐれさと厳しい価格競争によって価格が下落し、安定した利益の確保は難しかった。そこで食品製造会社はグループの再編や戦略の見直しを行い、いくつかの製品を製造停止にし、他の分野を拡大した。もちろん、加工食品マーケットが放棄されたのではない。戦略が考え直されただけである。たとえば、ウエイトウオッチャー《体重の見張り役》社は新製品のマーケティングに一〇〇〇万ドル［約一一億円］以上を充て、ウエイトウオッチャー社の製品を二〇個買うごとに、消費者は同社の製品を一〇ドル［約一一〇〇円］分購入できるクーポンをもらえるというキャンペーンを行った。[18]

これらはどれも、しっかり食べよう、「軽い」食品を食べようと勧めるものだったが、アメリカ人はどんどん太っている。『アメリカン・デモグラフィックス』誌［人口統計学の学術誌］に引用されたルイ・ハリス・アンド・アソシエーツ社［調査会社］による病気予防指数研究の結果によると、一九八三年に二十五歳以上の成人の五八％が自分の身長と体格に適した体重をオーバーしていた。一九八七年には、その数字は若干上がって五九％になり、一九九二年には六三％にまで上昇した[19]。アメリカ医学会誌の一九九四年の論文によれば、「肥満のアメリカ人の割合は人口の四分の一から三分の一にまで増えたが、これは大変な増加である」[20]。

消費者のダイエット食品とジャンクフードへの需用を同時に創り出すために、食品産業は好んで異業種間提携や同業種提携を行っている。たとえば、コナグラ社（バンケット《ごちそう》シリーズの冷凍食品で大変よく知られている）はモートン［低価格の冷凍食品シリーズ］、チャン・キング［冷凍中華］を販売すると同時に、（ベアトリス社を通じて）クラーク・バー［チョコレートバー］、ラ・チョイ［冷凍中華］やロザリタ・ブランドの製品［メキシコ料理の製品］を販売しているが、いずれも特に健康食品というわけではない。しかしコナグラ社はベアトリス社を通じて、ヘルシーチョイス・ブランドの低カロリー冷凍ディナーも販売している[21]。さらに、コナグラ社はトンプソン・ファーマスティカル社［医薬品会社］と組んで、大人気のダイエット飲料であるウルトラ・スリム・ファースト［「素早く痩身になれる」という意味］を販売している[22]。クラーク・バーとモートン冷凍食品を食べ過ぎましたか？　それなら、食事代わりに一日に二回、ウルトラ・スリム・ファーストを飲み、一日に一回ヘルシーチョイスの食事をとれば、体重が減り、コナグラ社がさらに利益を上げるのを助けます、というわけだ[23]。

この皮肉はさらに続く。多くの種類のチョコレートやアイスクリーム製品を作っているネスレ社は、同時にストウファー・ブランドのリーン・クイジーヌ［「脂肪のない料理」という意味］、ライト・コース［「軽いコース料理」という意味］、カーネーション・スレンダー［カーネーション・ブランドのスレンダー（細身）シリーズ（低カロリーのチョコレートバー、クッキー、ドリンクなど）］も製造している。砂糖抜きジャムのメーカーのルイス・シェリー社も、特濃アイスクリーム［特に脂肪分が多い］を製造している[24]。ジェネラル・ミルズ社〔世界第二位の食品製造会社〕は、カウント・チョキュラ〔ドラキュラ伯爵の名前をもじった子ども向けのチョコレート味のシリアル〕、ラッキー・チャーム〔マシュマロ入りで粉砂糖をまぶしたシリアル〕、トリックス・シリアル〔ひょうきんなウサギがキャラクターのドライフルーツ入りのシリアル〕などのシリアルは砂糖が入りすぎている、という日のために、ヨープレイト・ヨーグルト〔他社の製品に比べて脂肪が五〇％少ない〕も生産している。

最近は企業合併が目まぐるしく、一つの食品会社が多くの小さな会社を買収して拡大しているので、ダイエット食品とジャンクフードを同時に売りつける機会は以前の何倍にもなっている。

## 誰が食卓を支配しているか？

「テレビや最新のスーパーマーケットに展示される、走馬燈のように目まぐるしく変わる食品ブランド名の陰に隠れて、ますます少数の食品生産会社と販売会社が食卓への支配を強めている[25]」と、『巨利をむさぼるアメリカ食品業界』の著者のジム・ハイタワーは書いている。

経済学者ロイス・セリエンは「企業が合併に駆り立てられるのは経済的に成長しなければならないからである。米国で販売される食品の総量は一年間にわずか一％ほどしか増えていない。このことに加えて、新製品をひねり出すためのコストがどんどんかさむようになっており、市場のシェアを自力で拡大するより、他社のシェアを買うほうが簡単だし安くすむ[26]」と説明している。

合併と利益の関係は非常にはっきりしている。一九七七年に、ケロッグ社、ジェネラル・ミルズ社、ジェネラル・フーズ社、クエーカー社の四社がアメリカで販売されたシリアルの九〇％を生産していたが、この比率はそれ以来大きく変動しているようには見えない。一九八九年にケロッグ社の純益は四億六五〇〇万ドル［約五一一億五〇〇〇万円］、ジェネラル・ミルズ社の純益は三億ドル［約三三〇億円］以上、クエーカー社の純益は二億ドル［約二二〇億円］以上だった。ジェネラル・フーズ社はクラフト社に吸収され、クラフト社はフィリップ・モリス社に買収され、フィリップ・モリス社の一九八九年の純益は二四億二五〇〇万ドル［約二六六八億円］だった。[28]

企業買収は食品会社に限らない。ＲＪＲタバコ社はナビスコ社を四九億ドル［約五三九〇億円］で買収したが、さらにコールバーグ・クラビス・ロバーツ・アンド・カンパニー社に二四五億ドル［約二兆六九五〇億円］で買収された。[29]

女性は細くあるべきだという文化的圧力があるので、このような環境で摂食障害が起こるのに何の不思議もない。利益を追い求める怪物企業《ジャガナート》と、「丸まる太らせ、がりがりに痩せさせる」ための多額の広告費とは、非常に強力な分裂的思考の実例を作り出している。私のお気に入りの広告の一つだが、ハーシー社はバタートフィと、チョコレートでできた、ウエハースのように薄いスコール・キャンディバーを食べるよう勧める。包み紙がいかにも欲望をそそるようはがされ、極薄のバーを誇示する。広告コピーは私たちに、キャンディバーでさえ「味が豊か［リッチ＝金持ち］過ぎたり、厚みがスリムすぎる［＝痩せすぎる］ということはない」ということを思い起こさせる。

## ダイエット産業と減量産業――どうすればよいかお教えしましょう

一九九二年の十月、ワーキング・ウーマン誌は、常に六五〇〇万人のアメリカ人がダイエットをしており、体重を減らそうと年間三〇〇億ドル［約三兆三〇〇〇億円］を使っている、と報じている。[30]
アメリカの女性たちはますます、より多くの商品を消費しなければ正しい身体を持つことができないと告げられる。色つきコンタクトレンズで目の色を変えられるし、日焼けローションで肌を日焼け色にすることができる。セルライト処理クリーム、あるいは体形を整えるシャワーがあるし、顔のくぼみをなくす浴用引き締めクリームやしみとりクリームもある。「肥満治療用」と称するダイエットカプセルも売られている。アノレックスという商品名で、時には命にかかわるアノレクシア（摂食障害症）を連想させる。それは「脂肪を作る原因を……非常に素早く効果的に取り除きます。使用しはじめればすぐに、研究になぜ一五年もかかったのかがおわかりになるでしょう……ついにあなたに贈る……究極の脂肪除去剤なのです！」。[31]
多くの女性は、減量するには、錠剤であれ、減量メニューであれ、減量グループの会員権であれ、何かしらを「買わねばならない」と信じている。正しい身体を創るための旅路はしばしば、ダイエット本を買うことから始まる。今日、ベストセラーには『Tファクター・ダイエット――安全に、素早く、カロリーを減らすことなく、カロリー計算さえなしに減量する法』（ニューヨークタイムズ紙の調べでナンバーワンのベストセラー、二〇〇万冊)、『最後の一〇ポンド』、『愚行をやめよう』、『食べて痩せて減量する』、『女性の脂肪細胞の裏をかく』などがある。「スリム教」信者たちにとって、ダイエット本は聖書である。どの本も、健康と幸福への真の道はこれだと吹聴し、それぞれのやり方の正しい行動という狭い世界だけを映し出す鏡を掲げている。ダイエット実行者へのお説教で始める本もあれば、食物の調理、組み合わせ、計量、食べ方、体重の計り方についての毎日の一定の儀式を指示する本もある。ダイエットする人は、レシピに注意深く従わなければならず、決してダイエットをやめるという「罪」を犯してはならないと忠告される。

ダイエット本が役に立たない場合、もっと正式なダイエット講座に頼って心の安らぎを覚える人も多い。マーケット・データ・エンタープライズ社のジョン・ラローザによれば、「一九九一年に、七九〇万人が商業的減量講座に加入し、ダイエット講座は二〇億ドル［約二二〇〇億円］を売り上げた」[32]。現在［アメリカには］一万七〇〇〇種類以上のダイエット法、ダイエット商品、ダイエット講座があり、望みのものを選ぶことができる[33]。典型的には、これらは女性マーケットを狙っている。どれもが素早い減量と、とてもおいしい低カロリー食を請け合っている。最も人気の三大減量講座は、ジェニー・クレイグ社、ダイエット・センター社、ニュートリ－システム社のものである。ジェニー・クレイグは成功している減量ビジネスの草分けで、四〇〇以上のセンターを持っている。社長のジェニー・クレイグの年収は四億ドル［約四四〇億円］以上である。クレイグは子どものころの思い出が動機となって自分と他の人のための減量法を考え始めた。彼女はずんぐりと太っていたころを思い出しながら「私はよく鏡を見ては泣いていました」と言う。「ただただ泣いて、［鏡の自分に向かって］『あなた自分に何をしたって言うの！』って嘆くだけでした」[35]。

主な販売手法は受講した人の証言と使用前・使用後の写真である。ニュートリシステムの案内パンフレットは「顧客のテリーさんは四二キロも痩せました」とうたう。肥満で両手を握り合わせるのも大儀そうな「使用前」写真があり、その隣には四二キロ痩せたテリーの写真が載っている。両手を腰にあてて立ち（彼女には今やウエストのくびれがある）、背が高く見える。レオタードを着てスニーカーを履いている。同じパンフレットに、五〇キロ痩せたチェリルがほほ笑んでいる。体重を減らして、今やサイクリングに行ったり、ハンサムな男性とデートにさえ出かけるようになった幸せな顔写真がさらにたくさん並んでいる。「より幸せでより健康な人生」が約束されている[36]。

典型的な減量講座は約五〇〇ドルから九〇〇ドル［約五万五〇〇〇円から一〇万円］かかるが[36]、最もよく知られた減量講座であるウエイトウオッチャー社の講座費用はそれよりはるかに安い。他の講座もまねているのだが、ウエイトウオッチャー社はあまり厳しくない方法を用い、主として体重測定、栄養指導クラス、ダイエット時のさまざまな危機への対応方法の教育、集団による励まし活動を行っている[37]。入学金は一四ドルから一七ドル［約一五〇〇円から一九〇〇円］で、さらに週一度のミーティングに一〇ドルから一三ドル［約一一〇〇円から一四〇〇円］かかる[38]。一週間あたりの減量目安は約〇・五キロから一キロとされている[39]。一九六三年の設立以来、ウエイトウオッチャー社は二五〇〇万人の会員を集めた[40]。一九八八年に二四の国で一国あたり平均一〇〇万人がウエイトウオッチャー社のクラスに通い[41]、平均五〇〇万ドル［約五億五〇〇〇万円］の料金を払った[42]。この年、オーナーのハインツ社は七億八〇〇〇万ドル［約八五八億円］のウエイトウオッチャー・ブランドの食品を販売した。大まかに言って、ウエイトウオッチャー社の全世界合計の年間売上高八九〇億ドル［約九兆七九〇〇億円］の六〇%が低カロリー食品の売り上げであり、残りが減量講座のフランチャイズ料と出版の売り上げである。[43]

もっと医学的、栄養的な個人指導を行う総合的ダイエットセンターもまた人気がある。ファーガソン・ダイエット・センター社は一九八八年にアメリカとカナダに二三〇〇ヵ所の拠点を持ち、八九〇〇万ドル［約九七億九〇〇〇万円］を売り上げた。[44] 最も高度に個人指導する減量講座にはオプティファースト［「最適にすばやくやせる」という意味いう意味］、メディファースト［「医学的にすばやくやせる」という意味］、ヘルスマネージメント・リソーシーズ［「健康管理救済法」という意味］といった超・低カロリーダイエットコースがある。それらは普通、病院が経営し、外来で行われ、標準的なメニューで二〇〇〇ドルから五〇〇〇ドル［約二二万円から五五万円］かかる。[45]「年間三〇〇人を受け入れれば、典型的な病院なら、一年間に八〇万ドル［約八八〇〇万円］以上の増収が可能だろう」。[46] 病院ベースの減量講座のマーケットは一九八九年には五四億九〇〇〇万ドル［約六〇三九億円］と見積もられている。[47] そのような講座の一つであるユナイテッド・ウエイト・コントロールは、一七週間の液体ダイエットコースで二五〇〇ドル［約二七万五〇〇〇円］、二六週間の体重維持コースで三五〇ドル［約三万八五〇〇円］かかる。ユナイテッド・ウエイト・コントロール社は一九八六年の設立以来四〇〇〇人を治療してきた。[48] 超低カロリーダイエットコースは普通、食事の完全な代替品とされている粉末剤ドリンクを用いる。これまでこのドリンク剤が原因とされる死者が多数出ており、[49] 一般的にこの療法には、ある程度の医学的な危険を伴うことが認められている。

## 痩せる保証

この種のプログラムの多くは、素早い減量だけでなく、その効果が永続的に続くことも約束している。たとえば、ジェニー・クレイグ減量センターのパンフレットにはこう書いてある。

私たちはお客様の声に耳を傾け、お客様と一緒に努力します。私たちはお客様のお世話をし、お客様の目標達成の成功に心を砕きます。……この点がジェニー・クレイグ・プログラムのユニークな点なのです。その効果はとても長く続きます。体重を素早く簡単に減らすだけではありません。お客様に減量した体重を保つ方法もお教えします。

ダイエット・ワークショップ社はそのクイック・ロス・クリニック・コース［素早く減らすコース］のどれかに入れば、もっと早くスマートになれると約束している。六週間しっかり励むと、参加者は最高九キロ痩せるというご褒美を手にすることができる。

しかし、減量産業が主張する減量効果を裏づけるデータは、実質的には何もない。実際のところでは、「商業的減量コースを終えた人々の多くは、減量した体重の三分の一を一年以内に、三分の二かそれ以上を三年以内に、そして全部ではないとしても、大部分を三年から五年以内に回復する」ことが最近指摘されている。[50] 医学研究者たちは次のような説明を提出している。「体重は、視床下部にある生物学的な目標値維持システムによってコントロールされており、そのシステムは、エネルギーバランスと食物消費を一定レベルに維持することにより、特定の体重を『防御』している……伝統的なダイエット法がしばしば減量に失敗するのは、食物摂取が少ないと『飢餓対応』のスイッチが入り、基礎代謝率と体全体の活動水準が抑制されるためである」。この研究結果は、減量するためには、（1）基礎代謝率を上げる（たとえばエアロビクスをする）ことと、（2）食物摂取全体を制限するよりもむしろ食事の構成を変えることが必要であることを示している。[51]

私がインタビューした女性たちの幾人かも、この考え方を裏づけている。

私は十七歳のとき、本当に体重が重かったんです。実際にウエイトウオッチャーの講座に入りました。私はそこで三キロ半減量しましたが、そのやり方、たとえば食べるものを計量することなど、いろいろするやり方が気に入らなくなりました。私はそれをやめ、新しい仕事に就き、進学の準備をしました。私は最終的にさらに減量しました。それから六〜八ヵ月前にまた減量グループに加入しました。週に一度体重を計ってもらうのは励みになると思ってのことです。そして実際、比較的早く、意識して四キロ半減量しました。でも最近、また太りました。

別の女性は次のように話した。「高校でスカーズデール・ダイエット［会社名］を試しました。それはある程度うまくいったんですが、体重を減らしたというよりも、エネルギーがなくなったと感じました。

それで今は、それ以上は絶対に減らせない体重の限界があるんだろうと思っています。たぶん、私は今より三キロか五キロは減量できるでしょうが、そのためには食事の仕方をすっかり変え、食事の分量を減らし、お酒もやめなければならないでしょう。そうすれば体重は減るでしょうが、そういったダイエット法はどれも、もうするつもりはありません。」

こういうダイエット法の多くは、参加者を食物に執着させ、彼らに食べることへの強迫観念を抱かせる。バーモンド州にあるウエイトウィザード〔「体重の魔女」という意味〕という名のある会社は「食物メーター」というものを製造している。朝食、昼食、夕食、それに間食でどのくらいのカロリーが摂取されたかをグラフで示すのである。さらに「減量効果色分け表示キット」というものまである。私がインタビューした女性の多くが、この食物への強迫観念について語った。

私の妹がダイエットを始め、私にもつきあって欲しいと言いました。それで私は、いいわ、だけど一週間だけよ、と答えました。私は本当は減量したくありませんでした。妹が精神的な支援を求めていたので、私もダイエットをすると言っただけなんです。一週間後、私は妹に一人でやりなさいと言いました。私はそれまで、そんなに少ししか食べなかったことはありませんでした。とってもお腹がすきました。一体どうやってトーストのかけらだけで生きていけるんでしょう。私はダイエットを始めるまでは、これほど食べ物のことを考えたことなんてありませんでした。私はお腹がすいたときはいつでも食べています。お腹が減っていなければ食べ物のことは考えません。

ジュリアはある減量クリニックコースに加入し、どんどん減量強迫観念に取り憑かれていった。「そのコースは単なる飢餓ダイエットでした。ビタミン剤を与えられ、そこに毎日通って体重を計るんです。一心不乱ぶりは気違いじみていました。すごく極端でした。熱心にやって三ヵ月、次第に減量していきました。大成功！　私は減量できました。でも今は元に戻ってます。一体あれは何だったんでしょう？　全部のエネルギーを減量に注いだけれど、今はすっかり戻ってます。これって、大失敗ってことじゃありません？」

この種のコースの多くはダイエット参加者たちに買うよう奨励する食品を生産している。ジェニー・クレイグの会員はパッケージに入った食事セットを受け取るのだが、それは一日あたり一〇ドル［約一〇〇〇円］かかる（それ以外の食物も多少は食べてもよい）。減量後のリバウンド（体重戻り）の問題に関心を示しているダイエット会社もあり、そういう会社は「体重維持」製品を生産している。体重維持プログラムはしばしば高額で、その長期にわたる効果は証明されていない。証明できるのは、それらがより大きな利益を生み、参加者をより長くそのプログラムに依存させるということである。

## 不安を覚えさせられ病気とされる身体——女性の身体問題の医学化

セラピー業界と医学業界は、女性の摂食と体重の問題を病気として分類する傾向がある。[52] この見方によれば、絶食したり強迫的に食べたりする行動はしばしば嗜癖《しへき》［何かをとくに好きこのむクセ］と呼ばれる。嗜癖モデルでは、問題行動の原因と治療は個人の内部にあると考える。そのように個人内部の問題を強調すると、社会が個人に見せているより大きな鏡について考察できなくなってしまう。[53]

## リカバリー《回復》とセルフヘルプ・マーケット

個人セラピーの考え方が拡がっていることをよく示しているのが、市場にあふれるさまざまなセルフヘルプの本であり、それらはリカバリー産業に何百万ドルもの利益をもたらしている。最近の推定によれば、一五〇〇万人のアメリカ人が五〇万以上のリカバリーグループに加入している。リカバリー法の本はブームになっており、女性による購入が売り上げ全体の七五％から八五％であるとされている。トーマス・ネルソンの『愛に飢えた人』は出版された一九九〇年に二〇万部以上売れた。一九九五年の五月現在で、メロディ・ビーティの『共依存症——いつも他人に振りまわされる人たち』〔邦訳、講談社〕は五〇〇万部売れた。アン・ウィルソン・シェフの『つい頑張りすぎる女性のための本——あるがままの自分と向き合う三六六日』〔邦訳、大和書房〕は発売後六ヵ月間、毎月一万部から二万部売れた。リカバリー本の有力出版社の一つであるハーパー・ヘイゼルデン社は一九五二年に、最初の、自分と向き合うためのマニュアル、『一日二十四時間』を出版し、この本は以来七〇〇万部売れている。[54] 一九九〇年の始めにはヘイゼルデン社は約八〇冊の本を発行しており、[55] その中には一九八〇年代に出版された強迫的摂食の本が少なくとも八冊含まれている。ヘイゼルデン社は九八ヵ国に通信販売しており、そのカタログにはおよそ一五〇〇の製品が載っている。[56]

もう一つのリカバリー本の有力な出版社であるヘルス・コミュニケーションズ社の社長は、一九九〇年の同社の販売が三〇〇万冊を越えると予測した。[57] 一九八九年末現在で、この会社は一年に三〇冊の本を出版し、今や一四五タイトルあると言っている。一九九〇年発行の一冊に『恥と身体イメージについて――文化と強制的摂食者』という本がある。第三位の大手リカバリー本出版社のコンプ・ケア社はおよそ一〇〇〇冊あると言っており、その中には食物に関するものが何冊か含まれている。『痩せる本』という自分と向き合う本の出版は一九七八年までさかのぼる。

病気モデルは自分が悪いという罪の感覚や恥の気持ちを軽減し、人々を解放して変化へと向かわせるかもしれないが、同時にこのモデルには政治的意味も含まれている。フェミニスト理論家のベット・S・トーレン［セントラルフロリダ大学教授］によれば、「抑圧されているという現実が、嗜癖という隠喩に置き換えられている」。このモデルは問題の原因が生物学的領域の中にあるとして、外部の社会的なさまざまな力から目をそらさせている。[59] 貧困、教育や機会の欠如、人種やジェンダーによる不平等などの問題は、検討されないままとなる。もっと重要なことは、健康管理システムによる治療を含めて、嗜癖という病気モデルは、結果的に医療・産業複合体に利益をもたらす。嗜癖は、「家父長制を打ち壊せ！」という政治的な解決ではなく、「治療を受けなさい！」という個人的な解決を示唆しているとトーレンは言う。このモデルは、「個人的なものは政治的なものである」というフェミニストの見方を、「セラピー主義」、つまり「政治的なものは個人的なものである」に置き換える。[60] トーレンの学生の一人が、トーレンに、自分を殴る夫と離婚したあとで読んだ『愛しすぎる女たち』［ロビン・ノーウッド著、邦訳、読売新聞社］を読んで大変勉強になったと語った。トーレンは、「一番読むべき本は愛しすぎる女性についての本ではなくて、殴りすぎる男性についての本ね」と助言した。[61]

肥満は病気であり、過食は嗜癖を意味するという考えは、アメリカ女性たちが自分の身体について感じている不安感を強化している。彼女たちの目の前に掲げられている資本主義と家父長制の鏡が、その強迫観念と不安感を支え、維持している。この章では、いかに食品産業、ダイエット産業、リカバリー産業がこの不安感を「あおって」いるかを見てきた。次の章では、どんなふうにしてフィットネスビジネスと美容整形ビジネスもまた利益を得ているかを見てみよう。

# 第4章 からだビジネスほどすてきな商売はない——フィットネスと美容整形

「タカのような目で鏡の自分を見てください！　いつでも、太ももの筋肉を絞って引き締めて！　次にお腹です。鋼鉄のガードルをつけてるつもりになって。あらゆるところを引き締めて決して緩めない！　お腹の筋肉を引き締めるためには、お腹が背骨にくっつくようにするんです。締めて！　締めてますか？」——アネット、フィットネス・トレーナー

## 正しい身体——エクササイズで身体を削り出す

私が通っているフィットネスクラブで流行っている言葉は「きつく」と「鋼鉄」である。「鋼鉄のお

尻」「鋼鉄のお腹」という具合だ。他には「訓練」「筋力」「力」もある。「マッスル・デフィニション〔筋肉で身体の線をくっきりと目立つようにすること〕」は、男性にも女性にも、トレーナーが身体を彫琢するよう促すときに使う用語である。目標をはっきりさせるために、私のフィットネスクラブは私の入っている「エアロビクスと心身調整」のクラスの名前を「くっきり身体」に変えた。クラブに通ってくる女性の中には身体のいろいろな部分をファッションアクセサリーと考えている人もいる。ある女性は新しいノースリーブを着て自分の体を見せびらかしたいので、三角筋〔肩の後ろの筋肉〕にかかりきりになっているし、別の人はビキニになったとき自分の「鋼鉄のように堅いお腹」をあらわにするために、せっせと腹筋運動に励んでいる。

私たちの文化的な鏡は、一九五〇年代以来大きく変化した。当時は理想的な女性の身体は柔らかなカーブを描くものであった。コスモポリタンやヴォーグの写真ページが過去四十年間にわたるこの変化を映し出している。一九五〇年代の後半には、小さなウエストラインが流行っていた。衣服が身体にぴったり合うように仕立てられ、肩やウエストやヒップを強調していた。女性たちは身体をこのようなラインにするために、ガードルに頼っていた。

一九六〇年代を通じて、ファッションは砂時計型に別れを告げ、より細い棒のような形へと移っていった。ウエストラインは消滅した。ガードルは、細い体つきのためにはなおも重要な補助だったが、より軽く、よりしなやかになっていった。ほっそりしたファッションへの本格的な移行は、一九六〇年代の後半に起こった。ミニスカートが流行し、人々の注目はパンストに包まれた脚に移った。

今日、女性の身体はガードルから解き放たれ、下着で補正されていない形であるべきだと考えられている。女性たちはエクササイズとダイエットによって細く引き締まった身体であることが期待されている。つい最近のファンデーション下着［スタイルを良くするための下着］の広告は、軽いストレッチ素材下着が着やすくて自由な動きができると喧伝している。女性が必要としているのは「ライクラ（Lycra®）［商品名。伸縮性のあるポリエステル繊維。スパンデックスの一種］の軽さとフィット感」であり、下着のラインを作るのは女性の身体であって、他の方法によってではない。

皮肉なことに、引き締まった形のよい身体を強調することは、別の需要を生み出すことになった。このように引き締まった「締めつけから解放された」身体を作るには、大変な時間とエネルギーがかかる。

## スリムな女戦士を売り込む

肉体的なフィットネスへの関心は男女とも一九七〇年代以来ずっと増大し続けている。エクササイズによって健康になるのが今や健康なライフスタイルにとって必須と考えられており[1]、一九八〇年代には、より筋肉質の女性の身体が理想とされるようになった。大きな堅い筋肉が好まれるようになったため、女性の体格に柔らかさを

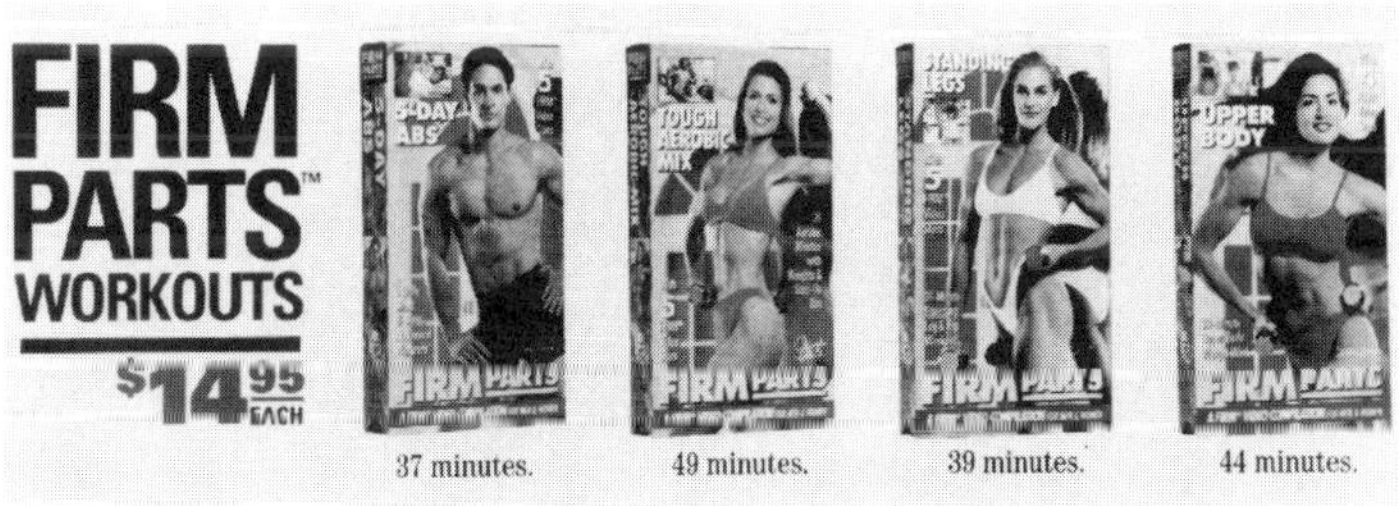


図3　身体のパーツを引き締めるファーム・パーツ™・シリーズのトレーニングビデオ。各14ドル95セント。「5日間でお腹を」37分、「しっかりエアロビクス・ミックス」49分、「脚」39分、「上半身」44分。

与えている皮下脂肪が消滅した。タイム誌は「美の新しい理想」と題して特集を組んだ。[2] その実例はジェーン・フォンダやビクトリア・プリンシパルなどの女優・フィットネスのグルたちである。[3] 先に発言を引用したフィットネス・トレーナーのアネットは、次のようにコメントしている。

女性たちが私のところに来て、身体を変えたいと言うの。……何もかもをもっと小さく、引き締めたいって。皆、男性のボディービルダーのように、無駄を「そぎ落とし」て皮膚のすぐ下に筋肉があって女性らしさそのものの脂肪なんてどこにもないようにしたいの。でも女性が脂肪をそぎ落とすのは難しいわ。それにはたくさんの筋肉繊維と大量のテストステロン［男性ホルモン］が必要だけど、それはほとんどの女性が身体の中にあまり持っていないものなの。

昔の宗教的禁欲には、さまざまな迫害を受け入れることがつきものだった。信者たちは睡眠や食物などに対する肉体的欲求を拒絶したが、それは「原罪のあがない、自己超克、神の恩寵と寵愛のための祈り、およびキリストに倣《なら》うための手段であった」。[4] フィットネスの流行は「より高次の道徳的目的のためではなく、逆説的に、自己否定を通じて快楽を約束する」新しい形の禁欲主義と見ることができる。[5] フィットネス狂信者たちは特定の、苦痛を伴う儀式的行為をしばしば強迫的に追い求める。[6] アネットは、彼女の客たちは毎日のトレーニングを決して休もうとせず、「正しい」［トレーニング］ウェアに特別の注意を払い、クラスでは自分の姿が鏡に一番よく映って見える特定の場所をとりたがると言った。その人たちは特定のエアロビクスのインストラクターを崇拝したり、特定のフィットネスマシンに執着したりして

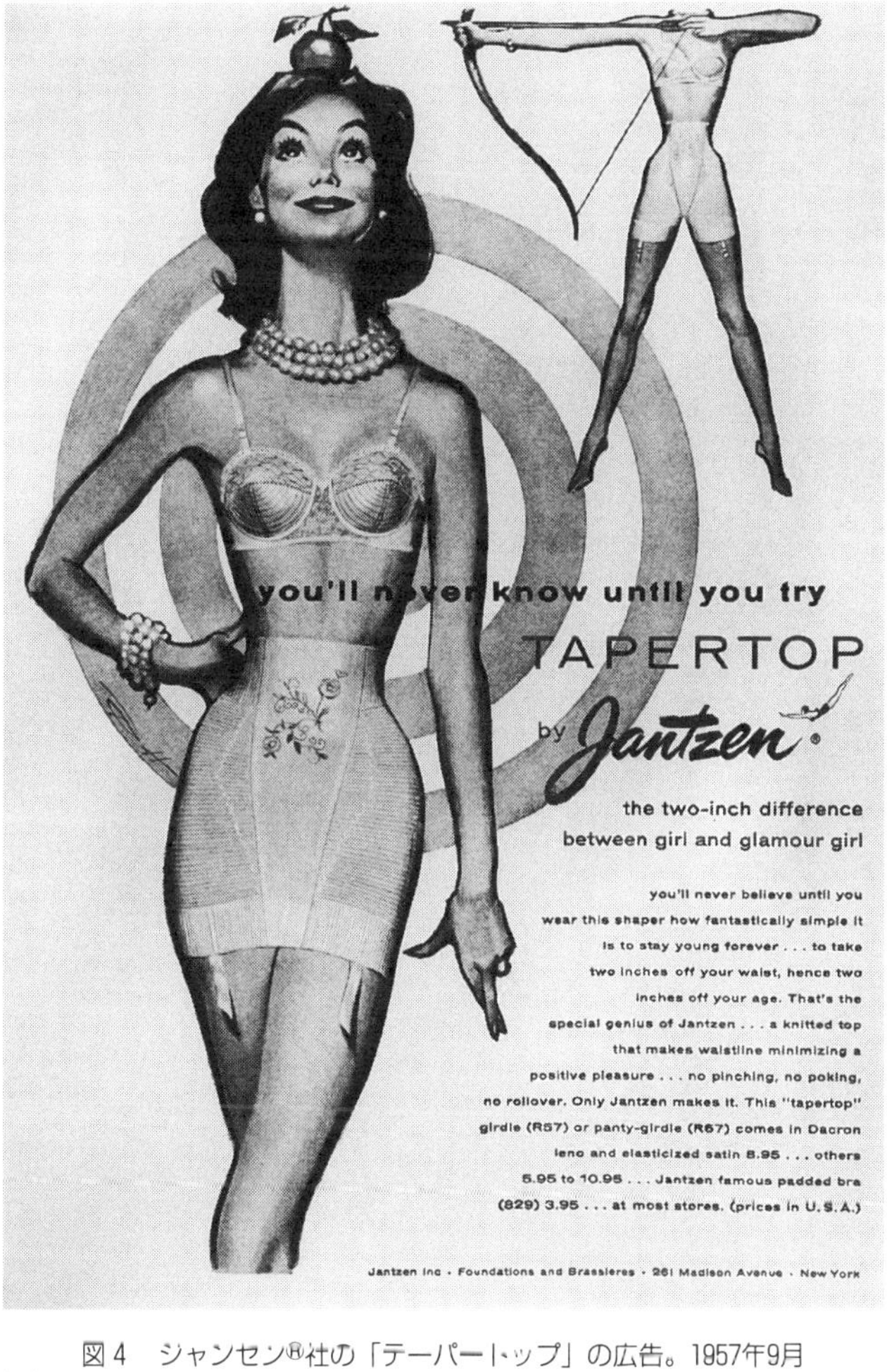
you'll never know until you try
TAPERTOP
by Jantzen
the two-inch difference
between girl and glamour girl
you'll never believe until you wear this shaper how fantastically simple it is to stay young forever . . . to take two inches off your waist, hence two inches off your age. That's the special genius of Jantzen . . . a knitted top that makes waistline minimizing a positive pleasure . . . no pinching, no poking, no rollover. Only Jantzen makes it. This "tapertop" girdle (R57) or panty-girdle (R67) comes in Dacron leno and elasticized satin 8.95 . . . others 5.95 to 10.95 . . . Jantzen famous padded bra (829) 3.95 . . . at most stores. (prices in U.S.A.)
Jantzen Inc · Foundations and Brassieres · 261 Madison Avenue · New York

図4　ジャンセン®社の「テーパートップ」の広告。1957年9月
「ジャンセン社のテーパートップをぜひお試しください。ただの女の子と魅力的な女の子の間には二インチの違いがあるのです［以下省略］。」［ウエストを5センチ縮める下着の広告］

いる。アネットによれば、「インフルエンザにかかったあるメンバーは、文字どおりアパートの階段をはって降りてクラブにやって来て、ステアマスター［段踏みマシンの商品名］をやろうとしたんですよ。……奴隷になってます。皆さんが何かをしているんじゃなくて、フィットネス運動が皆さんに（エクササイズを）させてるんです」。このような儀式的行動は、フィットネス産業に恩恵をもたらすことになった。

フィットネス産業は四二九億ドル［約四兆七一九〇億円］市場となっており、その中にはヘルスクラブ、エクササイズビデオ、家庭用エクササイズ用具、ウェア、補助用具などが含まれる[7]。誰がフィットネスマーケットの購入者なのだろうか？　一九九三年の『ライフスタイル・マーケット・アナリスト』誌によれば、購入者の年齢の中央値は四〇・八歳である。五三％は二十五歳から四十四歳の間で、五四％は既婚、二二・二％は独身男性、二三・七％は独身女性である。年収の中央値は三万八一三九ドル［約四二〇万円］である[8]。

ほんの十二年前、サービス産業統計では「フィットネスクラブ」をスポーツクラブやアスレチッククラブと一緒にまとめて扱っていた[9]。今ではそれは明確に別のカテゴリーに分類されている。同じように製造業統計は「家庭用フィットネス器具」を運動場用器具および体育館用器具から分離した。遊びとしてのエクササイズ、スポーツとしてのエクササイズ、減量法としてのエクササイズ――このように、同じ活動が異なる意味と異なる意図を持つことがある。

一九九三年のアメリカ産業白書は「スポーツ用品産業の中で、エクササイズおよびフィットネス部門は一九八〇年代末以来、最も急速に発展しており、……器具を使用してエクササイズしている人の数は、スポーツ参加者全体の中で第七位を占めている」と指摘している[10]。一九八〇年以来、売り上げは三倍に

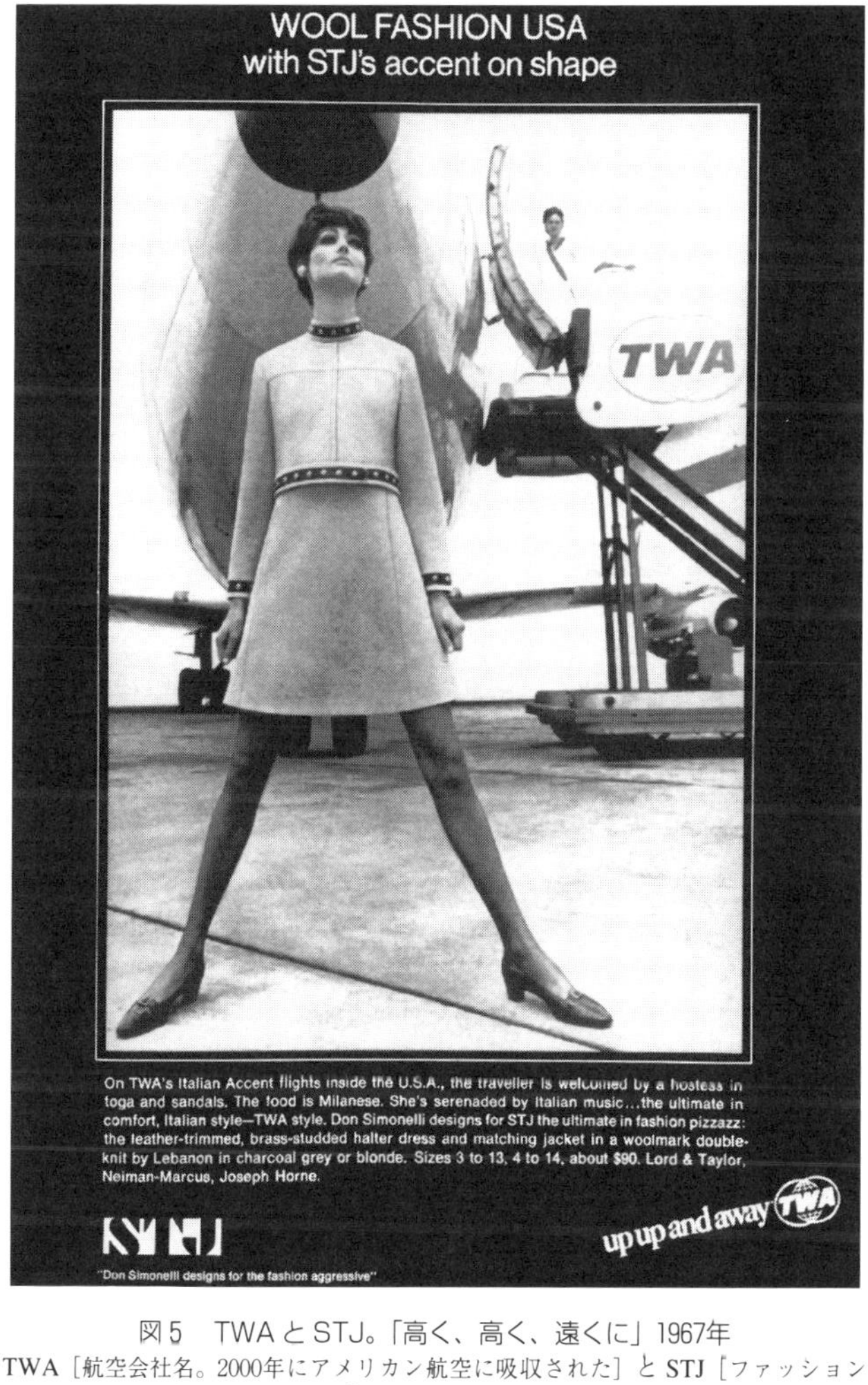


図5　TWAとSTJ。「高く、高く、遠くに」1967年

TWA［航空会社名。2000年にアメリカン航空に吸収された］とSTJ［ファッションブランド名］の合同ポスター。「アメリカのウールファッション、STJがデザインしています。」

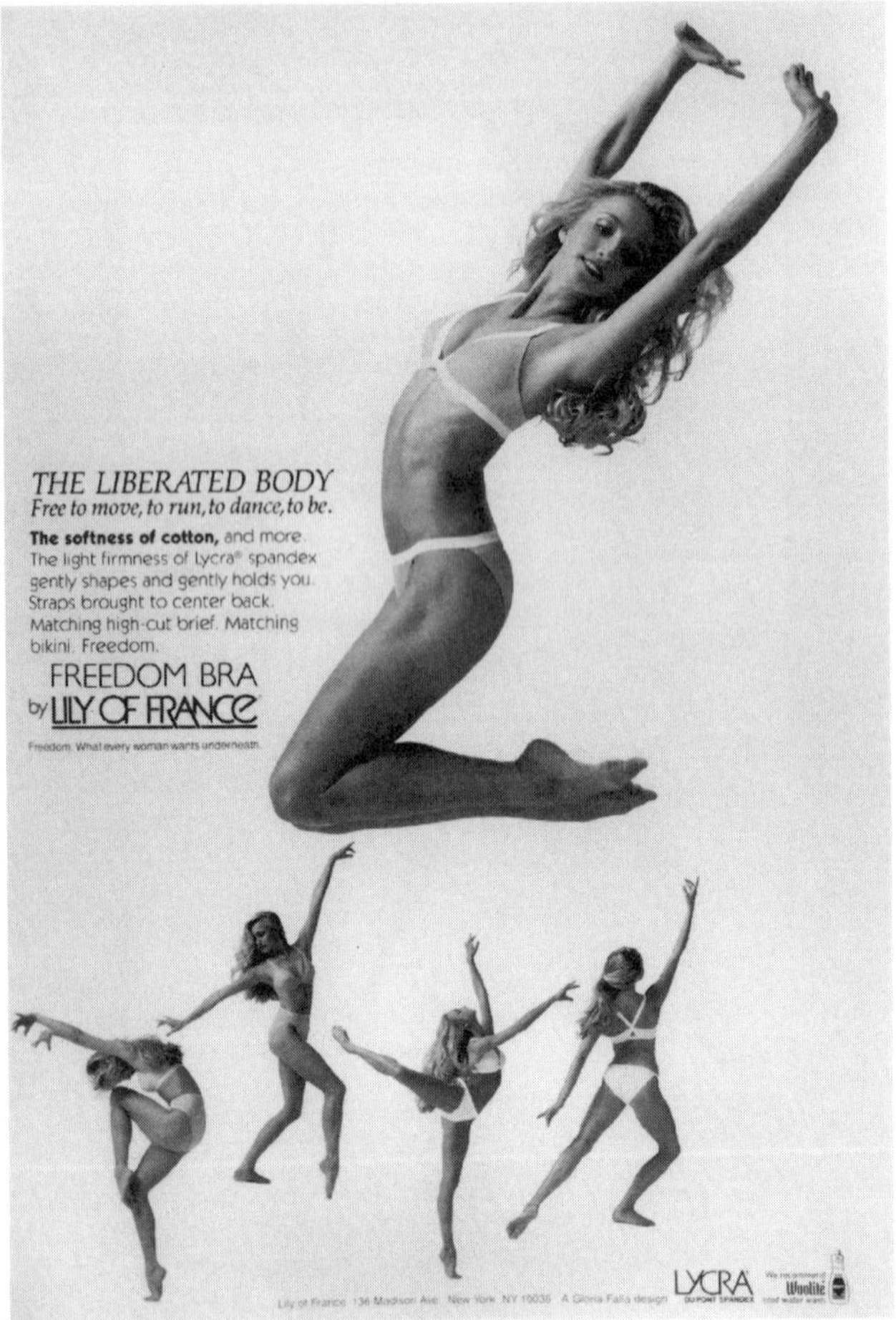
THE LIBERATED BODY
Free to move, to run, to dance, to be.
The softness of cotton, and more. The light firmness of Lycra® spandex gently shapes and gently holds you. Straps brought to center back. Matching high-cut brief. Matching bikini. Freedom.
FREEDOM BRA
by LILY OF FRANCE
Freedom. What every woman wants underneath.
LYCRA
DUPONT SPANDEX
Woolite

図6　リリー・オブ・フランスTM によって解き放たれた身体、1985年3月の広告。［リリー・オブ・フランスはブランド名、「フランスの百合」という意味］

なっており、アメリカ人は一九九〇年には一七億九〇〇〇万ドル［約一九六九億円］の家庭用フィットネス器具を購入している[11]。ノルディック・トラック社［スポーツ用品メーカー］は一九九二年に二億六七〇〇万ドル［約二九四億円］を売り上げ、八三〇〇万ドル［約九一億三〇〇〇万円］の利益を得てトップを走っている[12]。売り上げは一九八六年と比べて五〇〇〇％以上伸びている[13]。

ヘルスクラブに入るアメリカ人も増えている。ある専門家は今日、三〇〇〇万人がヘルスクラブに加入しているが、五年前、その数は二〇〇〇万人だったと推計している。この数字には企業内や居住施設に併設されているフィットネス施設でエクササイズしている人や、非営利のクラブの会員を含んでいない[14]。

エクササイズビデオは一九九三年にジェーン・フォンダがこのジャンルの先駆者としてヒットを飛ばして以来、有望なマーケットであり続けている（彼女は一九九三年以来、八五〇万本のビデオを売り上げた）[15]。消費者は一九九二年には二億六五〇〇万ドル［約二九二億円］、一九九三年には二億八五〇〇万ドル［約三一四億円］、一九九四年には二億九〇〇〇万ドル［約三一九億円］をこの種のエクササイズ・ビデオに支払った[16]。マーケットの拡大を狙い、多くのビデオ会社は「約三〇分で完了できるモジュールセクション」からできている「ミニ」エクササイズ・ビデオを提供している。というのは、「消費者のスケジュールはたいてい、そのお尻よりは締っているからだ」[17]。このマーケットはどんどん細分化し、エアロビクスとは別に、今では締まった、めりはりのある身体を作ることを強調するようになってきている。

ヘルス産業とフィットネス産業は、ビジネス専門書の中では十分に確立したマーケットとして扱われている。それらは他の産業と同じ「ゲーム」に参画している。同じマーケット分析と消費者分析のツールを用い、より大きなマーケットシェアを求めて製品を提供する。ノルディック・トラック社のエグゼクティブ・エクササイズチェア〔エクササイズマシンの名前〕やジェーン・フォンダの最新の「お気に入りビデオ」のような、マーケットで大歓迎された新製品は大きな利益を上げ、この産業を躍進させている。

あるビデオテープの業界紙によれば、「このマーケットに足場を確保しておくには無料のマーケティング——つまり雑誌の批評記事——から何百万ドルものキャンペーンにまで対応できる、幅広い創造的な販売戦略が必要である」。あるマーケティング会社の役員は、「われわれが広告に多額の資金を投入しているのは事実です……「ダンシング・グラニーズ」〔商品名。「ダンスおばあちゃんのフィットネス」という意味〕ビデオの直販広告に二、三〇〇万ドル〔約二、三億円〕使いました。これがわれわれのプログラムが大成功をおさめている主な理由の一つなんです」[18]。

ノルディック・トラック社は「当社は、潜在的なマーケットの二分の一、つまり、試すことなしに電話で六〇〇ドル〔約六万六〇〇〇円〕のエクササイズマシンを買うのをためらっていた人たちをこれまで失っていた」と考え、各地の大型ショッピングセンターの中に小型店舗チェーンを開設した。これらの店には在庫は置かず、デモ用マシンしかない。これらの店は大変利益が多く、一平方フィート〔約〇・〇九平米〕あたり月額一四〇〇ドル〔約一五万四〇〇〇円〕以上の売り上げがある[19]。

エクササイズ器具の販売員やフィットネスクラブのマネージャー、フィットネスビデオのインストラクターたちは客個人の健康と体調への関心を口にする一方で、営業文書ではこの事業を明らかに営利ビジネスとして扱っている。アネットが自分の働いているクラブについて言っているように、「問題なのはフィットネスクラブのオーナーたち自身もフィットネス信者であることなの。自分自身、メンバーとしてコースをいくつも申し込んでいる。自分がこの気違いじみた行動に参加しているんだから、他のメンバーに必ずしも節度を守らせようとはしないのね。それからお金の問題。ここのメンバーになって、エアロビクスのコースを四つとってその費用を払ってくれれば、ぼろもうけだわ。その人がクラス後、這いながらクラブを出なくちゃならないほど疲れてもね。でも……人が望まないものを押しつけることはできないのよ。」

　さらに、人々がフィットネスに求めるものが変化しつつある兆《きざ》しが見える。アメリカ人口の大きな割合を占めるベビーブーマー［一九四六年から一九六四年の間のベビーブームの時期に生まれた人々］たちは、現実に高齢化し、肥満化しつつある[20]。アメリカン・デモグラフィックス［マーケティングの月刊雑誌］の記事には次のように指摘してあった。「一九八三年には、成人の五八％が身長と体格に対して推奨される体重を上回っていた。プリベンジョン誌が公表した一九九二年の予防指標によれば、その数値は六三％に達している……。加齢は不可避的に体型を変え、歳をとりつつあるベビーブーマーたちのウエストラインは膨張し続けている。彼らはなおも若さに強い執着を持っているので、その心配は体重と共に増加している。広告主たちは、丸まる太った顧客たちにほっそりしたモデルのイメージを提示することによって、彼らをますます不安にさせている。一九九〇年代に、もしもベビーブーマーたちに膨張した体をしぼませる方法を示せれば、産業界は大いに儲けることができるだろう[21]」。

　私たちの現実の体型とあこがれのイメージの間には、大きなギャップがある。それでも、私たちはイメージを追い求め続けている。そして企業は、それが利益を生むかぎり、喜んでその手助けをしようとする。アメリカン・デモグラフィックスのある記事は、ベビーブーマーも肉体的に歳をとりつつあるという現実を生きているのであるから、ベビーブーマー世代という巨大マーケットがどれほど長くこのゲームを支えていられるかには時間的な限界があると指摘している。次に、フィットネス産業のゲーム参加者たちが、どのように対応しているかを見てみよう。

## 正しい身体――手術で身体を作る

アメリカ医学界を根本から変えるような変化が起こりつつある。法人化された病院チェーンと医師グループが増え、「医療・産業複合体」と呼ばれる経営体が生まれている[22]。医療マーケットでシェアを伸ばしていると主張する営利病院チェーンが増えていることを指摘している研究者もいる[23]。いろいろな点で医療機関は資本主義的なサービス生産システムとなり、「健康追及と利益追求の矛盾」を免れない[24]。医療産業は、使用頻度の低い設備施設の維持費用を必要とし、それを獲得するよくある解決は、女性の身体への不安感を狙ったビジネスを打ち出すことである。あるアナリストは次のように言っている。

美麗な広告の載っている雑誌を手にとって見ると、三十代の、ダンス用タイツを着た、もの想いに沈む女性のフルカラーの写真が出ている。彼女の全身の容貌――下がったお尻、締まりのなくなった太もも、垂れ下がった乳房、老けた顔――は明らかに、自分の身体を注意深く見てみましょう、そして何か対応策をとりましょう、というコピーの説得力を増している。その広告主は、巨大な病院経営企業の一つ、ヒューマナ社である。この会社は、使用率の低い手術室を使って、かよわい人間の脆弱さと不安感につけ込むことにより——広告はいつも人につけ込むものだが——もっと収入を得ようとしているように見える。しかし、ここで売りに出されているものは、化粧品でもうがい薬でもなく、たとえ必要だとしても、軽々しく受けるべきではない、健康な組織を傷つける手術なのである。しかし、企業の営業事務部は各「手術《オペレーション》」(ここでは医学的な意味で使っている)担当部に対して、割り当てられた利益を稼ぐよう要求している。医師は切らなければならず、病院のベッドはふさがっていなければならない。その上、誰が実際、個人が自由に何かをすると決めたことの責任を企業にかぶせられるだろうか? 手術は、実施されるときには、いかなる意味でも自由意志によるだろう[25]。

美容形成手術は年間五〇億ドル［約五五〇〇億円］の産業となっており、女性にとっては、ますます普通に行うことの一部と考えられるようになっている[26]。実際、ある研究によれば、そのような手術を受けることは「道徳的義務」であり、「女性が自分の容貌に対して配慮することの延長であり、したがって女性がその本質的な女らしさを表現することなのである」と見られるようになっている[27]。

リノプラスティ、つまり全国至るところで行われている「鼻形成術」は、最も一般的な美容整形の一つである。ジャック・ジョセフ(一九二〇年代、三〇年代をベルリンで過ごした)は、「異常な外見はパーソナリティを傷つけることもある」ということを最初に示唆した形成外科医である[28]。彼は鼻形成術を開発し、それを進歩させた。今日鼻形成術を受けることは、多くの若い女性にとって、痛みを伴いはしても美のための重要な儀式となっている。

私が形成外科医の診療所にインタビューに入って行ったとき、母親と娘の会話が聞こえてきた。娘は十八歳ぐらいで、母親は診察のために娘を連れてきたのだった。

**母親**　「あなたの母親として、私はあなたを愛しているわ。だからあなたに最高のチャンスを手にして欲しいの。鼻を整形するのはあなたのプラスになると思うわ。ここに連れてはきたけど、あなたは整形手術をするのがいやなのね。」

**娘**　「私は今のままの私を好きになって欲しいのよ！　もし未来の夫を捕まえるために手術しなければいけないのなら、するわ。でも、誰であっても、このままの私を好きになるべきだわ。」

かなり長く待った後、医師が二人を呼び入れた。他に誰もいない待合室に座りながら、母娘の言い争っている声が聞こえてきた。二人が去った後、私はインタビューするために医師と会った。私は医師に、待合室で二人の会話が聞こえてしまったことを話し、どういうことになったか尋ねた。彼は、プライバシーに関わるような情報には一切触れずに、娘は今回は鼻の手術を受けないことになったと答えた。彼によれば、母親には二つの気持ちが混在していて、娘が「あるがままの私を愛して欲しい」と言ったことを大変誇らしく思っている一方で、やがては娘は「鼻の手術を受けることは自己向上の一つの過程であること、自分の心や性格を改善するように、よりよい容貌にするために何かをすることも同じことととして見ることができるだろう」、とも思っていた。医師は、自分は決して誰に対しても手術を積極的に売り込んだりはしないときっぱりと言ったが、あの娘は結局、手術を受けに戻ってくる可能性が高いと感じているとも言った。

「自己改善」のための手術はますます可能な選択肢となりつつあり、さらに、しだいに選ばなければならないものにさえなっている。しばしばそれは、形成外科産業それ自体があおっている。最近のある調査によれば、このマーケットは拡大し続けているが、その顧客の三分の一近くは年収が二万五〇〇〇ドル［約二七五万円］以下の［低収入の］人たちなのである。[29]

私がインタビューしたもう一人の形成外科医は、いかに医療が成長ビジネスであるかをさらに詳しく話してくれた。それは女性の身体から余分な脂肪を切り取り、しわを取り除くことによって高い利益を上げている。

過去十年間に、美容整形はうなぎ登りに成長してきました。美容整形手術は今や上流階級だけのものではなく、中流階級の人たちも同じように手術を受けています。医療マーケット内部での競争が激しいため、美容整形は中の下の階層の人たちにも手の届くものになりました。今やニューヨークには一般大衆向けの美容整形——つまりベルトコンベア方式の手術——を専門とするクリニックのチェーンがあります。クリニックを経営しているのは医者とは限りません。医師の中には医療水準を落とせという圧力を感じている人もいます。なぜなら、競争が激しく、経済面で追い立てられているからです。たとえば、マサチューセッツ州では医学博士には自分の望むいかなるタイプの形成外科手術も行える免許が与えられています。もしも自分で手術クリニックを開院する資金を出したくなければ、ＭＢＡ［経営学修士号を持っている、会社経営のプロ］と組むだけでいいんです。ＭＢＡはクリニックを買収し、医師に「はい、仕事に取りかかって、吸引法で細胞組織除去術を初めてください。できるだけたくさん」と言うでしょう。そうしてはいけないという法律はありません。ＭＢＡはトレーニングを受けてもいない医学博士を雇い、「部屋に入ってください。どういうふうにす

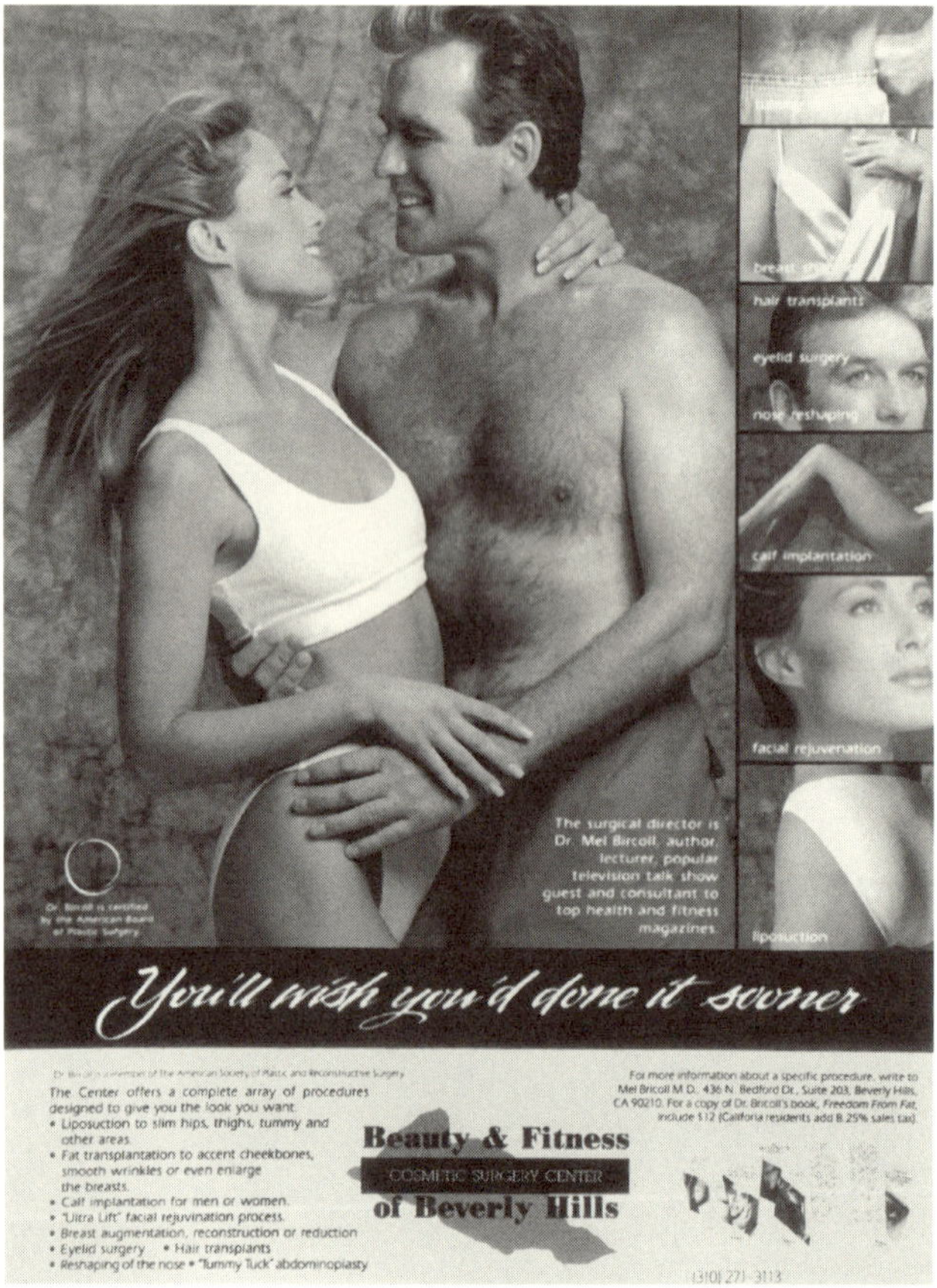


図７　ビバリーヒルズにある美容・フィットネス用化粧品センターの広告、1993年。「もっと早く試しておけばよかった、と後悔するでしょう。」

るかを写したビデオをお見せします。美容整形手術の患者に一〇〇〇ドル［約一一万円］請求し、あなたには一人につき五〇〇ドル［約五万五〇〇〇円］を支払いましょう。ちゃんとした形成外科医の免許を持った医師は患者に二〇〇〇ドル［約二二万円］請求します。ここでは半額で手術を引き受けるんです」。こうやって彼らは、医療の魂を盗みとるんですよ。

アメリカ形成・復元医学会の調査によると、形成外科患者のおおよそ九四％が女性である。女性がスマートになるのを助けるために外科医が最もよく行う治療は、脂肪吸引術《リポサクション》と呼ばれる治療である。脂肪吸引とは脂肪を吸引して身体からはぎ取る治療法で、一九八六年にアメリカで一番人気のある美容手術治療法となった。その年、九万九三三〇例が報告され、一九八四年と比べてほぼ五〇％増加した。料金は五〇〇ドルから四〇〇〇ドル［約五万五〇〇〇円から四四万円］までの幅がある。（この他に、三万二三四〇例のアブドミノプラスティ、いわゆる「お腹を縫い縮める」手術が行われ、その費用は二〇〇〇ドルから六〇〇〇ドル［約二二万円から六六万円］であった）。美容整形手術数全体としては一九八四年から一九八六年にかけて二四％増加した。今日、脂肪吸引は三番目に多い美容手術である。[30] 現在のところ、ボストンの脂肪吸引術協会は診察に対して九五ドル［約一万四五〇円］、協会委員会認可の医師による手術に対して四〇〇〇ドルから七〇〇〇ドル［約四四万円から七七万円］を請求している。

脂肪吸引手術の手順は、次のように説明されている。

一センチほどの切開口から……スチール製の中空のカニューレ［液体排出のための管］を挿入します。カニューレの先端の片側には数個の小さな穴があいていて、それを皮膚のすぐ下で動かします。なめらかなほうの先端部分で大部分の堅い血管や神経を脇へどけます。一方、吸引機が穴から柔らかい脂肪を吸い込みます。熟練した技術によるカニューレ操作により、医師は脂肪を取り去り、身体の線を整えます。[31]

乳房増大手術もまた人気の治療である。これまでで米国だけでも一〇〇万人から二〇〇万人の女性がインプラント［埋め込み］手術を受けている。[32] そのうち乳房切除後の治療としてインプラント手術を受けたのは二〇％だけで、八〇％の乳房形成手術は乳房の大きさを変えたい健康な女性に対してなされた。これは細い身体への強迫観念が別の形で現れたものであろう。超スリムな体形を得ようと励んでいる女性は、しばしば乳房の脂肪が消滅しているのに気づく。女性の「正しい」身体は、最近ますます、平たい腹、細い腿《もも》、男の子のように小さいヒップ、それでいて大きい乳房という、現実にはありえない理想の混合になっている。シリコン埋め込みによる豊胸術はかつては一年間に四億五〇〇〇万ドル［約四九五億円］の売り上げをもたらし、金もうけに熱心な医師たちが一見永続的に利益をあげるかに見えたマーケットに群がった。全国女性健康ネットワーク［女性の健康を守るために一九七五年に設立されたNGO］の医療アドバイザー、アドリアーヌ・フーベルマン博士は次のように書いている。「一九八〇年代の初め、アメリカ形成・復元外科学会は、小さな乳房は病気と考えられると示唆して、また一段と品格を下げた。彼らは小さな乳房に『マイクロマスティア』［「極小の実」という意味］という病名までつけた」[33]。しかし、この「病気」の治療には治療とは逆の影響があることを示す証拠が次々に明らかになった。自分たちの医学上の問題はシリコン埋め込みによって引き起こされたと主張する女性たちが集団訴訟を起こし、一九九四年にダウ・コーニング社、ブリストル－マイヤーズ・スクイブ社、ボクサー・ヘルスケア社が三七億ドル［約四〇七〇億円］の賠償金を支払うことで決着した。今日までに、約一万六〇〇〇人の女性が連邦裁判所と州裁判所に手術による被害を訴える訴訟を起こした。当事者の会社は、訴訟の取り下げ交渉に二年間かかったが、和解に応じたと言っている。会社は女性たちが免疫に関係するさまざまな問題を訴えていたにもかかわらず、埋め込みは安全であると主張した。[34]

しかし、比較的最近では脂肪吸引と埋め込み術は簡単に短時間で行うことができるようになり、また儲けが大きい。私がインタビューしたある外科医は次のように言った。

過去二十年間、形成手術の技術が進歩したために、数時間のうちに身体のどの部分でも変え、文字どおり、美しい顔や身体を買うことができるようになりました。たとえば、脂肪吸引術を使えば、人間が今までなしえなかったことが達成できます。身体のどこを減らすか、自由に選べるんですよ。ヘルスクラブに通って一年間運動し、それでも満足できないでいるのと違って、お好みの部分を指さしてこう言うだけでいいんです。「先生、ここの部分をとってください」。私たちは今までこんな贅沢な選択肢を持ったことなんてありませんでした。ただ、自分の望むタイプの身体をおおよそは指示できるんですが、生まれながらに備わっている一定の体形というものがあって、どんな形でも作り出せるわけではないんですがね。

外科医の中には「脂肪移植術」を行っている人もいる。身体の一部分、たとえば太ももから脂肪を吸引し、それを身体の他の部分、たとえば、しわを消すために頬や唇のあたりに注入するのである。[35]

体重を減らすために、さらに猛烈な方法がある。病的に肥満していると考えられる人（理想体重の一六〇～二五〇パーセントの人）で、他の方法では減量する見込みがない人は、「胃の縫い合わせ術」を受けるという方法がある。この治療では、「ステンレスの留め金で、胃を取り巻くように四重に縫い縮めてサイズを小さくする。胃の上部に開口部を作り、そこに小腸の一部を接合する」[36]〔最も最近の方法はこのやり方とは多少異なる〕。一九八三年には、胃の縫い合わせ手術の費用は三〇〇〇ドルから一万ドル〔約三三万円から一一〇万円〕であった[37]。今日では、ボストン・ブライハム・アンド・ウィメンズ病院は手術に三五〇〇ドル〔約四〇万円〕、ニューイングランド・ディーコネス病院は外科医の手術料だけで三八〇〇ドル〔約四二万円〕を請求する。

私は、最後の手段として胃の縫い合わせ手術を受けた女性にインタビューした。彼女は何を試してもうまくいかなかったので、その手術が自分の人生を変えるだろうと信じていた。

## ジャネットの話

ジャネットが看護学校に通い始めたとき、体重は八四キロほどだった。「私は誰よりも体重が多いことに気づきました。でも、看護学校のすてきなところは、皆、私と同じような人たちだったのです。みんな、看護婦になりたがっていました。みんな、他の人たちの世話をしたがっていたのです。そういう価値観は集団として重要なものでした。みんな、他人に敬意を持って接していました。それで私は、看護学校では何の問題もありませんでした。看護学校時代は私の全人生で本当にただ一度だけ、集団の中にいて気持ちがよかったときでした。看護学校時代が一番でした。」

ジャネットの体重はずっと変わらないままだった。看護学校卒業と同時に彼女は職を求めてニューヨークに行った。そこで彼女はハリーと出会った。「彼はユダヤ人で私はカトリックでした。彼は背が高く体が大きく、とても面白くて快活な人でした。彼は私が体重が重いことを気にしていないみたいでした。このとき私はまだ八四キロぐらいでした。とにかく、私たちは仲よくなって、あつあつの関係になりました。私は人生で初めて、完全に恋のとりこになりました。」

二人でしばらく同棲した後、ジャネットはニューヨークを出なければならなくなった。彼女は自分が育った田舎に帰りたかった。ハリーは乗り気ではなかったが、結婚して、それからそこに引っ越すことに決めた。ハリーの両親に会うときが来た。

「最初にハリーの家族を訪問したとき、彼は死ぬほど心配してました。彼は『母は君のことを嫌うと思う。それを承知しておいて欲しい』と言いました。私は『お母さんは私を嫌ったりしないわ。誰も私を嫌わないの。心配しないで。彼女をうまく味方にするから』と言いました。彼は『いや、きっと嫌う』と言い、実際、彼女は私を嫌いました。私が玄関に着いたとき、彼女は恐ろしいものを見たような顔をしました。私はドレスを新調し、ストッキングとパンプスを履いていました。彼女は彼に言いました『あなたが私に会わせようと連れてきたのはこの人なの？　この人と結婚しようとしているの？』。彼女は今にも気絶せんばかりに家の中に入ったので、私は本当に気が動転しました。私たちは中に入りました。彼の父親は私にとても良くしてくれましたが、明らかにがっかりしているようでした。彼はこういったことのどれ一つに対しても抗議する気配はまるでありませんでした。その夜ずっとそこで過ごしたあとで、彼の母親が言いました。『もしもあなたが絶対この人と結婚したいと言うのなら、結婚費用は出してあげます』。私は立ち上がって言いました。『いいえ、結構です。これは私の結婚式です。私はあなた方の親族に来て欲しくありません。なぜなら皆さん、私のことを気に入らないでしょうから。実際、あなたは私を嫌っています。』」

「私たちは結婚しました。ハリーの母親は黒い服を着ていました。ベールも被っていました〔ベールは喪に服するときに被る〕。私が赤いドレスを着て現れると、彼女は式の間中泣いてたんです。その泣き声をぜひお聞かせしたかったわ。」

彼らがニューヨークを出た後、事態は悪化していった。ハリーは大酒飲みになり、ジャネットを口汚くののしるようになった。ジャネットが妊娠に気づいたとき、二人は離婚寸前まで来ていた。彼女は、赤ちゃんが二人の間を「つくろって」くれるだろうと思っていた。息子が生まれた後、ジャネットはさらに太った。体重は一二〇キロにも達していた。

「私の体重はどんどん増え続け、一四〇キロもすぐそこでした。そのころは、誰もが胃の縫い縮め手術を受けていました。その手術をしていたのは私が働いていた病院の透析担当医でした。私は彼を崇拝していました。ある日彼のオフィスに行き、言いました『自分ではどうにもならないんです。ただ、食べ続けてるんです。食べる以外、何もできなくなってます。こんなことはこれ以上いやなんです』。私の血圧もとても高くなっていました。それで自分の命を救うために、本当に手術が必要でした。また、私はなおも結婚生活をなんとか維持しようと努力していました。」

ジャネットの夫は彼女に、「もしもおまえが減量したら、何もかもうまくいくだろう」と請け合っていた。「私は彼に、手術を受けると言いました。彼は感動して、言いました、『そいつはすごい。すてきだ。手術を受けたら何もかもうまくいくだろうさ』。私は自分が他の人たちから受け入れられるようになると思いました。そのころまでに私には、世間の人たちは太った人のことが好きではないということがはっきりわかっていました。私たち家族がバスに乗ると、乗客は私たちから遠ざかりました。鉄道でもそうでした。私は入院して手術を受けました。」

ジャネットは九ヵ月で四五キロ痩せた。私は彼女にどんな気持ちがしたか聞いた。「一〇〇万ドルスターになったみたいだったわ。どこに行っても、みんな『うわー、とても信じられない、すごく恰好いいよ』というふうに言いました。最高の気分でした。実際、夫との関係に関するかぎり、私の悩みは改善されました。なぜなら、『シェープアップしろ、さもなければ出てくぞ』って言ってたんですから。私はそのときほど自暴自棄な気持ちになったことはありませんでした。絶望してあの手術を受ける気になったんです。私はこのままでは誰も私を愛してくれないだろうと感じていました。」

「そして七七キロになり、まだ重いけど、そんなに体重があるようには見えませんでした。六五キロぐらいに見え、もう正常でした。今度は義理の母も私を買い物に連れて行ってくれました。おばも買い物に連れて行ってくれました。皆が私のことを本当にすてきだと思ってました。かわいい赤ちゃんもいました。私はするべき夫の世話をしていました。なぜならそれが女性がすることだからです。私は学校に行き始めました。いろんなことをして、みんなうまくこなしました。」

私はジャネットに、術後にどんな影響があったかを尋ねた。

「とても痛かったですけど、痛みはなくなりました。でも食べ物が本当に問題になりました。食べられないんです。よく吐いてしまいます。パン抜きのハンバーガー半分が食べられません。もしそれ以上食べると、痛くて痛くて痛くて痛くて。そして吐いてしまうんです。もう一つはダンピング症候群〔胃切除後、摂取した食物が小腸内に急速に落ちるために起こる症候群〕というのになりました。ほんの少し食べただけで胃のセンサーが『おやまぁ、この胃は完全に膨張してしまった。感謝祭のご馳走を二人前食べたみたいだ。すい臓からインシュリンを出す必要がある』って感じるんです。それで私のすい臓がほとんど何も食物がない小腸にインシュリンをどっさり出して、インシュリン反応〔低血糖を招く〕みたいになるんです。顔が青くなり、身体が震え、汗が出て、ひどいけいれんが起こり、食べたものがあっというまに身体を通り抜けます。何時間も下痢が続きます。外科手術による過食と嘔吐のようなもので、とてもいやでした。」

彼女の食事パターンも変わった。

「好きなものが何も食べられなくなりました。皮肉なことに、〔身体にいい〕リンゴが食べられなくなり、食物繊維を含んだものも食べられなくなりました。たんぱく質もだめです。マッシュポテトも。私が食べられるのはキャンディーとかポテトチップスとか、とにかく太るようなものばかりなんです」[38]。

しかし、時が経つにつれ、手術に対する彼女の心配事は次第に消えていった。彼女は少しずつ胃を拡張させていった。ジャネットは自分の人生が実際には何も変わっていないのに気づいた。「何も変わりませんでした。痩せていたとき、セックスは少しも良くありませんでしたし、回数も少なく、夫も私のことを以前ほど好きになってくれませんでした。彼の母親は私を前より好きになってくれました。私はなおも結婚生活にストレスを感じていて、ひたすら食べました。私は四五キロも体重を戻しました。私は失望しました。なぜなら胃の縫い縮め手術の副作用が出てきたからです。あんなにたくさん胃を縮めたので、鉄分を摂取できなくなり、貧血症になりました。そして大きな醜い傷も残りました。」

ジャネットは夫と離婚した。次に恐ろしい医学的な危機が襲った。彼女の縫い縮めた胃が膿瘍《のうよう》になり、もう少しで死ぬところだった。ジャネットは胃をもとに戻す手術を受けなければならなかった。しかし、最後にはハッピーエンドとなった。回復には長くかかったが、回復後ジャネットは自分の身体をあるがままの姿で受け入れる決心をした。体重は安定し、ジャネットを現在の状態のままで愛してくれる男性と再婚して満足のいく結婚生活を送っている。現在、ジャネットは博士号をとり、研究者として成功している。

ジャネットが苦痛に耐えつつ自分自身を受け入れるには、生まれ育った文化規範を拒否することが必要だった。彼女は自分自身で、自分の体形がどのような形であるべきかを決めなければならなかった。女の子たちの日常生活を観察すれば、彼女たちが成長し、身体に関するイメージを発達させ始めると、いかに家族や友人たちが文化的価値や文化的態度［身体イメージに関する既存の］をおうむ返しに繰り返し言い聞かせているかがわかるだろう。あの母娘を診察した整形外科医が私に言ったように、「もしも娘の友人や未来の夫が彼女の生まれながらの素晴らしさに気づかず、そしてもし鼻の手術が期待どおりの効果をもたらすなら、彼女は手術を受けるだろう。しかし、娘が手術を受ける主な理由は外部から来る圧力であって、それは母親の口や、その他のいろいろな影響力からくるんです。」

家族や友人たちや教育環境の中で働いているこれらの「力」のいくつかについて調べれば、どのようにして女性たちが「正しい身体」になるのかが理解できるだろう。

# 第5章　正しい身体になる

「私の両親はいつも私のルックスを褒めていました。とっても嬉しかったわ。私は父がよくこう言っていたのを覚えています『おまえは美人だね。体重が減ったんだね』。父は私のこと以上に他の女性のことを批評しました。ウェイトレスがいると『おっ、美人だ！』ってよく言いました。しょっちゅうかわいい若い女性のことを批評してました。それで私も同じように美人に見えることがとても重要なんだなってわかりました。ドレスアップしたとき、父が批評していた女性たちみたいにかわいく父に見えるといいと思ってました。」――ジェーン、大学二年生

私たちの社会のメンバーであることの資格の一部として、若い女性はいかにして「バディ［セクシーな若い女性］」になるかを学ばねばならない。[1] さらにたいていの場合、女性が鏡の中に見るものこそ、人間としての自分の価値を測る物差しとして彼女が用いるものなのである。[2] 前の章で、メディアに助けられながら、食

品産業、ダイエット産業、フィットネス産業がどのようにしてシステマチックに女性に、自立的であるとは自己改良し、自己コントロールすることであり、超スリムな理想の身体を手に入れる責任があると信じ込ませているかを見てきた。しかし、家族、学校、友人たちもまた一役買っている。彼らは社会の規範を映し出して見せ、しばしばそれを増幅する。このような社会的影響力はしばしば、女性の身体を細く細くと駆り立てる報奨と罰の形をとる。その結果、男性と女性では、自分の身体をどう思うかにきわめて大きな相違が生まれる。

## 自分を見る

私たちは、当然ながら、社会が価値があるとするものを価値があると考えるように教えられている。他人が私たちを見るように、社会的基準に照らして自分を見るように教えられている。自己イメージは社会的相互行為を通じて発達する。著名な社会心理学者ジョージ・ハーバード・ミードによれば、「自己は生理学的有機体としての特質とは異なる特質を持ち、独自に発達する。自己は誕生時には存在すらしていない。社会的な経験と活動を通じて発生するのである」[3]。

さらにミードは、私たちは自分自身を主体としても客体としても経験すると言う。「人は自分自身を自分として経験するが、それは直接的に経験するのではなく、同じ集団の他の個人メンバー特有の観点で、あるいは自分が所属する社会集団全体の大多数に共通する観点で、間接的にのみ経験するのである」[4]。

社会学者のチャールズ・ホートン・クーリーは、これを「鏡に映った自己」と呼んだ[5]。家族や友人などの重要な他者は、私たちを映し出す鏡である。他者が私たちに見出した価値が、私たちが自己を組み立てる材料となる。

パーソナリティや好みや社会的価値とは異なり、身体的な外見は常に他者に見えている。身体的外見は女性の自己の発達にとって、特に思春期と若い成人時代には、決定的に重要な要因である。

体重は外見の重要な一面であり、若い女性の社会的および心理的幸福感に影響を与える。[6] 多くの女性はほんの二、三キロ増えただけで、人生の大問題だと感じる。彼女たちは男性よりもしょっちゅう体重を計り、より頻繁に体重の問題に医学的な助言を求める。身体的な外見は男性にとっても重要だが、男性の社会化においてはこれまで、何かを達成すること（精神）が、自己イメージと自尊心にとって何より大切だと強調されている。

女性の身体に対する関心は友人とのおしゃべり、家族や仲間集団とのやりとり、およびこれらの親密な集団以外から彼女たちが受け取るメッセージから生ずる。そして、着るもの、ヘアスタイル、化粧から、話し方、歩き方、ジェスチャーに至るまでのさまざまな日常的実践によって強化され、身体は女性としてのアイデンティティにとって中心的なものとなる。社会はどの身体が「正しく」、どの身体が「間違っている」かを決め、それに従って女性を待遇する。女性はスリム教に強力に惹きつけられてゆく。[7]

## 良いもの、悪いもの、醜いもの

美しいものを良いものと結びつけ、醜いものを悪いものと結びつけるのは文化である。魅力的な人々は「他の人より幸福で、より成功しており、より賢くて、より面白い人で、人柄がより温かで、より沈着で、より交際上手であるとみなされる」[8]。研究によれば、かわいく見えることがもたらす社会的な効果は、すでに乳児期に始まっている。[9] 学校に入学すると、あまり魅力的でない子どもたちは魅力的な子どもたちよりも多く怒られたり罰を受けたりしやすい。[10] たとえば、ある研究によれば、大人たちは魅力的でない子どもたちがマイナスの特徴を持っていると考えるだけでなく、魅力的な子どもたちがそういう特徴を持っていることを認めたがらない。この研究の参加者に、事前に別の成人グループによってルール違反だと判定された行動を書いた文章が渡された。その文章には、魅力的な子どもか魅力的でない子どもか、どちらかの写真が添えられていた。参加者たちの判定は、研究者の仮説を確証するものだった。

悪さをする魅力的な子どもは、魅力的でない子どもよりも、特に違反が重大である場合、常習的に反社会的な行動を起こすだろうと受け取られることが少ない。このように、大人は魅力的な子どもに対して……魅力的でない子どもよりも、過去において同じようなルール違反をしたことはあまりなかっただろうと考え、将来ルール違反をすることもよりなさそうだと判断している。[11]

同じような態度が、子どもの外見的魅力と学業成績の関係についても明らかに存在する。別のある研究では、小学五年生担当の教師四〇〇人に成績通知表の採点をしてもらった。通知表には魅力的な子どもの写真か魅力的でない子どもの写真のどちらかが添えてあった。教師たちは子どもたちのＩＱと成績が伸びる潜在能力を評価するように求められた。「われわれは通知表の内容が同一であっても、教師による子どもの潜在的な知的能力の評価に子どもの容貌が影響を与えるだろうと予測した。そのとおりであった。教師たちは魅力的な児童のほうが高いＩＱを持っており、将来大学に進学し、両親は教育熱心だろうと考えた」と研究者たちは述べている。[12]

長い間、体型は気質と関係があるとされてきた。サンタクロースは太っていて快活だとか、シェークスピアの描くキャシアス［『ジュリアス・シーザー』の中の登場人物］は痩せていて貪欲などといったステレオタイプ［人物についての固定的なイメージ］をわれわれは持っている。パーソナリティを生理学から推測しようという多種多様な似非《えせ》科学的な試みは二十世紀になっても流行し、体型によるパーソナリティ分類もその一つである。身体とパーソナリティの関係に関して多少でも科学的といえる研究の試みは、一九三〇年代にまでさかのぼる。最もよく知られている例はおそらくＷ・Ｈ・シェルドンの研究だろう。シェルドンは三つの体型カテゴリーを設定した。外胚葉《がいはいよう》型（痩せていて骨張っている）、中胚葉型（筋肉質）、内胚葉型（身体が丸い、あるいはぽっちゃりしている）である。シェルドンは仮説としてこれらはそれぞれ特定のパーソナリティタイプ、つまり知的、活動的、感覚的［タイプ］と結びついていると述べたが、世間にはその関係が仮説ではなく、確定的なものと受け取られた。

この過度に単純化した分類方法を批判するのはやさしい。しかし体型とパーソナリティが相関しているという一般的な仮説は、もっと精密な方法を使って、今なお研究されている。[13]

肥満の持つ、ピューリタンの遺産としての道徳的な意味を強調する研究者もいる。[14] 太りすぎた身体は無節制、貪欲、欲求の満足をコントロールする能力の欠如を示し、他方、痩せていることはこの反対であることを示しており、道徳的に立派であることの現れなのだ（サンタクロースタイプとキャシアスタイプの妥当性についてはさておき）。

こういう態度は、次の三人の大学一年の女子学生の態度によく現れている。

一体どうしたら、自分がどんなふうに見えるか気にしないでいられるんでしょうか。自分をむざむざ、だめにするようなものだと思います。自分や他人にどう見えてるか（だけでなく）、自分の内面で何が起こっているかも気にかけない。健康的じゃないわ。絶対、あんなふうにはなりたくないです。

もしも私が望みどおりの体重だったら、本当に自分で自分の人生をコントロールしているっていう気持ちになると思います。今の私で十分だけど、でももし完璧だったらなぁ、あと今より三キロくらい軽かったらなぁっていう気がします。そうしたら、今よりもっと自分自身に肯定的になれるだろうと思います。もっと自分をコントロールしているって。

私は、スリムだってことは、自分を今よりももっと優れた人間にするんだと思います。私はもっと自信とかそういったものが欲しいんです。

驚くことではないのだが、外見のさまざまな側面のうち、体重に関連する側面は男性よりも女性に多く自己概念に織り込まれ、自己の一部となり、他者が彼女らを判定する際の重要な要因となっている。[15] たとえ小さな子どもでも、太っている人のことをステレオタイプで見てしまう。ある調査研究で、子どもたちのグループに、身体障害のある子どもたちの写真数枚と一枚の肥満の子どもの写真の中から、自分の好きな写真を選ぶように求めた。肥満の子どもの写真が一番選ばれなかった。[16] その確率は女の子の写真について、その傾向が強く出た。容貌の魅力とより高い社会的地位の関係は、男子よりも女子のほうが実際に強いからである。[17] たとえば、大学生のつきあいのパターンに関する研究で、女性が美人であればあるほど、パーソナリティや頭の良さといった他の要因とは関係なく、デートの相手により多く好かれることが示された。[18] 肥満の女性はデートの機会も、デートの相手を満足させることも少ない。[19] 美しさとかわいらしさがなおも強力に女性の社会的成功、結婚の成功、経済的成功に影響を与える社会では、太った女性は下の社会的階層へと滑り落ちる危険がある。同様に、男性は、美しく、スリムな女性と結婚することによって地位を維持し、向上させることができる。[20]

私がインタビューした女性たちはスリムなこと、美人であることと、結婚の間に密接な関係があると信じていた。

デートしたいなら、結婚したいなら、そして何をしたい場合でも、私は男性を喜ばせないといけないと思います。それで、私が男性にどんなふうに見えるかってことが本当に私の（減量の）最終目標なんです。結婚できるか、それともオールドミスになるかっていうことなんです。

古臭くてつまらない考えだと思いますけど、でももし体重が増えたら、決して夫を見つけられないと思います。

## 体重と体型に対する不満——大学生の調査

美人であることに高い価値があり、美人でないことが恐れられているので、私が大学生を対象にして行った調査で女性たちが自分の体重と体型に大きな不満を持っていることが明らかになったのも、驚くことではない[21]。彼女たちは自分の身体に関心を持っているが、それは他の研究でも指摘されている大きな傾向を反映しているのである[22]。私は体重の知覚に関して、はっきりしたジェンダー［社会的に定義される男女の区別］による差異を見出した。

・女性は自分の相対的な体重を過大評価し、標準的な基準とされているメトロポリタン生命保険会社のグラフに示されている医学的に好ましい体重よりも自分は重いと考えていた。他方、男性は自分の体重を女性よりは正確に判断していた。

・私のインタビュー相手の学生たちにどのくらい体重を増やしたいか減らしたいか聞いたとき、大部分の女性（九五％）は体重を減らしたいと答えたが、男性は減らしたいと増やしたいでほぼ半分ずつに分かれた。

・対象者の女性の四分の三以上、他方、男性は三分の一以下が、これまでダイエットをしたことがあった。

・さらに驚くべきことは、「ほとんどいつもダイエットをしている」と答えた男性と女性の比率の違いである。女性の三七％に対して男性は一五％だった。

・私は次のような質問をした。「あなたが鏡を見るとき、あなたの気持ちを一番よく言い表しているのは次のどの言葉ですか？　得意だ、満足だ、なんとも言えない、不安だ、がっかりだ、いやになる」。調査対象者の五〇％の男性が自分の身体イメージに得意か満足だったが、女性は三七％だった。

・多くの女性は自分の身体に不安感を抱いていた（女性は二八％、男性は六％）。約七％の女性は自分の身体にがっかりしたり、それがいやだと感じていたが、男性は四％だった。

## 私の体重はどのくらいであるべきなの？

インタビューによって、すべての女性に適合する理想の身体という唯一の定義はないことと、誰もが同じ強さで理想を追及しているのではないことが明らかになった（なかにはこの理想に対するアンビバレンス〔同時に相反する感情を抱くこと〕を表明する女性もいたし、スリム教に反抗する方法を見出した人もいた）。しかし私には、一般的に女性はスリムになりたいと思う、ということもはっきりした。ジェーンが言っているように、「自分の体重がこれでいいと思ったことは一度もありません。私は絶対に満足しません。いつだって痩せたいって思ってるんです」。ドナはこう言っている。「もしも細くて身体が引き締まっていたら、社会的にもっと受け入れられます。そしたら自信が持てるし、自分のゴールをずっと簡単に達成できます。」

彼女たちは「細い」という言葉で何を意味しているのだろうか。多くの女性はきっちりした目標体重を心に抱いている。彼女たちはその数字をどこから入手しているのだろうか。この問題を考えながら、私は地元のダイエットセンターの一回目の訓練《トレーニング》に行くことに決めた。センターに入り、登録用紙に記入すると、すぐに体重を計られた。私の体重カウンセラーは体重グラフを調べ、私は五キロ減らす必要があると言った。私は身長が一六八センチで、そのとき体重は五九キロだった。どうやってその体重を割り出したのか、どこからそのグラフを持ってきたのかと聞くと、彼女は知らないと言った。私はそのグラフを見せてもらえないか、コピーしてもらえないかと頼むと、彼女は許可をもらう必要があると言った。

## 体重グラフ

多くの女性誌やその他のところで見かける体重グラフは、望ましい、あるいは「理想の」体重を決める重要な役割を果たしている。標準体重グラフは、体重強迫観念を促進させるもう一つの鏡である。自分の体重を「理想の」体重と比べて測定するためには、身長と体格（小さい、中程度、大きい）がわかればいい［アメリカで多く用いられる理想体重表は、身長と、肩幅を基礎とする三種の体格別の表になっている］。そうすると自分の身長と体格にあった理想的な体重の幅がわかる。私はアメリカで一流とされるすべてのダイエットセンターの体重グラフを調べ、米国の商業用のダイエットグラフの代表として、最も大きなダイエット・減量団体の一つが使っているグラフを選んだ。

次に、このグラフと、私が定期健康診断のために医師（女性）のところに行ったときに彼女が使っているグラフとを比べてみた。その医師はメトロポリタン生命保険会社の一九八三年版の男女別の身長と体重のグラフを使っていた。それは、所定の体格と身長に対して死亡率が最も低い体重がわかるグラフだった[23]。その体重は保険に加入している男女の医学的・保険統計学的研究にもとづいており、それゆえ、

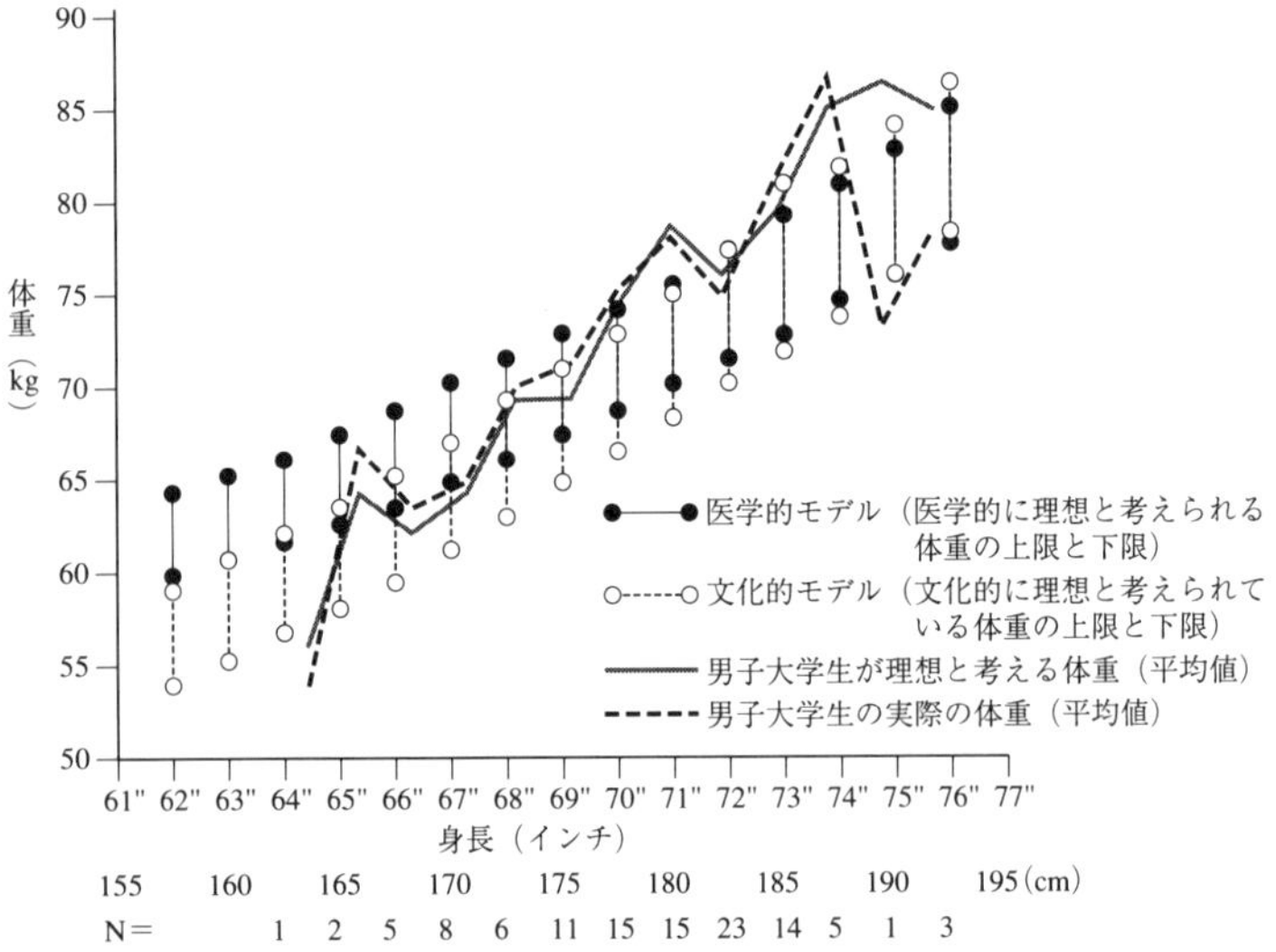


図8　男子大学生の身長と体重の関係と２つのモデルのグラフ

医学的な見地から見た理想体重を表している。医学的なグラフと私のかかりつけの医師によれば、私の体重は、身長に対して「正常な」範囲にあった。

私は男女別に両方のグラフを比べてみた。ダイエットセンターのグラフを理想体重の「文化的」モデル、メトロポリタン生命保険のグラフを理想体重の「医学的」モデルと呼ぶことにしよう。これら二種類のグラフを図8（男性）と図9（女性）に示す。二つの図を比較すると、女性の図では、二つのグラフの線が大きくズレていることがわかる。

平均して男性の二つのグラフ線の差は約一キロだが、女性の場合は一〇キロ近い差がある。[24] この体重の違いが、私たちの文化が女性に対してかけている痩せよという圧力の大きさを表している。

私は、女性が本当に「文化的に望ましい」

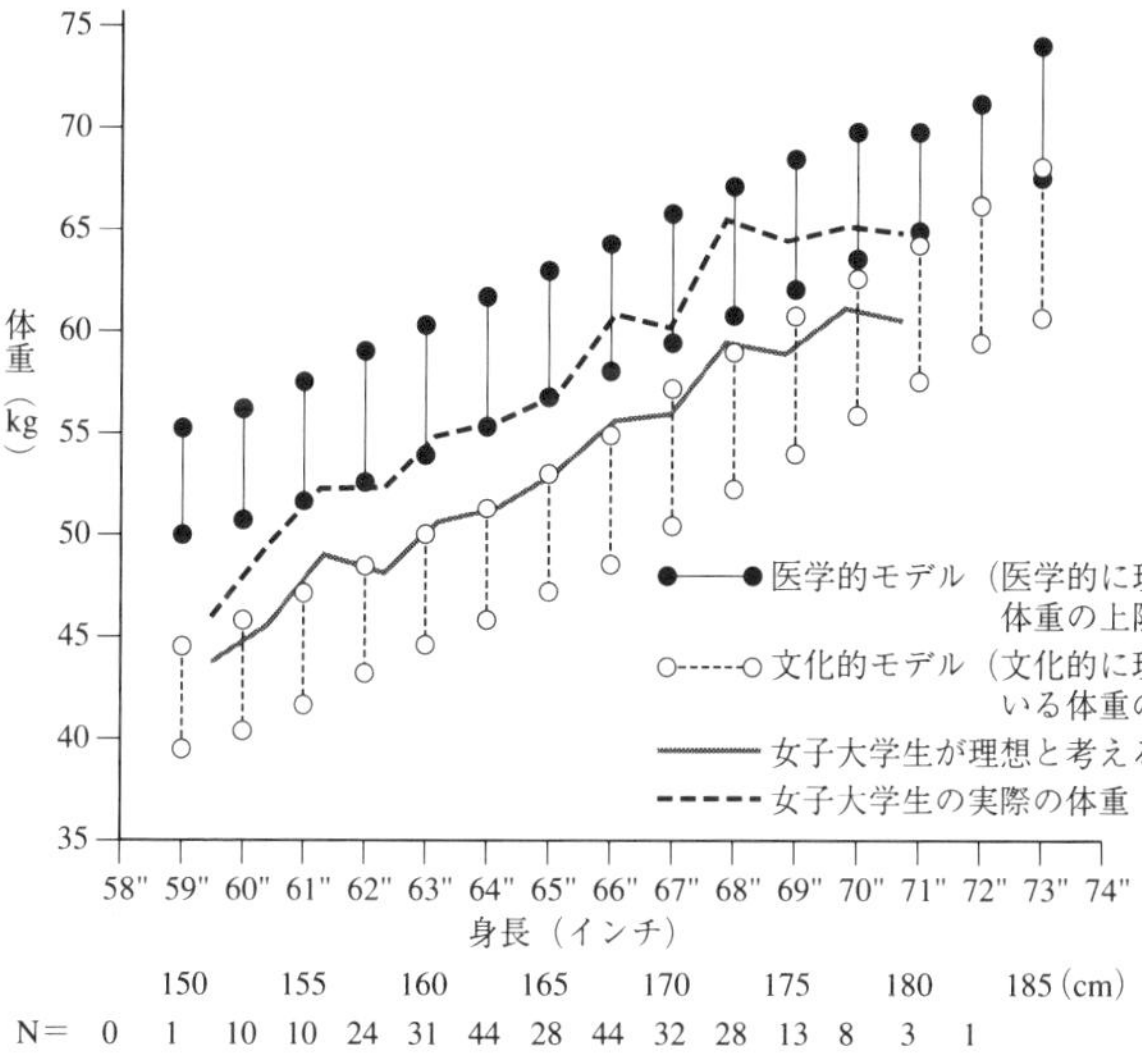


図9　女子大学生の身長と体重の関係と2つのモデルのグラフ

体重になりたいと思っているのかを疑問に思った。そこで私は、調査対象の学生たちに次のように尋ねた。「あなたは今の時点でどのくらい体重を減らしたい、または増やしたいですか？」各学生の回答した数字を、報告された実際の体重に加減し、望ましい体重の数値を計算した。学生の望ましい体重と実際の体重をグラフに描き、文化的グラフと医学的グラフと比べてみた（図8と図9を参照）。

　このグラフは、いかに女性の平均的な希望体重が理想体重の医学モデルではなく文化モデルに引きずられているかを、明確に示している。男性の場合は実際の体重と希望体重の差が小さすぎて、比較が困難である。平均的には、男性の実際の体重の平均と希望体重の差はおよそ〇・五キロであり、これに対して女性は約四・五キロの差があった。

　いくつかの身長グループでは、男性の希望

体重の平均は実際の体重よりも重かった。これは驚くことではない。男性は、大きいということはパワフルであることの一部だと教えられている。男性はしばしば体重と体格を混同し、ダイエットは強さと男らしさを減らすと考えてダイエットを避ける。

こういう傾向がある一方で、平均的なアメリカの女性は重くなっている[25]。平均的な身長と体格の女性にとって、これらの厳重で達成しにくい文化的な体重規範に合わせることは、不可能ではないにせよ、難しくなっている。以下の思い出話に、われわれの文化は女性が生涯にわたって正しい身体になるよう確実に努力するように、報酬と罰とを用意していることを見て取ることができる。

## デブに育って——ルネの話

私がルネにインタビューしたとき、彼女は三十代後半の大学院生だった。彼女はユーモアのセンスにあふれる魅力的な女性で、身長は一六八センチ、体重はおよそ七〇キロだった。彼女は若い女性が自分の経験を参考にしてくれるよう、進んで自分の話をしてくれた。

ルネは第一世代アメリカ市民（二世）で、彼女の両親は若いころ第二次世界大戦のときにヨーロッパからアメリカに逃れてきた。ルネは米国で生まれた。私はルネに、彼女の身体イメージに関する最初の記憶について尋ねてみた。「私の幼いころの写真を見ると、四歳か五歳ごろ、私は普通の体格でした」。「私は骨太で引き締まった身体をしてました。私は内胚葉型なんです。でも太ってはいませんでした。

でも大きくなるにつれて、母と祖母からずいぶん矛盾しているメッセージを受け取るようになりました。二人はよく次のように言ってました。『もうちょっと痩せないといけないよ。もっと背が伸びれば、もう少し痩せるだろうよ』。それからもちろん、母と祖母はお互いにもそう言い合っていて、自分たちの母‐娘関係をやっていました。母が私の味方につくと、祖母は、私がダイエットをする必要があると言いました。祖母が私の味方になると、母は私がダイエットをする必要があると言いました。でも、支えになってくれたことは一度もありませんでした。」

ルネは自分の体重について初めていやな思いをしたときのことを思い出して、こう言った。「私が六年生のときでした。六年生の女の子たちがどんなだかわかるでしょう。ただただつらい時期でした。誰もかれもがグループを作っていて、私はどうしてそうするのか理解できませんでした。ああいう種類のつきあいは、私にはとても難しいものでした。トイレに行くのに女の子たちのそばを通ったとき、その子たちはテレビの『ローハイド』のテーマソングを歌い出しました。今でも耳に残ってます。牛の群れを集めるカーボーイの話で、『走らせろ、走らせろ、走らせろ、子牛たちを走らせろ、子牛たちを走らせろ、ムチで駆り立てろ……』私は聞こえないふりをしました。頭を上げ、そしてそばを通り抜けてまっすぐトイレに行き、また横を通って戻ってきました。ぞっとするほどいやだったのを覚えています。」

ルネは高校一年生のときに行ったダンスパーティーのことも思い出して話した。「祖母が私の友人の家に、私と友人がパーティーに行くのを見送りに来ました。男の子が二人、私たちを迎えに来ました。友人と私は早くからドレスを着ていて、迎えが来たので階下に降りて行きました。私の友人のジルはブロンド髪で小柄で、白いドレスを着てバラの花をつけていました。私はロイヤルブルーのサテンのドレスを着ていて、それはもちろん婦人物のデパートで買わなければなりませんでした。大人びて見えるドレスでした。祖母は英語がうまく話せず、ひどい訛りでこう言いました、『まぁ、ジル、あなたまるで花のようだわ』。次に私にも何か良いことを言おうと考えて、お世辞のつもりで『まぁ、ルネ、あなた、まるで木みたいだねぇ』と言いました。私はその瞬間を覚えています。ジルがどう応じたらよいのかわからず困り切っていたのも覚えています。私も何も言えませんでした。祖母は自分が何を言っているのかわからないのだと思い、急いでその場をつくろって、『おばあちゃん、大丈夫よ。いいのよ』と言いました。」

ルネは自分に魅力がないことに気づいたが、その代償は高いものだった。単に情緒的、社会的な幸福感〔を失った〕という意味だけでなく、学生生活においてもそのことを思い知らされた。前述した魅力的な子どもへの無意識的なえこひいきが、そういう子どもたちが学業においてよりよい成績をとることを保証するものらしい。ルネもこの予測を現実化した。他者の注目を引くことにアンビバレントな感情を抱いていたので、高校に進学すると彼女の成績は下落した。彼女は「バカ」だと言われ、自分でもそうだと思った。

「私の成績は悪く、二人の友人はとても勉強ができました。二人は成績優秀者の会〔平均評価三・五以上（4段階評価）で課外活動などの功績のある学生だけが入会を招待される全国組織の会〕の会員になりました。学校の先生たちは私に、こう言い続けました。『注意力を働かせなさい、集中しなさい、宿題をやりなさい、もっと努力しなさい、そうすればオールAがとれるでしょう』。そんなこと、一度も信じたことありませんでした。なぜなら人より抜きん出るなんて考えるだけでも恐ろしすぎたからです。でも、矛盾するメッセージも受け取り続けていました。進路指導カウンセラーは私が二年生のとき、私はあまり頭が良くないから大学には行けないと言いました。その年、私はテストでとても良い成績をとったので、全米優秀奨学生になりました。高校の成績は平均七一点で、そのテストでは全国で上位三％に入りました。でも、そのとき、みんなはテスト成績はまぐれ当たりだったと言いました。『あなたはテストの成績は良かったけど、本当は頭が良くないのよ』、私はこう言われ、自分でもそう信じていました。」

やがて彼女は自分の扱われ方に怒りを覚えるようになり、それをなんとかしたいと努力した。そして自分を進歩させ、自分の気持ちを表現するために何ができるか、その方法を模索した。

「私はいつも闘っていました。私はいつも、言ってみれば、自分を攻撃する誰かを待ちかまえていて、その人たちに仕返しすることだけ望んでました。それで私のアドレナリンのレベルは慢性的にずっと高かったと思います。」

しかし同時に、彼女は肥満であることに対して自分が抱いているいやな気持ちを、「みんなに好かれる人」になることで埋め合わせようとした。「私はいつも仲立ち役でした。今までずっとそれが私の役割でした。私は一度もデートをしたことがありませんでした。高校では一度もデートをしませんでした。でも私は男の子たちとつきあっていて、いつも彼らと友達でした。私は自分がチアリーダーになることは決してないことを知ってました。私は自分が、廊下を歩くとみんなが『オー、美人だ』って言うような人になることはないと知ってました。彼らはこう言っていました、『本当に彼女はいい人だな。本当に好きだよ』。それが私にとって重要なことになりました。つまり自分が、感じのよい人、思いやりのある人だってことです。」

いろいろな面で、ルネは伝統的な女性の役割であると彼女が考えたものにあまり熱中しなかった。

「女の子であるという複雑なゲームを演ずるという意味では、私はゲームに巻き込まれることは一度もありませんでした。それは私にとって、意味があるとは思えませんでした」。彼女は男の子になりたいと長い間望んでいたことを覚えている。「五年生と六年生のとき、私はリトルリーグ［アメリカの子ども野球チームのリーグ］でプレーしていました。新しいコーチが町に来て、誰も彼に私が女の子だと言わなかったからです。男の子たちは全員、私が女だと知ってましたが、私はとっても短く髪を切り、女の子には見えない服を着ました。私は名キャッチャーになりました。」

「男の子たちはそんなに複雑じゃありませんでした。男の子たちは何を考えているかすぐわかります。男の子って思ってることをすぐにしゃべりますから。駆け引きなんかあまりしないんですよ。お互いの立場を知ってます。私は彼らのデート相手じゃなかったので、私が太っていても気にしてませんでした。私は彼らにとって問題なし、だったのです。」

彼女のジェンダー役割アイデンティティは、男の子と女の子について文化的に期待されている事柄が混合していたが、それをどうやって切り抜けようとしたかを話してくれた。

「私の男性的な側面はとてもよく発達しました。私の向こう見ずな気質が男の子でいることにぴったり合ったからです。『私の外見が気に入らなければ、見るな』っていう具合です。こういうのはとても男の子っぽいです。でも私はとても世話好きで、気配りをし、他人のことに敏感でしたが、これは女の子の性格です。」

そのうちに、ルネは社会的な期待とは関係なく、自分のアイデンティティと自己尊厳を発達させることができるようになった。彼女は進学相談カウンセラーのアドバイスを無視し、大学に進学し、学問に秀でていることを発見した（彼女は健康学分野で博士号をとった）。彼女は自分らしい女らしさと魅力があることを見出し、今は幸せに結婚している。

彼女が通ってきた情緒的な痛みは、女性の自己概念の発達にとって身体的な外見、特に体重が重要であることを示している。平均的な容貌の女性でも、アメリカ社会のようなこれほど外見に高い基準と期待を持つ文化の中で成長していくのは難しいことだ。とりわけ肥満の人にとっては、罰を与え続けられるような経験なのである。

## スリムさが約束すること――正しい身体への報奨

女性たちは理想的なスリムな身体基準に従おうとし続けている。なぜなら正しい身体であることでどのような褒美がもらえるかが決まるからだ。スリムな女性は数々の重要な資源を手にすることができる。力を持っているという感覚、自信、女性らしささえ手に入る。男性の注目やその保護も、そしてそれに付いてくるだろう社会的、経済的利益も。私がインタビューした学生たちは、スリムなことが彼女たちにとって何を意味するかを正確に知っていた。ジュリアは、細くなることが、実際に自分に対する男性たちの反応にどれほど違いを生じさせるかを解説してくれた。

去年の夏、私がすごく体重を減らしたとき、男の人たちは以前よりずっと私を受け入れてくれたので、私はいい気分でした。私は、なんて言うか、男の人たちをじらすときの気分が好きなんです。外見とか、服とか、男の人を見る目つきとかで。わくわくします。つまり、絶対に危険ではないし、それ以上進もうとも思わないけど、それでもエキサイトします。だって、これまで一度もそういう気持ちを経験したことがなかったからなんです。わかります？

エリザベートは次のように言った。「体重を減らすと、力を手にしているという素晴らしい気持ちになれます。自分で自分の身体をコントロールしているような感じです。私は細い、そういう気持ちは本当に素晴らしいんです。あるとき友人（男）にそのことを話したことさえありました。私はこう言いました、『チャーリー、とってもおかしいのよ。一五キロ減ったら、男の子たちが本当に注目するようになったの』。するとチャーリーが言いました、『そうだね、でも、なんというか、ばかばかしいね』。たしかにばかばかしいです。でも私は驚きません。減量は私の自我にとって素晴らしいことだったんです。」

身体が最も重要なアイデンティティとなっている女性がとてもたくさんいて、その女性たちに対して、スリム教は文化的に受け入れられるという褒美を約束しているのである。

# 第6章　スリム教への不信

「私は支配的な母と強圧的な父に育てられました。彼らは私に自分を発展させることのできる余地をあまり与えてくれませんでした。それで私は言われたことをするのにすっかり慣れていました。私は小さいころから他の人の意志、願望、欲求に従うこと……自分のことは脇にどけることを学びました。」

——アンナ、もと宗教カルトのメンバー

「私はああいうカラダが出てくるコマーシャルを見ると、あんなふうになりたいって思います。私は自分の部屋にすごくきれいな身体のコラージュを貼っているんです。美しい女性たちの写真です。その下にはとっても大きな字で、『スリムなら約束される』って書いてます。鏡の上に貼ってあるから、毎朝見て、ちょっとだけ自分を励まし、やる気を起こして、頑張ろうって思うんです。」

——エレナ、大学二年生

エレナにとって、スリムになることは宗教的な意味合いを滞びていた。彼女は女性イメージの化身とも言える雑誌などの写真を集めてコラージュを作った。それらの写真は彼女が崇拝する「トーテム」であり、理想的な身体を追及するための霊感の源だった。彼女の鏡はさながら祭壇であり、そこで彼女は自分を点検し、ダイエットとエクササイズという儀式を通じて自分の理想を獲得できますようにと熱烈に祈るのである。彼女の毎日唱える呪文、「スリムなら約束される」は、たえず改善しなければならない肉体的自我に邁進《まいしん》させ集中させ続けた。

私がインタビューした大学生年齢の女性たちは、「バディ〔セクシーな若い女性〕」であることが文化的に受け入れられる道であると知ったときの苦闘と報酬、落胆の気持ちを語った。彼女たちは、自分たちが注意深く身体を調べ食物をチェックしてきたことと、そのやり方を語った。こういう儀式的側面は、スリム教のメンバーにとどまる強力な錨《いかり》となる。

最も普通に行われるお勤《つと》めの一つは、身体チェックである。注意深く鏡を見て自分の身体的な欠点を綿密に検査する。あるいは鏡の自分を「競争相手」とみなして比較し、欠点を探す。この作業は身体をモノとして扱うので、実際に自分自身は身体を持たないかのように感じる。

身体を計測するいろいろなテクニックやその報奨、食物チェックの儀式があいまって、エレナのような女性を「鼓舞し」、大いなる目的に邁進させる。時にはこれらの儀式は自分が基準を満たしていないことを思い出させる、永遠の破滅にも似た苦痛を感じさせる。この儀式には大変な時間とエネルギーが必要であり、アンナが行った宗教的カルトの勤行《ごんぎょう》に似て、毎日の生活をすっかり変えなければならないこともある。彼女は私にこう話した。「私たちは毎朝四時に起き、二時間半、瞑想し、ヨガを行いました」「つらかったです。みんなが、誰が出席するか、誰が眠らないで起きているか、誰が正しくお勤めをするかを見張っていました。みんな、もしもお勤めをしないときは悪いことをした気持ちになって、罪の報いのための苦行をしました。」

## 多様な計り方——鏡、衣服、写真、体重計

身体は厳密に数量的に評価することができる。体重計の目盛り、鏡に映る姿、スカートのウエストのサイズなどで表せる。もっと微妙な物差しもある。友人や家族親族やボーイフレンドの感嘆の声や、非難の眼差しやコメントなどである。

身体を比較することもまた測定の方法である。よくあることだが、身体の比較は女性の競争意識と不安感を高める。彼女たちは身近な友人グループや親族の女性と比較しているのだろうか。次には、それより広い世界のグローバルな比較がある。女性たちは宣伝やマスメディアに現れる完璧なイメージに照らして自分を判定したり、美しい身体を売り物にする俳優、ファッションモデル、バレーダンサー、体操選手などといった有名職業人の容姿と比較するだろう。

私がインタビューをした女性の多くは鏡を見て、社会が期待している正しい身体基準にかなっていないと判断を下していた。「理想の基準に達していない」ということは、強い自己嫌悪の感情をもたらすことがある。

キャサリーンはこの感情に陥って極端なダイエットに走り、拒食症になった。「私は鏡に映る姿には決して満足しないでしょう。他の女性を見ると、その人たちよりももっと良く、もっと細くなりたいと思います。そうなれないなら、拒食症になったほうがましです。」

鏡を見て自己非難の地獄に落ちる女性、つまり自分の食欲をコントロールできない罪に苦しむ女性もいる。リサはこう言っている、「本当の問題は私の自己イメージ全体だと思います。つまり自分が自分をどう見ているかということなんです。自分は、絶対にああいう女性ボディビルダーのように見えるようになるとか、自分をコントロールできるようになるというゴールを絶対に達成できないって思うんです。自分がとても弱く感じ、『ほら、また摂食障害になっちゃうのね』って思う。とても無力だと思う。自分の外見があるべきように見えないと、自分がひどいと感じ、すごく自分が嫌いになります。家にいて体重がどんどん増えると、最低だって思う。鏡を見ないようにするの。」

ロベルタはこう話した。「今週、ある日朝起きて鏡を見たら、ひどい姿でした。そこで、すぐにベッドに戻りました。起きられず、授業を休みました。鏡を見ると『キャッ！』と叫んじゃうんです。本当に、もしも誰かが私のことを好きになってくれるなら、美人でなくちゃいけないって思うんです。」

私が話をした多くの女性たちは服が合うかどうかを体を見張る手段として用い、また体型を維持したり向上させたりする気を起こす手段にしていた。服がゆるければお祝いのときだし、きつく感じれば、情動的な苦しみの源となる。正しいサイズの服に体が入ることが体重を減らす助けになる。ある女性が言ったように、「ご褒美になるような服を見つける必要がある」。多くの女性が、許せるサイズの服があると言い、そのサイズを維持すると誓っていた。

「あのね、上限があるのよ」とアンジェラは言った。「私、サイズ10より上は着たくないのよ。今のサイズ８のままでいたいの。」

ジェーンはこう言った。「自分のパンツが少しきついとかに気がつくと、いつものダイエットにとりかかるの。それまでみたいにはたくさん食べないってこと。」

ジュディはスカートがきつかったり、パンツが少しきつかったり、パンツが合わなくなると、「みんなにがみがみ当たり散らし、気分が不安定になり、惨めな気持ちになるの。服がぴったり合ってて、通りを歩いて、お尻がぷるんぷるんしてると、すごくすてきな気持ちになるわ。何もかもＯＫで、もう、最高の気分よ」と言った。

身体測定のためのもう一つの重要な物差しは、これまでに撮った写真である。女性たちはそういう写真をいやになるほど細かく検査し、数ヵ月あるいは数年間におよぶ自分の体型の変化を吟味する。私がインタビューした何人かの学生たちは、高校生時代の写真と大学生の今の写真をしょっちゅう比べていた。

たとえば、ティーナは大学一年生で、感謝祭の休みに帰省したとき、父親が「私をちょっと見て、『おまえがこんなに太ったなんて信じられないな』と言いました。母もそう言いました。私は完全に別人みたいに見えたのです。たった一学期の間に、私の顔は丸々と太ってしまいました。あとで私は高校生のときの写真を見ました。高校三年のときの私は最高でした。最高の体つきでした。今、私はそのときの写真を見て、『もし本気になりさえすれば、あのときの体重に戻れるだろう』って考えます。」

リタはこう言った。「自分がなりたい体つきのことを考えると、高校一年生のときの自分が思い出されます。家にそのときの写真があります。チアリーダーの演技をしている写真です。骨が見えました。

拒食症には見えず、ただ体が引き締まっていました。痩せていましたが、体中どこもかしこも決まっていました。引き締まって筋肉質でした。」

一番わかりやすい身体測定用具は体重計である。ある意味で、それは体育館やフィットネスクラブやダイエットセンターで出会う、トーテム中のトーテムである。それはしばしば、それぞれに決められた儀式を持つ家庭の祭壇でもある。多くの女性は体重計に乗る前に服を脱ぐ。期待する体重を増やしてしまうかもしれないと考えて、宝石やヘアークリップなど、余計なものはとにかく取り外す。

ジョアンは次のように言った。「私の家での一大行事は、毎日体重計に乗ることなんです。母はいつも『何キロだった?』って聞きます。それって重大なことなんです。私も母も一人で体重を計ります。だけど、必ず毎日体重について聞かれるんです。」

ルースは次のように言った。「私は一日に五回、体重を計ります。すごく神経質になってるんです。五五キロを越えるとパニック状態になるんです。しょっちゅうですが、昨日の夜もそうでした。そのときはすぐに出かけて、運動し始めます。」

マリナにとっては、体重が増えているのを見るのは死刑宣告を受けるのに等しい。「体重が増えたとき、自分自身が嫌いになります。二キロ増えました。アホみたいでしょう? 自分にもそう言います。でも、体重が増えたのを見ると、死刑宣告同然なんです。誰かが黒板で爪をキーキーいわせているときみたいに感じます。とても耐えられません。」

## 「プロ」の基準を目指す

ある種のボディコン関連業種がまた別種のカルト分派を形成していて、その信者は常に「正しい」身体を目指して努力しなければならないと思っている。シンディは体操選手になりたいと思っていたので、これまでの人生のほとんどを通じて身体作りに注意を払ってきた。大学三年生の彼女は私に、高校生のときに特別に身体イメージを意識するようになったと言った。なぜなら、体操というスポーツには一定の身長と体重の上限があるからだ。

「体操していると、みんな体重にすごく気を使うようになります。毎日、私たちは体重を計りました。あるとき、重要な競技会の前の日、私の友人の一人が二キロほど体重をオーバーしました。コーチは彼女に、次の朝までに体重を減らさなければ、試合に出てはだめだと言いました。彼女はできるだけのことをすべてやりました。スウェットスーツを着て一晩中走りました。彼女は美しい長い髪をしていましたが、それを切りました。コーチは彼女の体重が減りさえすれば、髪のことなんか気にもとめませんでした。体重測定があるときはいつでも、トイレに行くと、誰かが吐いているか、下剤を飲んで駆け込んでました。」

シンディは五歳のときに体操を始めた。一日四時間、週に六日間練習し、週末はたいてい、試合に出ていた。ついに、このような取り憑かれたかのような過度の集中のため彼女の体操への喜びと興味は壊されてしまったのだが、そのときにはすでに、彼女の身体的な成長が阻害されてしまっていた。

「私の父は一八〇センチ以上あります。私の母は一七五センチで、姉も背が高く、私も背が高いはずなんです。私は二四センチの靴を履いてます。しかしお医者さんは、ハードトレーニングのため成長が阻害されたと言いました。私は一六〇センチしかありません。」

長かった体操選手時代の間中、シンディは自分が食べたいだけ食べていた。母親は彼女が練習をしているかぎりは、そのことに一度も文句を言わなかった。「たいてい、私は三時半ごろ学校から家に戻り、一人で夕食を食べました。それから体育館に行きました。ですから、家族と一緒に食べたことは一度もありませんでした。週末は、日曜日にはできるだけ家族そろって食卓に着き、食事するようにしました。もしも私がああいう、カロリーとか何もかもすぐに消費してしまう激しいスポーツをやっていなければ、私の体も普通の人のようになっていたと思います。私はもっと若かったころは食べ物のことなんか、考えたことがありませんでした。なぜなら、食べることは禁止されていなかったからです。私はききわけのいい女の子で、やめたいと思ってからもさらに二年間、体操を続けました。両親が望んでいたからです。もしも自分で好きにできたんだったら、すぐに止めていました。もっとずっと早く。私は燃え尽き始めてたんです。高校一年生のときが、私のピークだったんです。」

シンディが高校二年生のころ、体操コーチが彼女から食べ物を取り上げるようになった。「コーチは、『君は試合前に体重を減らす必要がある。さもないといい結果は出ないよ』といつも言いました。彼はいつも食べ物を取り上げ、母はそのことに気づくと、私を監視するようになりました。母はこう言っていました。『これを食べちゃだめ、あれを食べちゃだめ』。私は大食いの仕方を覚えました。クッキーの袋を持って自分の部屋に入り、中身を全部口に押し込むんです。母はぜんぜん気づきませんでした。大食いは大問題でした。大食いし、翌日は絶食します。その繰り返しでした。私は過食症の段階を辿ってたんです。下剤と過食と絶食をしてました。高校三年生のとき、本当に痩せてしまいましたが、私はかっこ良く見えました。みんなから褒められました」。シンディの何年もの厳しい訓練と練習は摂食障害となって逆襲し、問題を大学時代にまで引きずることとなった。

## 家族による方向づけと友達からの圧力

幼いころから、両親、きょうだい、友達、さらにファミリードクターやダイエットクラブも、身体に気を配るようになる過程で重要な「ガイド」であり「師」である。私がインタビューした女性たちは、両親が彼女たちのことをどう思っているかということが、自分で自分をどう理解するかにとても重要な影響を及ぼしたと話した。ヘレンは、母親がいつも自分をチェックしていると感じていた。

私の母は自分が一度も手にすることがなかったもの、たとえば大学教育などを私が手に入れることを望んでいました。自分が手に入れたもの以上を私に望んだんです。でも母は私の身体については批判的でした。もしも私が着ているものが気に入らないと、母はすぐに言ったものでした。「あなた、服の着方を知らないの?」去年、母は私をブスだと言い、私を傷つけました。私が体重をどうにかしなくちゃっていう気になるために、ときどきはそんなふうに批判されることも必要だと思います。母が私に押しつけたことのすべての結果が、今の私なんだって思います。自宅では私たちは毎日体重計に乗ります。そして母が尋ねるんです、「何キロ？」

自宅にいるときは体重が落ちます。なぜならいつも母が見張っているからです。みんなで外食に行くと、母が私が何を注文すべきか指図します。私がスマートに見えると母は何も言いません。褒めもしません。でも体重が増え始めると、批判が始まるんです。

ペギーの母はペギーが脂肪を減らせないでいたときに、彼女を医者に連れて行った。彼女の母は美人に見えることを最も重要視しており、自分の娘もそうあるよう期待していた。

ええと、母は私が太ってるって思ったんです。そのとき十一歳でした。母は自分が体重コントロールのためにかかっていた医者に私を連れて行きました。私に徹底的なダイエットをさせましたが、私はそれが好きではありませんでした。私に例のアミノ酸錠剤を与え、私が学校にクッキーを持って行かないよう、厳しく見張りました。母は私を監視しました。私は初めて［自分の体を］恥ずかしく感じたときのことをよく覚えています。私は服を脱いでいて突然、窓から外に飛び出したんです。そして突然、何か着なくちゃって気がついたんです。

アンドレアの母もまた、娘の体重を気にしていた。アンドレアはずんぐりしていたし、今もそうだと思っている。彼女の赤ちゃんのときの写真は丸々太っている。彼女はこう言った。

私が小さかったときは見逃されてました。えくぼがあってかわいいって。でも、小学校に入ると、体重が増え出しました。そのときから母は、いつも私の体重を気にかけるようになりました。母は「ダイエットしたら?」ってよく言ったものでした。そして体重を減らすよう、すごくやかましくなりました。でも体重が重いとき他人からあれこれ言われたくないですよね。私は高校生のときダイエットクラブに入りました。母がそうしなければいけないって言ったからです。実際にそこに引きずられるようにして連れて行かれました。私はぜんぜん行きたくなかったのに。私は途方にくれました。でも、そこにいた人たちを見て、こう思いました、「なあんだ、少なくとも、私より太ってる人がいるじゃない。」

多くの女性たちは、友達との交流が自分たちの身体をどのように判断するかの重要な目安になると感じていた。ジューンは小学校から中学校に進学する時期に感じた不快感を、次のように話してくれた。

私は中学校でどの男子よりも背が高かったので、ある子なんか私を「アマゾン」［ギリシア神話に出てくる女戦士］って呼んでました。今思い返してみれば、その子が私をそう呼んだ理由は私の身長だったんですが、私は自分が太っているからだと考えました。私は実際には子どもとしては決して太り過ぎではなく、ただ、一番背が高かっただけでした。でもそのころ、わたしは中学一年生になり、信じられないくらいの意志の力を持っていました。それで、何も食べませんでした。

## 危険な比較と死に至る競争

グリム童話「白雪姫」のまま母である女王は、国中で一番の美人であることを誇りにしていた。彼女は毎日、口をきく魔法の鏡に、誰が一番美人かを尋ねては確認していた。ところが、白雪姫が成長して自分より美人になり、そのことを鏡が断言すると、邪悪な女王は白雪姫を殺すように命令した。もちろん最後には、白雪姫は王子に助けられ、残酷で嫉妬深い女王は恐ろしい最後を迎えることになる。

このまま母のように、多くの女性たちは他の女性たちを自分より魅力があると感じ、互いに対して嫉妬や激しい怒りや、暴力をふるいたくなるような気持ちさえ覚える。美人は、他の特徴がどうであれ、まわりにいる数少ない王子様をめぐる強力な競争相手なのである。私がインタビューした女性たちは、いつも自分の姉や妹、母親、同性の友達と自分を比べていると話した。自分が競争で負けていると感じたときは、彼女たちの怒りや憤り、さらには悪意さえも、邪悪な女王のそれに劣らない。

コーリーは自分の身体が、彼女の属する文化によってお膳立てされている基準に一致していないと感じ、腹を立て、鏡が彼女が聞きたい言葉を告げてくれないことに絶望していた。

私は自分が魅力的じゃないと思います。自分の肌《はだ》や体が嫌いです。胸は小さいし、お尻は大きいし、腿《もも》の後ろにはぜい肉がついてます。ゲーっていう感じです。同じクラスの女の子たちを見ると、とてもかわいいと思います。すごくきれいな長い髪と青い目をしています。私は体重以外にも自分を変えようとしました。髪を長くしてとかしつけてみたんですけど、かわいく見えませんでした。髪を染めてみました。どれもうまくいきませんでした。私は自分の鼻が嫌いで、自分の顔が嫌いで、二重あごが大嫌いです。

美人コンテストは、どのようにして社会が競争と嫉妬の炎に油を注ぐかの好例である。参加者の才能の競い合いや口頭インタビューはおざなりでしかなく、あいかわらず水着とガウンを着て勢揃いする儀式に強いスポットライトがあてられている。ある学生はその経験を次のように話してくれた。

去年、私は地方大会で勝ち、州大会に出ました。私の代理人は私に勝つチャンスがある、と言いました。大会会場に着くとすぐに、私は、他の女の子たちは毎年毎年、入賞するまで出場し続けていることに気がつきました。私はそこでは、数少ない、初出場の参加者の一人でした。出場者の女の子たちはとてもいやらしくて意地悪で、ぜんぜん友好的じゃありませんでした。入賞するコツは、観客を引きつける演出力です。それが審査員にアピールするのに重要なんです。

何人かの女性たちは、大学に入って、また別の種類の美しさを競う厳しい闘いに加わらなければならなくなったと言った。

モリーはこう述べた。「私、この大学では美人競争をしないといけないって感じてます。この学校には、信じられないくらいの美人が来てるってことなんです。みんな、この大学を『美人学校』って呼んでます。私はここに入学するまで、そういうことで他人と競争しなければならないとか、美人になれという圧力をかけられるとか、思ったことはありませんでした。」

時には、男性の気を引く競争が衝突となったり、暴力による脅しになったりする。マリーはルームメイトとバーに行ったとき、あやうくケンカをするところだった。

私はバーのカウンターのところにいました。カウンターの反対側に二、三人の男の子たちがいました。私のルームメイトが私をそこから呼んで、彼女の友人何人かに私を紹介しました。私は頭にバンダナを巻いていて、かわいく見えませんでした。メーキャップはすっかり落ちてました。その夜はもう、あちこち遊び歩いていたってことです。で、私はその男の子たちとしゃべってました。そしたらその問題の女の子がやってきて私をこづきました。彼女はバッチリお化粧していて、髪もきれいにセットしてました。彼女は言いました。「ごめんなさいね、でもあなた、こちらの方たちとご一緒なの？ そうじゃないなら、あっちに行ってもらっていいかしら？」私は完全に頭に来ました。私が覚えているのは、私は彼女に面と向かっていて、こう言ったことです。「自分を何様だと思ってるの？」私のルームメイトは私をバーの外に引っ張り出しました。一悶着起きそうになったからです。その娘は自分がはるかに上だと考えたのです。男の子たちはただ、そこに立ってるだけでした。彼らはみんな「余計な口出しをしないことにしようぜ」っていう感じでした。

母親たち、娘たち、姉妹たち、友人たち同士が自分の体を比べあうと、相手の弱点を突く競争になることがある。「私のママはモデルでした」、とルーシーが私に言った。「ママは［子供の時］いつもリトル・ミス・ビューティー・クイーン［小さな美の女王］でした。それで私にはママと同じ道を歩むというプレッシャーがかかってました。でもママは私のことを嫉妬してました。私には二人の間の緊張感を感じることができました。彼女は私にしょっちゅうこう言ってました、『あら、あなた、今日はちょっとみすぼらしく見えるわね。』」

アイリーンは母親と妹の両方と競争していた。

> 私が高校に入ったとき、ママが髪をブロンドに染めましたが、私より細くて、私はママにものすごく嫉妬してました。それで頭がおかしくなりました。私の好きな男の子をママに会わせたくありませんでした。私は実際には彼女に言いませんでしたが、彼女がビーチでビキニになるのが大嫌いでした。私は、母は歳をとってるのにティーンエイジャーになろうとしていると思い、本気で彼女に嫉妬しました。私は母と一緒にいるよりも、父と二人だけでいることが好きでした。そうしていると、まだ母に対抗しているという気持ちになったからだと思います。

とりわけアイリーンを狼狽させたのは、母親がほとんど何を食べても決して体重が増えないことだった。アイリーンの妹も細く、母親と同じ代謝機能を持っていた。アイリーンは父親のほうに似ていた。父親は骨太で、背が高く、肥満気味だった。

「父は、私はスタイルが悪いとよく言ってました。私の妹は完璧な体型でした。とても細くて、何でも着ることができました。私は学校ではいつもAの成績をとり、優秀者の会に入っていましたが、妹の成績はとても悪かったんです。でもAをとることは私にとってはどうでも良いことでした。私は細くなりたかったんです。私は妹を見て、『神様、どうぞ妹のように私を細くしてください』って祈ったものでした。」

寄宿舎のような閉鎖されたコミュニティでは、仲間同士の競争が増強される。マリアは大学入学前に通っていたフランスの高校での経験を長々と話してくれた。その高校の寄宿舎の女の子たちは排他的なカルト的サブカルチャー［全体社会の中にあって独自の文化を持った下位社会］にふさわしく、身体と食物チェックの儀式を大変な集中力で行っていた。

その学校での最初の年、私は十五歳でしたが、食事に関しては何も問題がありませんでした。二年目、サンドラが転入してきました。サンドラはドイツ人でとてもきれいでした。彼女と私は親友になりました。二人ともクレールと友人でしたが、クレールは学校で少しずつ拒食症になり、その夏に死んでしまいました。そのことはサンドラと私に実際にはあまりショックじゃありませんでした。私たちはその前の年にダイエットを始めていて、次の年も学校でダイエットを続けました。最初に、嘔吐を始めました。実際にはこのやり方をクレールから学んだんです。やがて、自然に吐けるようになりました。私は六ヵ月の間、過食症になりました。それはものすごくいやなものでした。寮長が気づき、私を医者に見せました。当時、私はしょっちゅう、胸の痛みを感じていました。私は胃の内壁を壊していたんです。そこで医者は私に、あのひどい白い飲み薬を処方しました。私は必ずしも痩せてはいませんでした。ほとんど体重は変わっていませんでした。その次の年三年生のとき、サンドラと私は体重を減らす危険な競争を始めました。私はニンジンとあの低脂肪クリームをダイエットクラッカーにつけたものしか食べませんでした。私は体重を減らし始めましたが、サンドラは私よりも早く減らしてました。もともと彼女のほうが私より痩せていて背も高かったからです。それで誰も彼もが「どうしてあなた、自分につきあわせてサンドラにこんなことさせるの！」と私を非難しました。

私の入っていた寄宿制学校では外見がすべてでした。そこにいた人たちみんな、すごい美人でした。私の卒業アルバムを見た人はみんな「すごい！」って驚きます。学校も、私たちがそういうふうであることを望んでいたと思います。魅力的で、すごい美人で、そして頭が良いことです。この寄宿制学校の完璧な女の子は、長いブロンドの髪で、とても細くて、大きな青い目をしていて、ちょっと気取ったアクセントで話し、化粧をしていないっていうところです。誰も何も化粧をしていないかのように見えるように化粧しようとしてました。頬でもどこでも何かしら塗ってました。女の子たちは十三歳からカラーコンタクトレンズをするのが普通でした。誰もが絶対に痩せようとしてました。隣の部屋の女の子は拒食症でした。彼女は利尿剤を使っていました。上の階にいた別の友達も拒食症で、病院に行かなければならなくなりました。というのも、あまりにも長い間下剤を使い続けたために、身体が正常に機能しなくなってしまったからです。去年、同窓会で学校を訪れたとき、もう一人の親友だったカルラが摂食障害で亡くなっていたことを知りました。

この学校では、夕食の食卓で料理を全部食べると、その人は豚とみなされ、うわさの的になりました。一番とんでもないのは、［自分の分の］サラダをたいらげて、誰かお代わりくれない？って聞いてまわることでした。私たちは女子寮に住んでいましたが、男子寮もありました。そこの子たちに美人に見られないといけないんです。誰か外部の人に言われないかぎり、それがどんなに奇怪かってことに気づかないものです。私たちはあまりにも閉鎖された共同体に住んでました。市街に出ていくことは許されていませんでした。他の町に行くことさえ許されていませんでした。そこにずっといるよりほかなかったんです。

## 男性による評価

女性が文化的に正しい身体イメージを持っているということの何にもまして重要な証拠は、彼女が男性たちから受ける注目である。この注目は、デートの申し込みを受けることだったり、あるいは単に容貌を褒められるということだったりする。

バージニアは男性にもてないのは体重のせいだと確信していた。「今、昔の写真を見返すと、すてきに見えます。太りすぎてもいませんでした。でも、あの頃、私はこう思いました、『私、ひどい体型だわ、だからボーイフレンドが一人もいないんだわ。』」

ジュディは、大学の友達とよく行くレストランのウエイターの一人に魅力的だと見られているのが嬉しかった。「そのレストランのマスターが昨夜私に電話してきて、こう言ったんです、『うちのウエイターがあんたにぞっこんなんだ。で、もし彼が君に電話してデートを申し込んだら、受けてくれるかな?』。それで、もし、彼が電話してきたら私、デートするつもりです。私、昨日の夜は気分がよかったです。なぜって、そこには五人のとってもかわいい女の子たちと行ったんですけど、彼は私のことを魅力的だと考えて、私を選んだからです。いつもは男の子たちを捕まえるのは私のルームメイトなんです。」

## 食物チェックの儀式

食物チェックの儀式は身体チェックの儀式と手を取りあいながら進む。食物のチェックはしばしば毎日行われ、一人でやることもあれば、他の人（普通は家族のメンバー）の助けを借りることもあり、ダイエットクラブの仲間のような集団でなされることもある。食物のチェックにはカロリー計算、全面的ダイエットから、さらには拒食症や過食症の兆候を示すような行動をとることまで、多岐にわたる。

私がインタビューした大学生のほとんどすべての女性たちが、ティーンエイジャーのときに、彼女たちの言うところの「ダイエット」をしたことがあった。彼女たちはダイエットすることを当たり前の行動だと考えている。

たとえば、「私はただ普通のダイエットとエクササイズをしていただけです。何も変なことなんかしてませんでした。ただ、食べる量を減らしただけです。やりすぎたかもしれませんけど。食べるとき、いろんな種類をほんのちょっとずつだけ食べるようにして、エクササイズをすごくしました。いつもお腹が減ってました。」

そして、「私はウエイトウオッチャー〔減量クラブの名前〕とかそういうところには一度も行ったことがありません。シェリー・ビッティ・ダイエット〔クラブ名〕には二、三回通いました。ええと、ジャンクフードは食べない、食事と食事の間には何も食べない、夕食後に何か食べてはいけない、そういった指導を受けるんです。私、一日三回食事するけど、少ししか食べません。それで、夜なんかに、部屋がちょっとだけぐるぐる回り始めたのを覚えてます。そういうときは、普通の牛乳とか何かをお腹に入れるようにしていました。」

ダイエットの中には一気に何日間も絶食するというやり方もある。ジョージアはボーイフレンドが彼女の体重について批評したあと、絶食に入った。「私、そのときとても傷ついて、彼に対してすごく腹が立ちました。私がしたことは、ひたすら何も食べないというだけです。毎晩エアロビクスに通いました。もちろん、ダイエット以外、私の生活に目標はありませんでした。学校の勉強はしてましたが、ダイエット以外のことに興味はありませんでした。私は週末には友達とよく外出してましたが、そういうこともあまりしなくなりました。なぜなら外出すると、いつも何か食べるからです。自分がかっこ良く見え、みんなからほめたたえられるってすごく嬉しいことです。でも今思うと、それって、自分が受けた苦痛や損失全体に比べてその価値はなかったと思います。そのころはそう思ってなくて、食べ方を変えず、八週間というもの、食事を制限しました。一三キロ痩せました。学校から帰宅したときには疲れ切っていたことを覚えています。何もする気がしませんでした。いったん食べはじめたら、体重は元に戻りました。」

両親、友人、ダイエットクラブなどもまた、女性が食物をチェックするのを「助ける」役割を果たす。ジョディはこう言った。

私の母は私の外見にとてもうるさかったんです。私はいつでも太っていて、彼女はいつでも痩せてました。

彼女は、私は世界一太った腿をしているから、食べるものに用心したほうがいいとよく言っていました。いつも皮肉っぽくこう言っていました。『あなたがダイエットしたいなら、手伝ってあげるわ。特別食を作ってあげる。できることは何でもしてあげるわ。』こう言ってくれるのはいいんですけど、でも私は心の底では、私がツィンキー〔クッキーの名〕をつまみ上げるや、いつだって必ず何か言いはじめることを知ってました。

## 良い食べ物、悪い食べ物、自制した食べ方

〔ダイエットで用いられる〕食べ物監視術では、食べ物を厳格に審査し、すべての食べ物は「良い」か「悪い」のどちらかのカテゴリーに分類される。良い食べ物は栄養学的に健全な食べ物である。悪い食べ物はつい食べ過ぎて、太り過ぎになる食べ物である。甘いものや、「し」のつくもの（脂肪）が含まれているものすべてである。

ある学生は、夜自宅で、どのようにそういう「禁じられた」食物をこっそりと盗み出さなければならなかったかを話してくれた。彼女の母親は彼女が甘いものを食べているのを見つけると怒るのだった。

「私はみんなが寝室に入ってテレビを見るとかするまで待ってました。それから台所に行き、パイを一切れ盗むとかしたものでした。夕食のときだったら、お肉のお代わりや野菜の追加はできましたが、二切れ目のパイはだめでした。母は私のパイを本当に小さく切りました。母はいつも私をチェックしてま

した。」

エミリーは良い食事の日と悪い食事の日を比べて説明してくれた。「良い食事をしようと思うときは、その日の分の炭水化物を朝食べます。そして昼には、たぶん、サラダを食べると思います。それから夕食には、魚の切り身を一切れと温野菜、それにサラダを食べます。良い食事をしたいと思えば、できるんです。悪い食事をする日もあります。そういうときは、朝食に卵とベーグル一つとバナナを一本食べます。昼食には、何かのフライか、サンドイッチを食べます。それからポテトチップスの大袋を食べ、夕食を食べます。じゃがいもとお肉の料理と、ドレッシングからなにから全部入っている大盛りのサラダです。それから甘いお菓子とチョコレートチップクッキー六枚を食べ、家に帰ってから夜のスナックに、チーズを載せたナチョス［コーンチップス］か、おっきなサンドイッチなんかを食べます。これが悪い食事の日です。」

食事制限をするには、厳しく自制して食べなければならない。カロリー計算はこの自制の重要な儀式の一つである。ダイエットのための聖書の言葉に従って、決して限度を超えないようにする。私がインタビューした女性たちの中で、禁じられた食物を食べることによってダイエットを止めた人たちは、まるでルールを破ったかのように、あるいは堕落したかのように感じていた。彼女たちは罪を告白せずにはいられず、その償いをしようとした。

たとえばヒラリーは、チーズのように、太ると考えられている食物を食べると罪を感じた。「もし、チーズを一切れ口に入れようものなら、すごくいやな気持ちになるんです。太ったような気がします。自分が巨大になった感じです。本当にわけがわからなくなります。私、自分の身体を破滅させようとしてるんです。私、このチーズを食べたから、明日には一キロ体重が増えているに違いない、そういうことが頭を駆けめぐって、もう大変だってことになるんです。本当にやな気分になるんです。」

ヒラリーは翌日は何も食べないという苦行でこの罪を償う。こういう食べ方が極端になると、次の章で見るように、病気に近づく。

# 第7章　異常な食事から摂食障害へ
## ——拒食症と過食症の文化的背景



### 美しいことはあなたの務《つと》め

いつも若く美しく
美しいことはあなたの務め
いつも若く美しく
もしも愛されたいなら

なすべきことをさぼってはだめ
さっとパフをはたいて

いつも若く美しく
もしも愛されたいなら

もしもあなたが賢いなら、身体のあそこからもここからも
運動して脂肪を追い出して
帽子なしに見られるときは
髪をきれいにカールさせて

自分の魅力のすべてに気をつけて
そうすればいつだって誰かの腕の中
いつも若く美しく
もしも愛されたいなら
――「キープ・ヤング・アンド・ビューティフル」[1]

このポピュラーソングの歌詞は、私たちの文化の強力なメッセージをそのままこだまさせている。つまり、美しくてスリムであることだけに価値があり、そういう人だけが愛されるのだ。家族や仲間同士や学校で何度も繰り返されるこの考え方は、多くの若い女性に深刻に受け取られている。実際、じつにまじめに受け取られているので、拒食神経症（食物への強迫観念、飢餓的ダイエット、極端な体重減症）と過食症（強迫的な大食とそれに続く自発的嘔吐や下剤による食物の身体からの排除症状）は男性より

女性に十倍も多い[2]。こういう症候群は通常、思春期に進行し[3]、最近までは上の社会階層ないし中の上の階層の女性の間に多く見られた[4]。

こういう行動は、胃酸による歯のエナメル質の破壊や栄養不良、内臓へのダメージ、あるいは死亡にいたるまで、長期にわたって肉体的にいろいろな危険をもたらす。拒食症はかなり致死率の高い、数少ない精神障害の一つである。アメリカ拒食症／過食症協会は、拒食症と診断された人の一〇％が死亡すると推定している[5]。過食症は拒食症の四倍ないし五倍多く発生していると考えられているが、拒食症よりも発見するのが難しい。過食症では普通、大食いして吐き出すという行為が人知れず行われる。外見的には障害のあることが他人に知れるようなことが何もないので、患者が自分から助けを求めないなら、診断されないままになる。過食症で死亡する女性の数は推定するのが難しい。しかし過食は、たとえば胃腸がダメージを受けるというような重大な医学的障害をもたらしうる。拒食症、過食症のもたらす情緒的な代価としては、絶望感、自己嫌悪、罪悪感、うつ、自尊心の低下、他者と普通の関係を持つことができなくなる、などがある。

近年、摂食障害の話題は、学術雑誌の臨床事例研究にとどまらず、一般の人たちの目にも触れるようになった。よくあることだが、有名人たちがこの障害にかかって、この大きく広まっている問題に大々的に注目を集める助けとなった。歌手のカレン・カーペンターが拒食症で死んだことや、ジェーン・フォンダとダイアナ妃が過食症にかかっていると告白したことなどがおびただしく報道され、拒食症と過食症という病気が認知される社会的土壌を作り出した。

## 文化とのつながり

第5章で、理想体重の文化的モデルと医学的モデルの違いを説明した。女子大学生の調査をしたとき、自分の理想的な体重イメージとして七七％が文化モデルを選び、二三％が医学モデルを選んだことは驚きではなかったが、私は細くあれという文化の要求と摂食障害の増加とのつながりに関心を持った。そして、若い女性たちは、こういう文化的規範に執着して摂食障害にかかりやすくなるのかどうかを知りたいと思った。そこで私は、摂食障害の測定に使われる標準的なテストである、食事態度テスト（Eating Attitude Test）[6]を実施した。その結果は私が知りたかった関係を示していた。文化的理想に従う女性の二四％が異常を示す得点圏であった。これに比べ、医学的モデルに従う人では八％だった。さらに、文化的な理想体重に従う女性のおよそ半分（四七％）が自分の体重に「かなり」から「極端」の範囲の関心を示したが、医学モデルに従う女性では全体の四分の一（二六％）でしかなかった。文化モデルを持つ人の三四％が不安、うつ、自分の身体への拒否を感じると言い、それに対して医学モデルを持つ人では二五％だった。関連は明らかだった。文化の規定する身体モデルを信じている女性たちは、摂食障害症を進行させる危険性が高いのである。

もしも、女子大学生たちの間に拡がっている、ほとんど流行とも言える現在の摂食障害の増加を説明するのに、伝統的な心理学にのみ頼るなら、そのような症状を生み出す基盤になっている心理的、情緒的な特徴が増加しているだろうと予想しなければならない。[7] しかし、無謀な食事パターンと、臨床的に定義される摂食障害との間には大きな違いがある。私の調査に参加してくれた大学生たちは、拒食症と過食症に伴う多くの行動上の症状を見せていた。痩せよという文化的命令に従うために、彼女たちはカロリー制限をしたり、長期にわたってダイエットをし、大食と嘔吐を繰り返し、利尿剤や下剤などに頼っていた。なかには体重をコントロールするために極端なエクササイズを行い、「生きている」という感じを得るために、厳しい運動スケジュールに過度に依存するようになっていた。しかし彼女たちは、普通、摂食障害に伴う心理的な特徴、たとえば成熟への恐怖、対人関係不信、完全主義といった症状のすべてを示しているわけではなかった。彼女たちの行動は、拒食症や過食症と似ていたが、それに伴うさまざまな心理学的な問題を抱えているわけではなかった。[8] このようなパターンを「模倣型拒食症」「準臨床型摂食障害」、あるいは「体重への執着」などと呼んでいる研究者もいる。[9] 私はこれを文化的に引き起こされた摂食行動と呼んでいるが、つまりは摂食以外の点では心理学的に「正常な」女性たちに見られる摂食障害のパターンである。無謀な摂食と食べ物への強迫的なこだわりは、体重と身体イメージの問題に対処するために広く受け入れられている方法なのである。それは、スリム教の信者である女性たちにとっては、規範的行動なのである。

しかし、このような戦略は予期せぬ結果をもたらすことがある。厳しい食物制限は長い間にはコントロールのきかない大食いの引き金となるかもしれない。ダイエットをしている人は、大食いすると、次には吐き出さねばならないと感じる。ダイエットによって、身体の自然な代謝作用をいじってしまった女性たちは、前よりも少ないカロリーで体重が増えることに気づくかもしれない。[10] 過度のエクササイズ

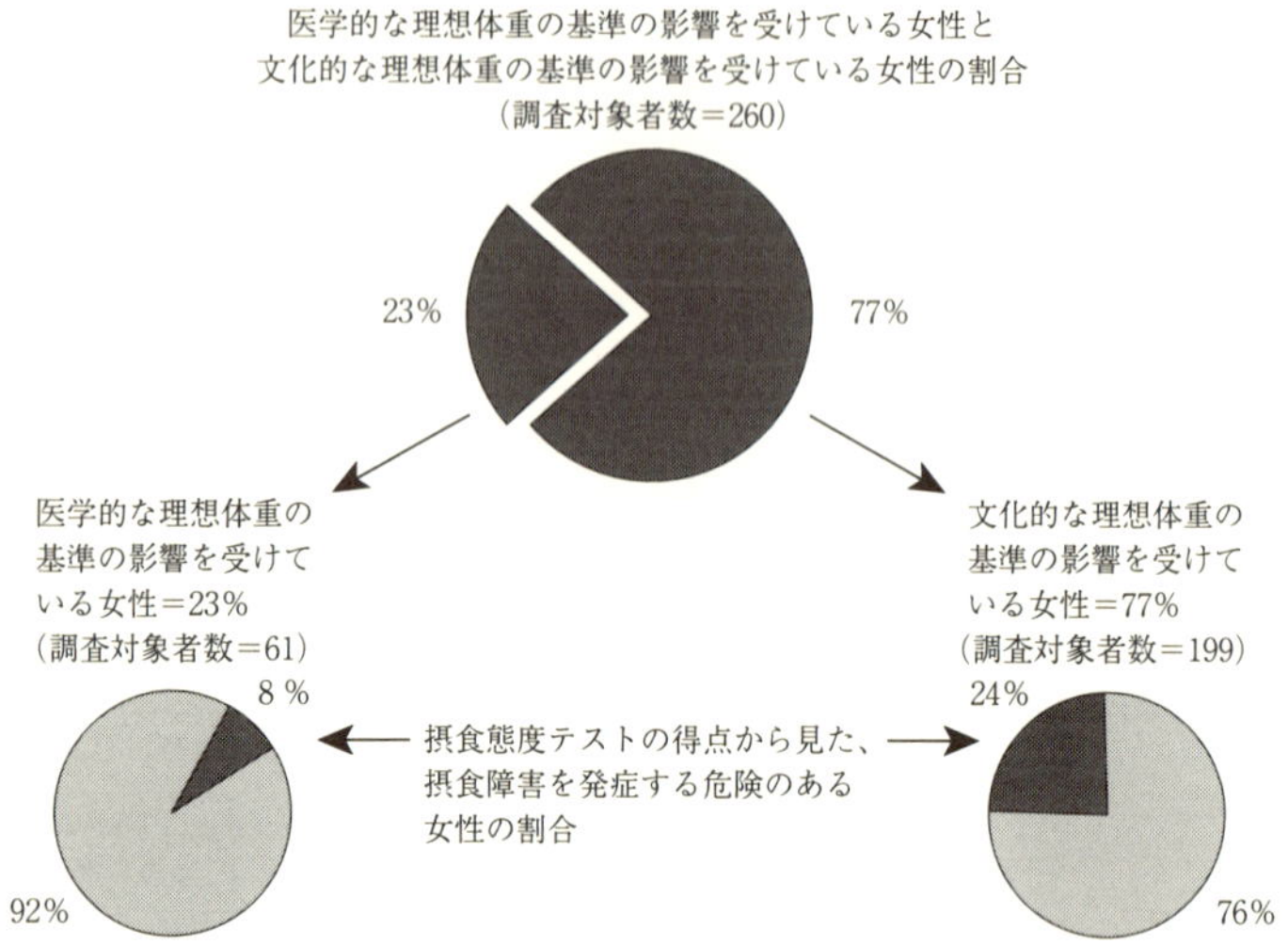


図10　医学的な理想体重の基準に影響されている女性と、文化的な理想体重の基準に影響されている女性の、摂食障害を引き起こす危険度

は怪我や心身疲労、あるいは月経停止をもたらしうる。これらすべてによって、ますます体重のことが頭から離れなくなり、ますます身体イメージを過剰に気にするようにする。こういう行動は、うつや、心身症を伴った長期にわたる摂食障害につながることがある[11]。

　私の調査対象者の中には、実際に摂食障害者に分類されるような人たちがいた。多くの場合、彼女たちは性的虐待、機能不全家族、それから肉体的虐待など、重大なトラウマを受けた経歴を持っていた。彼女たちは食べることを、トラウマに対抗して自分に力を与えるメカニズムとして用いていた。ある意味で、摂食のコントロールは女性が環境に対して影響を及ぼすことのできる、文化的に認められた手段なのである。自分自身の身体をコントロールすることは、自分の経済的、政治的、社会的生活をコントロールする代替手段なのである。たとえば、食物を拒否することは、問題をかかえる家族に強力なメッセージを送ることになるだろう。過食は情緒的な痛みを和らげる、安全な方法なのかもしれない。

私がインタビューした対象者のひとり、リンダは過食症だったが、こう話してくれた。

食べ物は私にとって、いつくしんでくれるものなんです。この六ヵ月間というもの、私は性的虐待の問題をなんとかしたいってやってきたので、一ヵ月も過食症の症状が出ませんでした。私、過食の問題を本当にかかえているときには、食べ物で何をしているのか、わかってるんです。食べ物は私を愛情を持っていつくしんでくれるものです。私にはそのことがわかります。それから食べ物に降参してしまうときも。四六時中、戦争の最前線では戦えないですよね。私は自分が過食症に負けているっていうことに気がついています。でも、そうすることが自分を大切にするために今必要なことなら、それでいいんです。

食べ物を吐き出す行為は、ある女性たちにとっては、家庭環境、性的虐待、あるいは社会からの虐待に対処する際に感じる怒りや欲求不満を吐き出す手段なのかもしれない。彼女たちは体重の減少といった副産物的な利益を得るかもしれないが、それは主要な動機ではないだろう。食べるか食べないかを決めることに、自分をコントロールしているのだという重要な意識を感じる女性もいるのだ。食物は自己を表現し力を持つための一つの手段なのである[12]。

拒食症のキムは、無謀な摂食と摂食障害との違いをこう説明した。

私にとっての問題は、自分の生活を自分でコントロールしたいっていうことだと思います。私が高校一年生だったとき、家族のこととか個人的なこととかでいろんな問題がのしかかってきて、ちょうどそのときダイエットを始めたんです。私、急に、［一食あたり］二〇〇［キロ］カロリー以上食べないって決心しました。高校一年の年に両親が離婚しました。その年の夏に父が再婚し、母はガンになりました。私にはどうしていいかわからないほどの怒りや、心の痛みを感じてました。私には男のきょうだいが二人と妹がいます。それぞれが、起こっていたこういうこと、基本的にはトラウマなんですが、それに対応するために異なった道を辿りました。私はいつだって内面にこもるんです。妹は私より思いっきりがよくて、怒りをぶちまけましたが、私にはそういうまねはできませんでした。で、私は自分自身の小さな世界に入り込むことになっちゃったんだと思います。その世界って、食べることと体重だけが問題っていう世界なんです。

キムは食物を自分の怒りと悲しみを表現するために使った。自分の身体をとおして個人的なトラウマを行動に表し、食べることを、自分のちっぽけな世界に対して何かしらの影響力を及ぼすための方法として用いた。私たちの文化の、女性は「細く見えねばならない」という命令を、トラウマに徹底的に対抗するメカニズムに変更したのである。

キムやリンダとは違って、私が調査した女性たちの大多数は、無謀な摂食行動を文化的に正しい身体イメージを維持する手段として用いていた。そのような摂食行動は、危険はあるかもしれないが、「正常」だと考えられる［訳注　ここでいう正常（normal《ノーマル》）とは「正しい」とか「そうすべきだ」という意味ではなく、普通の社会では普通に発生しうるという意味であることに注意して欲しい。たとえば、特別な事情がないかぎり、ささいな交通法規違反はどんな社会でも普通に発生しうるので、その意味で正常である。］

## 家族と、痩せよというメッセージ――母親、父親、きょうだい

家族は子どもにとって、外の世界を一番最初に解釈して教えてくれる存在である。細い身体に関する文化的な価値観をそのまま子どもに伝える家族もあれば、修正して伝える家族もある。バーバラの事例は、両親がどのように、美しいことは愛されることだというメッセージを増幅しうるかということの極端な見本である。このメッセージは彼女の人生に対する見方を支配し、完全な摂食障害を発症する一因となった。

## バーバラの話

私がこの本を書くためにインタビューしたとき、バーバラはもうじき二十歳になるところだった。私は二年ほど前から彼女を知っており、彼女の体重と身体イメージ、慢性的な拒食症と過食症の問題について、ずっと話を続けていた。外見には、バーバラは大学生活に立派に適応している幸せな女子学生に思われた。バーバラは太り過ぎではなかったが、本気であと二、三キロ減量したいと思っていて、大学の体育館でかなり長時間運動していた。彼女の隠された拒食症の歴史は、中学一年生のときに始まった。

過食症状は中学三年に始まり、高校生時代も、大学生になってからも続いていた。
バーバラの両親は長い間深刻な夫婦間の問題をかかえていた。バーバラは父親に対して大変強いアンビバレントな感情を抱いていたのだが、父親の考える女性の美しさの基準はとても高いものだった。母親が、父親の考える理想的な女性であって欲しいという期待に応えて生きていくのがどんなに難しいかということを、バーバラは目の当たりにしつつ成長した。

父にとって、女性は完璧な容貌でなければなりませんでした。頭は不要でした。母は父の仕事上のパーティーに出席し、顔に笑みを浮かべてただそこに座って、すごい美人でいなければなりませんでした。父は自分の妻が誰よりもずっと若く見えるっていうことが大好きでした。……私、父と母は友達でさえなかったと思います。単に、互いに、外見だけに魅力を感じてたっていう感じです。母は私の父を喜ばせるためには何でもします。父のためにダイエットをしてました。父のために髪を染めてます。父のためにカラーコンタクトを買いました。夏の間中、日焼けするために日光浴をします。それは全部、父がしたいことなんです。彼はできるだけ日焼けしたいし、母は父のためにできるだけ日焼けしたいと思うんです。……それから、本当にひどいんですけど、母が足にマニキュアせずにつま先の見える靴を履いてたからといって、父は母とケンカし、一週間も彼女と口を聞かないことがあるんです。

バーバラも、父親から身体について批判されるのを免れなかった。彼女は思春期前の女の子としては背が高く、そのためバーバラは自分が「大きい」と感じていた。「私が小さかったとき、父はよく私をからかいました。私は決して太ってなくて背が高いだけでしたが、彼は私のお腹をつまんで、『バーバラ、おまえ、ここにちっちゃなゴムタイヤがあるね』ってよく言ってました。」

それでバーバラは中学一年のときに食べるのを止めた。「体重がすごく減ったので、病院に行かされそうになりました。食べるのを拒否したからです。痩せたいと思い、痩せることがすごく気に入ってました。私は最低必要な量しか食べませんでした。朝食にはシリアルを小さなボウルに一つ。デザートは絶対食べませんでした。私は父が私に無理にアイスクリームを一カップ食べさせようとしたことを覚えています。私は泣きました。すると父が言いました『いいか、これを食べるんだ』。それっておかしかったです。だって彼はいつも私をデブって呼んでたからです。私は毎晩ベッドに横になって、腰骨がすごく飛び出してるのを見るのが大好きでした。」

「父が私に、『おまえは妹より痩せてるじゃないか』と言ったとき、心の中ではとても幸せな気分でした。やった、ていう感じでした。とうとう人生で初めて妹よりも痩せたんです。妹とジーンズを買いに行ったことを覚えています。私はサイズゼロのをはいてみましたが、ずり落ちてしまいました。私の生涯で最高の気分でした。学校が始まって通学しはじめたとき、私は四〇キロもなくて、身長は一六八センチでした。私は競争的なスポーツが大好きでした。体重が減ってからは、スポーツすると失神するようになったので、もうテニスができなくなり、食べはじめました。私は、すごくテニスをしていたので、すごくたくさん食べられて、それでも体重計に乗ると体重は少しも増えてなかったんです。私の食べ方はそのころは正常でした。中二のころです。でも、他人の前では絶対に食べませんでした。」

それから彼女は大食いと嘔吐を開始した。「ひどかったです。最悪の気分でした。あのぉ、もう今にも吐きそうなのに、最後の一口を食べないではいられなかったんです。どうしてなんだかわからないんですけど、吐こうとしてトイレに歩いていくときにもまだ食べ物を口に押し込んでるんです。私の大食いは、両親が帰宅する前、一人でいるときにしか起こりませんでした。」

食事の問題は大学に入ってからも続いた。バーバラは典型的な大食いを、こんなふうに説明した。

私は今でも大食いをします。いつでもまったく同じことをします。リュックを背負って近くの食料品店に行きます。誰とも口をききたくありません。いつもクッキー、ケーキ、アイスクリームを買います。吐くのが簡単だからです。チップウィッチ［二枚のチョコレートチップ入りクッキーの間にアイスクリームをはさんだお菓子］とブラウニー［小型のチョコレートケーキ］とサンデー［果物やナッツなどを乗せシロップをかけたアイスクリーム］を買います。一度、カフェテリア［セルフサービスの食堂］で盗んだことがあります。買うのがすごく恥ずかしかったんです。部屋に戻るとすぐに、ドアに鍵をして、音楽をかけます。トイレでは吐けません。一緒に住んでる他の女の子たちに聞こえちゃうからです。それで音楽をかけて、部屋で吐きます。まず、一階からゴミ袋を持ってきます。吐くことって、すごく不快な気持ちになります。吐いた後はひどい気分になります。すっかり消耗するので、あとは寝るしかありません。

バーバラには、痩せて魅力的にならねばいけないという圧力から逃れる道はなかった。「なぜなら、それが父が考え、好んでいたことだからです。私、父の基準のとおりにしたかったんだと思います」。しかし、彼女はこのことが自分の母親をどれほど打ちのめしていたか、両親の関係がどんなに不安定であったか知っていた。

「私はいつも母に、自分は絶対にお父さんみたいな人とは結婚しないって言ってました。私は母に起こったことが自分にも起こって欲しくありませんでした。父は母が一生若く見えることだけ望んでました。白髪になることを望みませんでした。今では我が家の笑い話ですが、母が更年期になったとき、母はずっと泣いていました。父はそれに対して、『おまえはもう歳だ』っていう態度でした。母はただ落胆するだけでした。母は実際よりもすごく若く見えます。でもいつでも父は、老けて見えるって言います。母は老けているようには見えません。たくさんの人が、彼女は私の姉なのかって聞きます。ひどい話なんですけど、母はビキニの水着を着ないといけないんです。母はいやなんです。海水浴のとき、海岸ではいつもばっちり顔にメーキャップしていないといけません。欠点なんて一つも見せてはだめだからです。完璧に見えないといけないんです。父は私や妹がお化粧してないと、いつもかんかんに怒りました。

「私たちがショッピングに行くときは、父も必ず一緒でした。彼はいつも女性向けのファッション雑誌を見ていて、私たちのために写真を切り抜いてました。『おまえはこの服を買うべきだと思う。それからこれも買うべきだ』って言うんです。私たち用に、そういうばかげた写真の切り抜きが山ほどあるんです。父と母が私に会いに大学に来たときに、私は夕食を食べに出かけるのに服を着替えなければなりませんでした。スカートをはいていなかったからです。自分では決まってると思ってたんですけど、父はがっかりしてました。

「私は、着替えなければならなくなったことに腹を立ててましたが、でも私はずっとそういうふうに育てられたんです。父はこう言ってました。『ああ、パパとママはちょっとばかり変かもしれない。だが、わしたちがおまえにどれほどしてあげたか考えてごらん』。私はいつも何にも言わない母に腹を立てていました。彼女はいつでも私が正しいことを知ってました。でも決して何も言いませんでした。母はいつもすごい意気地なしでした。」

「父は離婚のことなんか一度も考えたことがありませんでした。彼は、一度結婚すると、それが一生続くと思ってました。父が心の中では母を誰よりも愛してることを私は知っています。奇妙なことですけど、父はそれを表現できないんです。でも私にはわかります。私は子どものころ、私はいつも父と母がケンカをしている声を聞いたのを覚えています。母がいつものように泣いていたとき、私はよく『どうしてパパと離婚しちゃわないの？』って聞いたものでした。すると母の言い訳は、『私、今のお金持ちの生活スタイルが好きなの。ヨーロッパに毎年行くのが好きだし、夏の別荘があるのも、夏休みがとれるのも好き。もしも離婚したら、そういうこと全部なくなるわ』でした。」

こういうプレッシャーに対するバーバラの対応の一つが過食であった。彼女は強迫的摂食行動を、自分の心配と怒りの気持ちを麻痺させる手段として用い、食べたものを吐き出す行為を、太ってしまって愛されなくなるという恐怖から解放する手段に用いた。

彼女はまた、摂食障害を持つ女性たちが示す、成熟することに対する恐怖感といった、古典的な心理学的徴候も現しはじめた。いろいろな意味で、バーバラは自分が成長し、母親が経験しているような大人の既婚女性としての事柄に直面することを恐れていた。バーバラは女性が社会でどのように価値のない存在として扱われるか、理解していた。ナンシー・チョドロウが言っているように、「女性らしさからの逃走は、女性としてのアイデンティティの不確かさからの逃走ではなく、不確かであることを知ることからの逃走なのだ」[13]。成熟する代わりに、彼女は子どもの役割を演ずることを好んだ。空想物語を作り上げ、遊び場でブランコに乗って遊んでいるのだった。彼女が言うように、「私はいつもぼやっとしていました。ぜんぜん大人にならないってことです。私が大学に入学するために家を出る前の晩、母は私に行かなきゃいけないわけではないのよって言いました。『あなたは私の大事な宝物よ。大学なんか行かなくたっていいのよ』というようなことを言いました。」[14]

バーバラの家族内部にさまざまな病理があるのは明らかである。しかし、バーバラの摂食問題は、その問題の背景を認識せずには完全に理解することはできない。私たちの文化が当然としていることが、父親の、娘たちと妻が細く完璧であるべきだという要求にはっきり現れている。

家族がどのようにしてその家族の娘たちをスリム教に入信させるのか、家族環境のどれか一つの要因だけを取り上げて説明するのは不可能である。なかには、娘たちの身体イメージの問題を強調しないよう、避けようとする親もいる。しかし、私がインタビューした女子学生たちは、家族がこの文化的メッセージを伝えるのに使っているちょっとした方法を、たちどころに見破った。

母親は世間の文化的規範を伝える上での非常に重要な仲介者である。いくつかの研究が、母親自身の身体イメージとその食事行動がいかに娘に影響を与えるかに注目している。母親が痩せていなければならないという強迫観念に取り付かれ、常日頃ダイエットをしていることは、思春期の女の子が摂食障害を発症させる危険要因の一つと考えられる。[15]

パメラは、母親があれこれ心配することが、いかに娘の身体イメージと自尊心を低めるか、その極端な例を示してくれた。

私のママはいつも私がとってもずんぐりしてるって言ってました。ママは一五五センチで四二キロぐらいですから、いつもサイズ2とか4の服がぴったりです。それで、私ですけど、私はママの服のどれ一つもひじのところが通らないんです。私っておデブで、ママのおデブの娘だってことです。ママの近くにいたくないんです。ママはいつも美人に見え、いつも一番いい服を着る必要があります。私はママの隣にいると、ただただ自分が太りすぎているって感じるだけなんです。

ベティの母は常習的なダイエットを続けることによって、自分の娘が大人になる時期に、ある重要なメッセージを伝えていた。後に、大学生のとき、ベティは自分自身のやり方で、つまり過食症になることで、体重と食物に対する母親の態度をまねた。

ママは自分が太り過ぎだと考えてました。いつもダイエットをしてました。あれこれと新しいいろんなダイエット法を試し、私も一緒にダイエットしてました。ママは何冊ものダイエットの本に書いてあることや新しいローテーション・ダイエット法を試しました。ママの体重は増えたり減ったりしました。何キロか減ると、次にはその分戻りました。今のところは、ママは、『私もっと痩せたいけど、パパも私も、食べるのが好きなのよ』って言ってる段階にいます。二人はしょっちゅう外食するので、ダイエットを続けるなんて無理です。ですから、ママは現状を受け入れはじめてますけど、でも私は、ママはそれでも減量したがってるって思います。

ベティはどんなふうに、母親がたっぷりとした食事を支度したか説明してくれた。「私のきょうだいも父も食べるのが好きでした。いつも食卓には食べ物がたくさんあり、私たちはお代わりするのが普通でした。おじいちゃんは私たちがお皿を空にするとご褒美をくれました。今でも、私はお腹が減っていなくても、自分のお皿のものは全部食べなければならないような気がします。」

当然ながら、ベティはいつも自分の体重と身体イメージを大変気にしていた。「私はちっちゃなグラフを持っていて、それに従おうとしてます。グラフには身長と体格が載っていて、自分の体格が中ぐらいか、小さいかで〔で理想の体重が〕わかるんです。食べ物ごとに何カロリーあるか書いてあります。ママがそれをクリスマスのとき、靴下に入れてくれました。」

ベティは大学一年のとき、「ちょっとぽっちゃり」してきた、と父親が評するほど体重が増えた。彼女の過食症は大学二年生のとき、クリスマスパーティーのあとに始まった。

私は自分で吐いたんです。パーティーでずっとお酒を飲み続け、見境いなく食べました。私は自分でも、あんなにたくさん食べたなんて信じられませんでした。主にクッキーでした。自分が食べたものを吐き出せるなんて考えたこともありませんでした。でも試してみたらできました。私は一生懸命に体重を減らそうとしました。私は五〇キロでしたが、その体重を維持したかったんです。少しずつ体重が元に戻ってきました。私は胃袋から食べ物を全部、特にあの高カロリーの食べ物を追い出すために、吐きました。フィットネスクラブに加入する時間がなかったので、ジョギングをやってみました。でも運動をしているような気がしませんでした。私には単に体重が増えてるような感じしかせず、それでイライラして、もしも運動する時間がないなら、吐くしかないっていうのが答えだという気になりました。私はダイエットを試し、しばらくの間何も食べませんでした。その次にはたくさん食べるんです。丸一日何も食べないことなんてできません。そのことが私が吐く主な理由だと思います。なぜって、食べるのが好きだからです。

「痩せなさい」と「食べなさい」という二つの矛盾するメッセージの罠に陥って、ベティは過食を解決策として用いた。

母親たちは痩せよと言う文化的規範を調整し、若い娘たちが感じるであろうプレッシャーを軽減することもできる。ジョアンナは太り過ぎではなかったが、母親の態度をこのように話してくれた。

私の母が望むことのすべては、私が幸福であることでした。私は幸福であるかぎり、二〇〇キロ体重があってもかまわないんです。彼女はいつも私の健康に注意していて、外見にはそれほど気を使っていませんでした。それで、母の私に関するコメントは、私をプラスの方向に支援するものでした。私は母が私の外見について何かしら否定的な意見を述べたっていう記憶はほとんどありません。とても力になりました。母はこんなことをよく言っていました、『あなたはきれいな顔をしてるわ。あなたの手はきれいね』。母は、私の個人としての特質を見ていたのです。

たいていの場合、私の研究に出てくる女性たちの父親は、娘の身体イメージに関しては何も言わなかった。先に述べたバーバラの父親は例外である。マーシャの父親もそうだった。彼女の父はマーシャが細身で、満点であるよう望んでいた。「父はいつも私たちを展示品であるかのように眺めてました。父は他の人は私たちをそういうふうに見るだろうと考えていたんです」。母親は、マーシャが子どものころはとても太っていた。マーシャを太っていると言ったのは父だった。「父が私を太っていると言い出したのは、私が三歳のときでした。父は私に、よくこんな歌を歌って聞かせました。『あいつはごめんだ、おまえが欲しけりゃくれてやる、あいつは俺には太りすぎ』。私、それを聞くたび泣きました。とても怖かったんです。父は私の体重に嫌悪を感じていたんです。ちょうど母の体重にそう感じていたように。」

ジェシカの父親は、マーシャの父親と比べてずっと典型的だった。「私の容貌について父からあれこれ言われた記憶がありません。たとえば私がスカートをはくと、父は『おや、おまえにもちゃんと脚があったんだ』ぐらいで、そういう冗談を言うくらいでした。何にも否定的なことは言いませんでした。」

ヘレンの父親も無口だった。特別な機会に、一言か二言、言うことはあった。「父が何か言うのは、こういうときなんです。新しいドレスをダンスパーティー用に買って、父に着て見せたりすると、父はいつも『ああ、似合うよ』とか『すてきだ』とか言います。でも毎日毎日のことに関するかぎり、彼は決して何も言いませんでした。本当のことを言うと、父はなんて言っていいかわからなかったんだと思います。そういうタイプの質問は父が答えるものじゃなかったからです。父は、『私、どう?』って言われても、何を聞いているんだ、って思ったでしょう。」

文化的価値の仲介者としてきょうだいの果たす役割についての研究文献は、さらに少ない。しかし自分が身体についてどんなふうに考えるかに兄や姉が重要な影響を及ぼしうることは明らかである。

ジュディスの姉はジュディスの体重をからかった。「私の姉は私がきょうだいの中で一番大きかったので、そのことで私をからかいました。私は一番上の姉よりも八、九センチも背が高かったんです。それで私は、自分でも大きいって思ってました。私は身体が大きくなりはじめるのが早かったんです。姉は『あなたデブだわ』ってしょっちゅう言ってました。そう言われると私はすごく腹が立ちました。鏡を見て、『だけど、私、太ってなんかないわ！』と思ってました。」

きょうだいのライバル意識のせいで、キャティーの家族は互いにその身体上の特徴にレッテルを貼りあっていた。キャティーの場合は体重だった。

私の兄弟の一人は背が低く、私たちは彼をおちびさんって呼んでました。ジェフリイは歯並びが悪く、ジュディにはそばかすがありました。他の姉妹たちは鼻の形が変でした。一番上の姉のことを私たちはプリマドンナって呼んでました。いつも何でもかんでも身に付け、とてもよく似合ったからです。みんなあだ名を持ってました。私の五人のきょうだいは私のまわりで豚の鳴き声のまねをしました。私はとても感受性が高いんです。そのときは本当に気持ちが傷つきましたが、両親はぜんぜん気づきませんでした。両親が「キャティーは体重があるかもしれないけど、ちゃんとした人だし、あなたたちの姉で妹なんだから、そんなこと言ってはだめよ」って言ってくれなかったので、私はずっと悩みました。両親はそういうことは一度も言いませんでした。そのことは今でも腹が立ちます。

女の子たちが成長し家族を超えて世界が拡がると、友達や学校環境が、スリム教を促進する重要な仲介者の役割を引き受けるようになる。

## 大学という環境――食物と体重への強迫観念の苗床

私が調査したほとんどの女性たちが、自分たちの身体イメージと摂食パターンに大学生活が重大な影響を与えたと感じていた。[16] 彼女たちだけではない。全国の短大や大学で、在学生の摂食障害が劇的に増加したと報告されている。[16] 大学生における拒食神経症に関するいくつかの研究では、女子学生の六%から二五%がこの疾患にかかっていると報告している。[17] 過食症の有病率は %から一九%であり、二三%から八五%もが大食いをしている。[18] これらは別々の症状として集計されているけれども、若干の重なりがある。自分で自分を飢餓状態にするのは拒食症特有であるが、体重への強迫観念と極端なダイエットへの依存は拒食と過食の双方に共通し、拒食症にもよく大食のエピソードが見られる。「過食的拒食症」という新しい呼び名も、二つの症状の混合症状に対して提案されている。[19]

なぜ大学環境が体重への強迫的観念と摂食問題の発生を生む土壌になるのかについては、いくつかの理由がある。[20] 第一に、大学のキャンパスは中流階層と中の上の階層に属する人たちの領土だということだ。この階層の人々は女性が痩せていることに高い価値を置く。[21] マスメディア、特にテレビと雑誌の広告の発達とともに、突出した文化的メッセージとしてのスリム教は、階級や人種の違いを超えて拡がった。労働者階級出身の女性や民族的背景を持つ女性たちが多種多様な単科大学や総合大学に入学するようになればなるほど、彼女たちもますますこのメッセージに感じやすくなる。

第二に、大学生活は「準閉鎖的」環境を提供し、このことが社会的文化的圧力を増幅させる傾向がある。[22] 無謀な摂食が模倣、競争、あるいは連帯行動を通じて拡がりうる。過食は「獲得的行動パターン」であり、つまりそれは、大学生活のような環境の中で発生する「社会的感染」現象である、と言っている研究者もいる。

もう一つの重要な要因は、デートのときの身体的魅力の重要性である。寮やソロリティ［女子学生社交クラブ］などの閉鎖的な宿舎で暮らす学生たちは、たとえ異常な摂食行動をしてでも美しさに関する集団的基準に合わせよ、という圧力をしばしば感じる。[24] その結果、デートすることに学生が重要な関心を抱いているような学校では、過食症の発生率も高くなる。[25]

最近のある研究で、二つの大学の二三人の女子大生の追跡調査が行われた。一方の大学は白人学生が大多数で、もう一方は歴史的に圧倒的に黒人が多い。［入学後］時間が経てば経つほど彼女たちの「関心とエネルギーはますます大学の勉強から離れ、仲間集団に向けられていった。そこではラブロマンスが重要視されていた」。この研究を行った研究者たちは、仲間集団の文化が大学生年齢の女性たちにとって一番重要だ、と結論している。この文化の中核は、どのようにして異性と出会い、相手を魅了するかにある。研究者たちが言うところの、「性的オークション」で高値を獲得することである。女性が男性にとってどれほど魅力的かは、美人でスリムかどうかにかかっている。このことが仲間集団内での彼女の地位を決める、最も重要な要因である。学業成績は仲間集団では高く評価されず、仲間同士の毎日の大学生活では、何も重要な働きをしていない。[26]

## 大学での食べ方、「新入生の十ポンド」と悪循環

大学の勉強からつきあいに至るまで、そのストレスと緊張は、女子学生の体重問題を増幅する。なぜなら女性はしばしば食べ物を、自分を慰める手段、［問題への］対処の手段として用いるからだ。大学時代に増えた体重は、すでにスリムな身体という価値を教え込まれている風土の中では特に有害である。余分な体重は減量の努力に導き、新たな無謀な摂食の引き金となる。これが悪循環となる。ストレスが過食を導き、それが体重増加を導き、それが食事制限やエクササイズのしすぎを導き、もしもダイエットやエクササイズの効果が出なければ、それが、より大きなストレスを導く。たとえ体重コントロールがうまくいっても、減量状態をどうやって維持するかという心配がいっそうの過食、体重増加、などなどを導く引き金になりうる。

高校から大学に進学するという変わり目の時期に、女子学生の体重が増加するのは普通のことである。それは同時に彼女たちがダイエットを始めたり大食いを始めたと報告している時期でもある。「新入生の十ポンド［約5キログラム］」とは、新入生が一年目に増加させる体重であり、それは「がつがつ食い」と「寮でのへど吐き」と同様、新入生の文化的約束である[28]。私の調査対象者では、学生たちは六、七キロかそれ以上体重が増えたと言っている。それ程体重が増加しなかった学生もいるし、体重が減ったと言っていた学生もわずかながらいた[29]。

家から離れているという事実そのものが、食事パターンの規則性に影響を与える。食事の支度をし、栄養摂取を管理する両親がいないので、学生たちは忙しすぎて食べる暇がなかったり、あるいは普通以上に食べてしまう。

シャーロッテはこう言った。

食べるのを忘れちゃったりするんです。それから突然がつがつ食べるんです。家ではちゃんと食事のことに気づいて、よしっ、朝ご飯、昼ご飯、夕ご飯を食べよう、ってなるんです。それで家では食べ物のことは本気では考えないんです。大学では、今日だといくつも授業があって、今の時間まで食事ができません。今までとは違います。家では決まったパターンに慣れていて、普通はママが料理します。でもここでは、自分で支度しないといけません。とても不規則なんです。私、絶対食べ過ぎます。

カフェテリアの営業時間はしばしば、学生が食べたい時間と合わないことがある。朝食と夕食の時間帯が早すぎるという意見を言う学生もいた。学生はしばしば朝食を抜くし、「夕食を二度」とる学生もいる。ジュリアナの意見は典型的である。「家では、六時か六時半までは夕食を食べません。もしもっと早い時間に食べ、十一時まで起きてると、お腹が減ります。だからしょっちゅう宅配を注文するんです。それから私のルームメイトはジャンクフードを食べてました。私は今までポテトチップスとかそういう種類のものをたくさん食べるってことはなかったんです。でも彼女は食べてました。それで、自分のまわりに食べ物があるっていうことは、それを食べちゃうってことなんです。あっというまに体重が増えました。」

シャーナは私に、大学一年の間は、食べることは社会的なおつきあいだったと言った。「一年生のときには私の知っていた誰もが体重が増えたと思います。たぶん、少なくとも五キロです。食べることが、やらないといけないことみたいでした。食べることはとっても社交的なことでした。私は夜中に何回も、たくさんの人たちとピザとかそういうものを買いに繰り出したことを覚えています。普通はしないことですよね。」

ジューンは言った。「私、一年生の一学期中、ずっとタバコを吸ってました。一〇キロも体重が増えていたんです。でも、これからはそんなに食べないつもりです。タバコは吸うでしょう。今までのように大食いはしたくないです。ときどきは大食いすると思います。でも、一番おかしなことは、一年生のとき、すっかり体重が減って、拒食症そのものでした。自分を救うために、一週間ずっとダイエットをしました。そして、日曜は目に入るものを何でも食べる日です。気持ちが悪くなるまで食べました。それから月曜日は何も食べません。そのあとずっと日曜までダイエット、ダイエット、ダイエットでした。」

メリッサはアカデミックな環境にいて勉強しなければならないというプレッシャーに気づき、ときどきストレスに対抗するために食べ物を使った。彼女の過食症状は、しばしばレポート作成や試験の準備になかなか取りかかる気持ちになれないことが引き金になった。彼女はある夜、寮の部屋で起こった過食のエピソードを話してくれた。

私は自室にいました。レポートを書かなければなりませんでした。翌日が締め切りでした。下調べは終わっていました。下書きのメモも全部書き終わってました。私がしなければならなかったのは、本文を書くことだけでした。それは長いものではなかったんです。自分が何を書こうとしているかもわかってました。でもどうしてだか、そのレポートを書く気になれなかったんです。たぶん、私のレポートは大したできばえにはならないだろうって思いました。翌朝、診察室に行こうって考えました。どのぐらいのバカバカしい事柄が私の頭を通り抜けたかわかりません。テストのときには必ずこうなるんです。パソコンの前にずっと座っていましたが、夜の十一時までレポートは終わりませんでした。ただそこに座っていただけです。「私には書けない！」って考えてました。その夜、私はケーキ二切れとクッキー二つをがつがつ食べました。そのとき私は部屋に行ってドアに鍵をかけ、無茶食いし、吐きました。私はレポートを完成させ、そのあと一睡もしませんでした。次の朝、私は足踏みマシンで四五分間エクササイズをしました。

テスト期間中は学生寮全体の緊張が高まる。キャンディスは私にこう言った。「大学ではストレスからものを食べることってよくあるんです。そういうことをみんなするんです。『きゃぁ、勉強しないといけない週になっちゃった。詰め込まなくちゃ。外出は止めてなんか食べよう』。そして私たちみんな、そうするんです。」

アンは典型的な大食いパーティーの一部始終を、こう説明した。

みんなで輪になって座ります。夕食は抜きます。夕食の時間に勉強してたとか、料理がおいしそうに見えなかったとか、理由は何でもいいんです。そして誰かがお店に何か買いに行って、ポテトチップスをむしゃむしゃ食べはじめるっていうのが手順です。すると次に誰かが『そうだ、私、別の食べ物、一袋あるわ』

って言うんです。そしてそういうのが出てきます。それから次には、『こんなのはくずだわ。ピザを注文しましょうよ』って誰かが言うんです。でも、ピザが到着するころには、みんなまた別のものを食べてるんです。寮にはいつもジャンクフードがあって、食べてました。

学生たちがやっていたこのような無謀な摂食行動は、ストレスに対抗する一つのやり方だった。ある女子学生が私にこう言った。「高校では食べ物はあまり問題ではありませんでした。食べ物は大学で心理学的な問題になりました。私はよく大食いし、吐いてました。その理由は、ボーイフレンドが私にいやなことをしたからとか、次の日試験があるからとか、大学でひとりぼっちで本当に寂しいと感じたからとかでした。心理的な問題だったんです。」

普通、大食いは女性に体重増加の心配を抱かせるので、大食いのあとはみんなで吐くか個人的にダイエットしたりエクササイズしたりする。

サラは言った。「私は一週間、バカみたいに食べ、その次の週はぜんぜん何も食べないってことをよくしてました。私の大食いって、一日三食食べて、それから家に帰ってから目に入るもの何でも食べるんです。単に夕食を食べるっていうんじゃないんです。食卓に出ている料理の全部の種類を、二、三人分ぐらい食べるんです。週末には、ただただ食べ続けます。その次の週は、朝ご飯か昼ご飯は食べず、夕食にはブロッコリーをちょっとかアイスクリームサンデーを自分で作ります。栄養のことはあまり気にしません。」

ドーンは、集団でいるときにも嘔吐することがあると語った。「ルームメイトたちが食べ物を食べ尽くし、それから全員が吐き出そうとしたのを覚えています。全員がトイレに行って吐きました。私にはできませんでした。吐こうとしましたが、出てきませんでした。私は『こんなことばかげてる！』って思いました。それで、そういうことは二度としませんでした。」

## 長期にわたる影響

研究者たちにとってまだ明らかになっていないのは、大学生活が長期にわたって女性の身体イメージと摂食パターンに及ぼす影響である。高校から大学への移行期は、女性たちにとって特別に傷つきやすい時期だと思われる。彼女たちは親から独立すること、大人になること、自己意識を確立することという問題と取り組まなければならないからだ。そしてこの傷つきやすさが、無謀な摂食行動の始まりと関係する。[30] この時期、学生たちはデートや性交渉を持つゲームに、これまで以上に真剣に参加してゆく時期である。彼女たちの多くが、大学在学中に結婚相手に出会うことを期待している。私がインタビューした何人かの女子学生たちは、自分が魅力的ではないと感じ、ボーイフレンドを見つけられないことについての痛ましい話をしてくれた。ある女性は次のように語った。

私はその人が好きで、私たちは友達でした。ある日一緒に外出したとき、ばかな間違いをして彼にこう言ってしまったんです、『私があなたのことをどう思ってるか、知って欲しいの』。そしたら彼は言いました。

『君はシビル・シェパードとはぜんぜん違うじゃないか。』そのときは大ショックでしたが、今だったら笑えます。だって彼も絶対にブルース・ウィリスなんかじゃないからです〔共に有名な映画俳優で、「タクシードライバ」で共演した〕。でも、私は何も言えませんでした。そのときすごく傷ついて、彼の言葉が私の心に本当に大きな影響を与えたからです。それで、一八週間たらずのうちに一五キロも痩せました。

私は数人の女性について、高校三年生から大学四年生までの追跡調査を行った。学年が上になるほど、身体的魅力、社会的な意味での自信、自己主張、特に男性の間での人気に関する自尊心が低下したと述べた。この低下傾向と、食事パターンが次第に乱れるようになることに関係があることもわかった[31]。実際、大学四年間を通じて、食事パターンに問題があった女性たちは、食事パターンが正常だった女性や問題があっても改善した女性に比べて、時間とともに自我意識が縮小するというパターンを示していた。たとえば、ミリアムはこう言った。「自尊心が落ち込んでいったんです。私は公立高校からこの私立大学に来ました。誰もが本当にすごいお金持ちに思えました。みんな私立高校から来てます。以前は自分と同じような人たちに囲まれていて、私はとっても守られてました。一気に最悪の状態に落ち込んだんです。」

アイリーンは私にこういう話をした。「私、一年のとき、ひどい経験をしました。私が住んでいたところ、一緒に住んでいた人たちのせいなんです。そこで私は疎外感を感じました。もちろん体重が増えました。私、三人の女の子たちと住んでました。これまで一緒に住んだことのある女の子たちと同じで、三人ともそれぞれ食べることに問題を持っていました。その上、宿題が残っていても、自分の体重のことが気になって終えられそうもないってことがあるんです。それで、食べることが、その日を切り抜ける方法になるんです。」

ここには、単純な原因 - 結果関係は存在しない。ある一つの研究結果を一般化することは難しい。さらに調査を重ね、このような大学生時代の自尊心の低下の理由と、なぜそのことが特に摂食問題と関係しているかを探求する余地がある。これまでのこの種の研究から明らかになってきた一つの構図は、大学生活への移行が女性に関する伝統的なジェンダー・ステレオタイプを再生産する助けとなり、その結果、スリム教が繁栄する絶好の機会が作り出されるというものである。研究者の中には共学の大学環境が女子学生にとって「空［価値が存在しない］環境」[32]として働くのだと推測している人もいる。そういう環境では、女性役割のうちで最も伝統的な役割を除いては、どんな探求も励まされもしなければ止められもしない。女性たちのそれ以前の社会化の経験に照らせば、励ましの欠如だけでも、自我の発達にとって破壊的な結果をもたらしうる。ある研究者はこのように書いている。「男性と女性が学部生時代に、共通の教養科目や教養以外の科目の教育を受けたとしても、それらのカリキュラムは、行動、パーソナリティ、願望、達成目標における男性と女性のステレオタイプ的な違いを減ずるというより、むしろ保とうとするように思える。[33]」

## 摂食障害の文化的背景を理解する

以上をまとめると、無謀な摂食は心理病理学の兆候ではなく、女性であることを表現する「正常な」戦略の一つなのである。私が説明した若い女子学生に、摂食問題と関係する心理学的なトラウマや、生物化学的な欠陥が生じているという証拠があるかもしれないにせよ、そういう心理学的、生物学的理論は、もっと一般的な問題に目を向けていない。スリムであることへの文化的規範と個人の結びつきは、家族、学校、仲間によって仲介される。彼らは社会のメッセージを解釈し、尾ひれを付けるのである。

しかし、たとえばバーバラの父親に、妻と娘に対して発信している「若さを保ち、美しいままでいろ」というメッセージがもつ強い影響力に気づかせたり、家族がかかえている情緒的な問題に対処するためカウンセリングを受けさせるだけでは、十分ではないだろう。それではバーバラの身体イメージと摂食障害の問題は解決しないだろう。彼女の問題はもっと広いのであり、彼女の住んでいる世界によって、機会あるごとに強化されているのである。

# 第8章 スリム教への新人勧誘《リクルート》——少女、男性、エスニック集団*の女性たち

「雑誌やテレビでああいう細い人たちを見ると、『私もダイエット始めるぞ』って思うんです。私はあんなに細くないですから、あの人たちの着てるような服を着ても似合わないと思います。痩せようと思う理由は、ほとんどが、ちゃんとした服が着られるようになりたいからなんです。中学の友達の姿を見ると、雑誌から抜け出してきたみたいに見えます。」——ダーシー、十二歳

「美容整形を受ける男性が増加している。……五十代や六十代の男性の胸に脂肪が付き始めることほど、加齢と衰えと男らしい活力の低下を象徴するものはない。そうなると彼は地元のカントリークラブのプールに行って胸をはだけることができなくなる。そういう男たちがここに来て、胸や腹部の脂肪吸引を受けるのです。」——ボストンの形成外科医

［*エスニック集団　ここでは、アメリカに在住している、アフリカ系、アメリカインディアン、アジア系などの人々を指す。一般には自分たちの文化を持ち、同一民族であるという自覚を持っている集団のこと。］

「モデルって全員が金髪で青い目の完璧なアメリカ人で、みんな背が高くて痩せてます。」――ミッシェル、十五歳

## ティーン前の少女たちにスリム教を植え付ける

平均的なファッションモデルは白人で、身長一七八センチ、体重五〇キロである。アメリカの平均的なティーンエイジの女の子よりも一三・五キロほど軽く、およそ一五センチ背が高い[1]。モデルのような体型はかなり稀なのだが、このイメージは世間一般に非常によく知られているので、女の子たちがそれと自分を比べて、自分たちが「間違っている」と思わないでいるのは難しい。

少女たちは美容雑誌、テレビ、クラスメイト、両親、医者たちから痩せていることは価値のあることで、肥満は解消しなければならないというメッセージの集中攻撃を際限なく受けている。彼女たちの多くは、女性で白人で中流階級に属しているおかげで、前もってスリム教に入るべく教え込まれているのである。若い新規加入者の数が増えており、その人たちは、年齢層にかかわらず、この階層出身であるという証拠がますます増えている。最近のある調査によれば、思春期前の女の子たちでさえダイエットに夢中になり、なかにはその結果として成長が止まってしまった者もいる[2]。なぜそんなに太ることを怖

がるのだろうか。

これまでに見てきたように、若者たちのような影響を受けやすい集団に、身体に満足を覚えるような商品やサービスを買う必要があると説得すれば利益が上がる。ファッションと美容製品の広告キャンペーンは、ますます子どもをターゲットにするようになっている。[3] この種の産業はティーン前の子どもたちの購買力が上昇したことを十分に心得ている。ある研究者はこう説明している。「今日の親たちは、以前のどの世代の親よりも子どもにお金を使う。子どもや思春期の若者たちは、自由になる金をかつてないほどたくさん持っている。それを彼らはファッション、美容、娯楽、あるいはレジャーに使う。子どもたちは購入商品について幅広くさまざまな分野にわたって、親が何を買うかの決定権をふるうようになってきている。[4]」

こういった製品の多くは、身体の不安感を促進させることを直接的に狙っている。（私太ってるのかしら？　髪がふんわりしてるかしら？　肌にしみがあるかしら？）

子どもたちは、仲間集団の圧力とメディアのメッセージに敏感になる人生の発達段階にいるので、「どうすればいいのか」というメッセージを求めている。「どのように行動すべきかについてのガイドラインを求めて、若者たちは人気のメディアが提示するステレオタイプに特に敏感になる。彼らはとりわけ娯楽産業とファッション産業によって提供される価値観と理想像を、『若者文化』の中心的要素として受け止めやすい。[5]」

ティーンエイジ向けの雑誌は、少女たちが毎日何をすべきか、何を重要と考えるか、何が価値があることと考えるべきかを規定する強い決定力を持っている。このような雑誌によって、彼女たちは学校にいるときでさえ、身体への執着を持つよう社会化される。その全体としてのメッセージは、もしも美しくなり幸せになりたいなら、そしてボーイフレンドが欲しいならば、モデルのようにならなければならないというものである。

私がインタビューしたある若い女性はこう話してくれた。「雑誌はとても重要でした。ティーン時代は特にそうでした。いつでも、どうやってもっと痩せてもっとセクシーになるか、どうやって異性を引きつけるかっていう記事が載ってました。何もかもが、そういうことをテーマにしていました。」

一九九三年のティーン誌の新学期号の「ボーイ・アピール」［「男の子にウケルには」といった意味］という一〇ページの広告は、明らかなメッセージを伝えている。最初のページはこう始まる。「さあ新学期の始まり。この女の子たちは、勉強の準備——そして男の子たちへの準備も——完了！ 朝のメーキャップから学校、デートまで、この娘《こ》たちのようにやりましょう。元気はつらつの彼女たちがきれいに見えるためにどんなことをしているか、その秘密を探りましょう！」

その広告には一団の女の子たちが学校の階段に座って男の子グループに話しかけている写真が載っている。その後ろには、メーキャップ用の化粧用具、コンタクトレンズ、ヘアースプレーなど、さまざまな製品がぎっしり入った「カブードル™」（化粧道具を持ち運ぶためのプラスチックでできたキャリングケース）が見えている。記事の文章、宣伝文句、写真はどれも全部、少女たちが学校に行く前、学校で、学校が終わってから、どんなふうに美容手順を実行すればよいかを説明している。

たとえば、

クリスティは朝、学校に行く前にトライブ［商品名］をシュッと吹きかけます。もう一度使わなければならないときのために、学校のロッカーに入れておきます。特に、学校で本当にかっこいい男の子に初めて出会ったときのためです。バラ、ユリ、ジャスミン、オレンジの花の香りをブレンドしたトライブを、クリスティはすっかり気に入って手放せません！

広告の最後のページには、マリーとホリーが学校から帰宅する場面が出ている。

学校が終わった（やっと！）。それでマリーとホリーは男の子との放課後デートに行くところです。二人ともどこに行くにもカブードルを持って行きます。マリーの持っているシグニチャー［アメリカの高級ブランド］の旅行かばん型カブードルは、形もデザインもオールAの製品で、薄くて持ち歩きやすく、しかも彼女のお気に入りの化粧用品が全部入る余裕があります。ホリーは二つの開閉トレイと鏡のついているシグニチャーのカブードルを選びました。これがあると朝から夜まで、必要なものを何でも持ち歩けます。ホリーは自分の生活の全部をこの中に入れているんです！

学校でオールAの成績をとることは、形もデザインもオールAの旅行かばん型カブードルを買うほどにはすてきなことではないかもしれない。実際、次の広告は、女の子たちに対して、猛勉強して男の子たちと疎遠にならないよう注意すべきだというメッセージをはっきりと発信している。

ジャミソンは何日間も、同じクラスのマリサを見つめていたけれど、彼女はいつも本を読んでいました。彼がとうとう彼女に思い切ってデートを申し込むと、マリサはメガネを外して「いいわ！」といいます。マリサは日中のメガネ姿から、ボシュロム社のメダリスト［商品名］コンタクトレンズをつけて、夜には「フレームなし」になり、その夕べ一番のきれいな目になるのです。

この広告はマリサに、コンタクトレンズを買わねばならない理由を両親に納得させるためのヒントも与えている。

「必ず痩せる」というのもまた、ティーンエイジ向け雑誌の大きな部分を占めている。そのメッセージは、スリムであることを愛と幸福に結びつけており、しばしば、異性を引きつけるために正しい身体を持つという視点からのみ書かれている。ダイエット商品と減量商品が、次の「ニューシェイプTM」の広告のように、こういう雑誌の通販ページを埋め尽くしている。

どんな学校にも男の子たちが目を離すことができないほど美人でセクシーな女の子がいます。どこに行こうと、かっこいい男の子たちに囲まれている女の子です。そういう娘はどんな男の子でも手に入れられます。あなたもすぐにそうなれるかもしれません！　さあ、今すぐ、あなたも男の子たちが好きな、女の子たちが羨むような身体になれます。細く、足も腿もすらっとすてきな形で、お尻は引き締まり、ウエストはくびれ、セクシーになり、魅力のポイントとなる箇所のすべてがどきどきするような曲線になります。「ニューシェイプ」は、あなたの余分な脂肪を取り去るお手伝いをするだけではありません。素晴らしい体型を作り、身体を引き締めるお手伝いもするんです。これはあなた自身の特別なニーズに合わせて変更できる、全体的なシェープアップププログラムです。……たるんで困っている部分を変え、しかも、体の良い部分は維持できるんです。

ティーンエイジ向け雑誌のイメージがほっそりした理想体型を描き出しているだけでなく、教育用教材もこの傾向を反映している。一九九二年に行われた、小学校三年生用教科書の挿し絵の研究では、一九〇〇年以降十年ごとに、教科書の少女の身体イメージはだんだん細くなっている。この研究はジェンダーをはっきり区別できるよう、子どもの全身を描いた挿し絵を調べている。男の子の身体イメージには重要な変化の傾向はなかった。[6]

## ティーン前世代の太ることへの恐怖

医学界は、丸々と太った健康な赤ちゃんという古くからのイメージに疑いを投げ掛けることによって、子どもの肥満が過度に恐れられるようになるきっかけを作ったかもしれない。一九六〇年代後半に行われたネズミの摂食パターンの研究から、身体の脂肪細胞の数が小さいころの過食に影響されることが明らかになった。[7] 医者と栄養学者たちはこの研究成果を人間に当てはめ、親たちに、乳幼児に食べさせすぎると、長期間にわたる体重問題のリスクにさらすかもしれないと述べた。[8] 歴史家のロベルタ・セイドはこう言っている。

このような研究結果は、なぜ肥満の子どもたちがそんなにしばしば肥満の大人の家で育っているのか、なぜそんなに多くのアメリカ人が食欲をコントロールできないのかを説明しているように思える。彼らの過剰な肥満細胞がそうさせないのだ。このもっともな理論は、アメリカにとって主要な健康問題への対処法として長期的治療法があるということを示唆した。太った大人たちは治療が難しいかもしれないが、若い世代は太り過ぎの親たちが味わっている苦しみを免れることができるかもしれない。[9]

そうこうするうち研究者たちは、ネズミの研究[10]から得られた結果を人間に当てはめるのは妥当ではないことに気づいた。しかしそれは小児科の専門家たちや大衆向けの新聞が、子どもを持つ親たちの間に脂肪細胞の恐怖を広めたあとだった。[11] セイドが言っているように、この恐怖は新しいマーケットを作り出し、小児のためのさまざまな減量本が大量に出版され、子どものための減量キャンプ〔合宿訓練〕があちこちにできた。[12]

ティーン前の子どもたちとティーンエイジャーのための「肥満キャンプ」〔減量キャンプと同じ〕は、大人向けの減量コースに似た代物である。そういうキャンプの宣伝文句を見ると、キャンプの主催者たちが、子どもたちにとって最も重要な問題は太っていることの社会的帰結であるということをどんなによく理解しているかがわかる。「エリカ（十五歳）、九七キロ、一六三センチはキャメロット・キャンプについて調べてみました。太っているのがとてもいやになったからです。冷やかされたり、『デブ』とか『脂身』とか呼ばれるのがいやでした。彼女は鏡を見るのがいやでした。そこに映っている顔が大嫌いで、枕のように丸々した顔を殴り、ほお骨が見えないかと懸命に探し、心の中で『あんたなんか嫌い、あんたなんか嫌い、太りすぎてる！』って叫んだものでした。」

キャンプで一一キロ減った後、「エリカはさらに体重を減らしました。……彼女のクラスメイトは学校で彼女を見たとき、『本当にショックを受けました』。なぜなら『私は完全に別人になっていたからです』。彼女は髪型を変え、化粧法を変えました。今は『私とずっと一緒にいてくれる』ボーイフレンドができることを期待しています。」

痩せたことのご褒美は、社会的に受け入れられること、つまり「新しい姿、新しいあなた」になることであり、「今までよりも細くすっきりした自分」に、今までよりよい気分になれることである。しかし、自尊心をあまりにも密接に体重と肉体的な容貌に結びつけているので、この態度はまた、心理的にダメージの大きい体重増加と自己嫌悪の悪循環に入り込んでしまう下地ともなりかねない。リマーキャンプで体重を減らし、「自尊心を向上」させた少女は、自宅に戻って体重が多少でも戻ると、自分は価値がないと感じてしまう危険がある。

いくつかの研究が、文化という鏡が少女たちの身体のサイズと体重についての認識をどれほど早くから歪め始めるかを明らかにしている。子どもたちは特定の体型と大きさに対する明確な好みを持つようになる。[13] ある研究で、六歳から九歳までに、子どもたちに三つの異なった身体の影絵――細身、普通、太っている――を見せて、その特徴を述べてもらった。その結果は「男女ともにすべての体格の子どもがスポーツ選手タイプ、つまり細身の体格に対する強い好みと、ぽっちゃり太った体格への嫌悪を示した」。さらに、このような体格に対する好みは、「遊び仲間の選択や対人関係、および子どもたちや思春期の子どもたち同士における威信と関連があった」[14]。研究結果は少年少女や思春期の子どもたちの間に肥満に対する過度の関心があることも明らかにした。一九八六年に行われた中程度の収入の家庭の九歳から十八歳までの男女についての研究では、驚くべき結果が明らかになった。少女たちの五〇%以上が自分を太っていると考えていたが、全国調査の身長と体重のデータによれば、調査対象となった女の子の一五%しか太り過ぎだとはみなされなかったのである[15]。さらに、同じ研究で、九歳の女の子の三一%が自分は現在太り過ぎだと考えているか、またはこれから太りすぎるのではないかと恐れていた。十歳の女の子の八一%がダイエットをしていると答えた[16]。それ以外の年齢グループの中では、ダイエットをしている女の子の数は四六%から八九%だった[17]。別の研究によれば、五歳ないし六歳の女の子でも体重が増えることを恐れているようだ[18]。私のインタビューに答えてくれた大学生の一人ローレンは、次のような思い出を語ってくれた。

私は歳のわりには体が大きく、みんな私をマンガの太ったアヒルの名前から、ベイビー・ヒューイ［ディズニーマンガに出てくるドナルドダックの三つ子の甥の一人］って呼んでました。これがいつだって自分の印象でした。本当の太っちょです。六歳のとき、私は自分は身体が大きいって感じたことを覚えてます。身の毛がよだちました。バレエのクラスで、他の女の子みたいに小さくてかわいくなりたかったからです。今そのころの写真を見ると、問題ないんです。私はかわいいちっちゃな女の子でした。でもそのころは、そういうふうには思えませんでした。

ペディアトリクス［アメリカ小児科医学会の専門雑誌］の一九八八年の記事が、ローレンの意見を裏づけている。

……思春期の少女と女性たちは魅力についてのある観念を持っているが、それは普通、生物学的現実とは一致していない。言い換えると、健康な身体についての通常の基準は何千人もの人々を実測したデータにもとづいている。統計学的および臨床的に定義された正常値の幅が算出されている。多くの思春期の少女がその行動によってわれわれに訴えていることは、彼女たちは、生物学的現実も適正体重についての医学的な基準も受け入れていないということである。[19]

ティーン前の子どもの拒食神経症の症例がいくつか報告されているが、摂食障害はこの低年齢層には広く拡がってはいない。しかし、この年齢層の女の子たちの間でも、極端なダイエットがきわめて普通に行われている。[20]たくさんの研究[21]が、普通の体格の少女たちの間に「太ることへの恐怖」が存在していることを証明している。栄養についての知識もあり、体重が「正常」であると知っているにもかかわらず、この恐怖は存在するのである。ある研究によれば、体重が標準以下の思春期の女子の五〇％以上が太ることを極端に恐れており、食事で基本的な栄養をとるべきことを知ってはいてもそうしていないと言っている。[22]極端なダイエットをしている少女たちは「栄養不足による矮性化《わいしょうか》」のリスクを冒しているという証拠も出ている。貧しい食事のせいで体格が小さいままで、思春期になるのが遅れるのである。[23]ニューズウィーク誌によれば、十三歳の女の子たちが「ダイエットゼリー」や「ポップコーン・ダイエット」のようなダイエット法に従っている。[24]実際に、自分から進んで栄養失調になる健康問題が、臨床小児科治療において懸念されている。[25]

マスメディアが少女たちに文化的に好ましい身体イメージを提供している一方で、家族と遊び仲間たちも、少女たちがどのようにして肯定的ないし否定的な自己イメージを獲得するかに（「正しい身体になる」で見たように）、大変重要な役割を果たしている。私がインタビューした女性たちの多くはきょうだい、友人、両親（特に父親）の批判や否定的なコメントについて述べた。いくつかのケースでは、そのような批判が彼女たちの自尊心に長期にわたる影響を及ぼしていた。

ドナは私にこう話してくれた。「パパはいつも私をおデブさんて呼んでました。自分では太ってることなんて気づかなかったろうと思います。太った子として大きくなっていくのはつらいことでした。パパは、私が太ってることをとても嫌がってました。私が痩せるよう望んでました。」

少年たちやドナの仲間たちもまた、彼女の身体に関するメッセージを彼女に送っていた。ドナは中学一年のとき、特別なトラウマを経験した。

私、とってもかっこいい男の子とつきあっていて、世界一幸せだっていう気持ちでした。彼の友達が彼に意地悪しはじめました。私が太っていたし、学校で一番成績が良い女子だったからです。一番デブで一番頭がいい女の子となんかつきあうなって。それで彼、私とつきあうのを止めました。お互い、好きだって告白してたのにです。今でも彼は、私があんなふうに好きになったただ一人の男性です。でも私を捨てたんです。まったく思ってもみなかったことでした。本当につらかったです。なぜって、彼は私を捨てただけでなく、自分の友達全部にも、私につらくあたるように仕向けたからです。彼がそうしたんだと思います。私に冷たい仕打ちをしたのは彼だけではなかったからです。私は完全に仲間外れにされたんです。今度は単に太っているというだけでなく、頭がいいという理由で。

## 「どうして私の身体はこうなったのかしら」――思春期のはじまり

何人かの研究者が、少女たちの体重、身体イメージ、食事に関する問題は思春期の開始と密接に関連していると示唆している。思春期になると体脂肪が二〇％から三〇％増加するのである。[26] 成熟と出産には決定的に重要だが、[27] 多くのティーンエイジ前半の少女たちは、この正常な体重増加を嫌悪すべきものとみなしている。私がインタビューした多くの大学生は、人生におけるこの時期を苦痛ととまどいの気持ちとともに思い出した。

私、高校一年のとき初めて生理になりました。どこか悪いのかと思いました。大体は知ってましたけど、誰も私の身体がどうしてそうなるのか、きちんと説明してくれませんでした。最初は恥ずかしかったです。

胸が大きくなり始めたのは十二歳のときでした。そのことがいやでした。私の妹はまだでしたし、私の姉もまだだったんです。最初は太ったんだと思いました。絶対に太りたくなかったんです。

身体が変化し発育し始めると、仲間同士での比較が特に重要になる。私がインタビューした女性の多くは、この時期、自分が「男の子たちの一人」であるような気はしなかったが、自分が女の子の一人だとも絶対思わなかったと言った。自分は単に、男の子のすることをしたいと思っていた女の子だった、と話してくれた女性もいた。

マリーはこんなことを思い出した。

私、小さかったころは女の子とよりもずっとたくさん男の子たちと遊んでいました。たとえば、女の子たちがお人形さん遊びをしたいとか思ってるとき、私はいつも『外で遊ぼう』って言うんです。そして外に出てブランコに乗ったりしてました。ある日、母が学校に来ました。先生に呼ばれたんだと思います。母は私を引っ張ってすべり台から引き離しました。すべり台で男の子たちと遊んでいたからです。母は二度と男の子と遊んではいけないと言いました。どうしてって聞くと、母は「だめだからだめなのよ」って言いました。

母はパーティーのときはいつも私にドレスを着せました。私のためのパーティーのときは特にそうでした。私は足をバタバタさせ、泣き叫んで反抗しました。でも母は私にドレスを着せました。私は自分の部屋に行って、好きなパンツに着替えたんです。そのころには、私はそうしても母は何もできないことを知ってました。なぜなら、もしも私にまたドレスを着せようとすれば大騒ぎになるだろうし、彼女はそんなことにしたくはなかったんです。特に私のパーティーのときは。

おてんば娘だったり女性としてのアイデンティティを否定して、しばらくの間、女性役割の圧力から身を守る少女たちもいる。ファッションや身体イメージや「男の子に対するアピール」に気を使うことから免除される。だが彼女たちのほとんどにとって、それは一時的でしかない。この社会で女性であることに含まれているもろもろに屈服するのを、ほんの少し遅らせるだけでしかないのだ。

## 男性とその身体

男性、特に若い男性たちは、身体がどうあらねばならないかについてメディアの提供するイメージには悩まされていないように見える。私生活ばかりでなく、大学や職場における人間関係においてもそうである。私がインタビューしたジムとケンは大学生年齢の男性である。以下は、「女性は男性より体重を気にしていると思いますか」という質問に対する、彼らの答えである。

**ジム**　「女性は男性より体重を気にしています。男性は気にする必要はありません。ただ、スポーツをするときだけは男性も本当に体重を気にすると思います。僕は泳ぐときは、体重が気になります。それ以外の場合は、体重のことなんか考えません。水泳シーズンでない時期には、キャンディバー［日本で市販されているものだと「スニッカーズ」などのチョコレート菓子］をガブリで、体重のことなんか考えません。僕は、誰か女の子が、僕をかっこいいと思ってるという理由で、その人と結婚するつもりはありません。結婚したいからといって、こういう姿にならなきゃと努力しようとは思わないからです。絶対ごめんです。」

**ケン**　「伝統的に男性は女性よりもスポーツをします。だから体重を監視しなければならないという問題はないんです。メディアやモデルたちは女性たちに痛々しいほど細くなれという圧力をかけています。男性には反対に、強くて筋肉たくましい男になれっていうんですけどね。」

肉体的に魅力的であることとの報奨は、男性は女性よりも少ない。多数の太り過ぎの女性と男性にインタビューを行った社会学者のマーシャ・ミルマンは、次のように述べている。

私たちの文化では、太っていることは、自己イメージ、社会的アイデンティティ、他者からどう扱われるかに関して、男性よりも女性により大きな影響を与える。……世間の基準より九〇キロも重い男性たちでさえ、太っていることは人生にとってあまり重要なことではないと言った。彼らは太り過ぎのことはあまり考えていないようであり、仕事やプライベートな人間関係でも悩みの種になることはないと主張した。[28]

この肥満の男女についての研究でミルマンは、男性は自分の姿形を「心理的な問題にする」ことはせず、体重を個人的問題とも情緒的問題ともみなしていない、と述べている。マーシャがインタビューした男性たちにとって重要だったのは、太ることによってもたらされる健康上の問題であった。[29]しかし、複雑な社会的な力が、男性のこういう図式も変えつつある。

## 男性消費者の出現

すべてのアメリカ人が生産よりも消費により多くの関心を持つようになるにつれて、「女性だけでなく男性もますます、仕事における業績よりも、メディアが提供する魅力的であることのイメージにどれだけ合致しているかという尺度で評価されるようになるだろう」[30]。最近行われた、過去二十年間の男性雑誌の記事についての研究は「減量をテーマとした記事が統計的に増加している傾向」があることを指摘し、男性がますます外見を気にするようになっている、と述べている[31]。

男性の身体への強迫観念と不安をあおることによって、莫大な利益が得られる可能性がある。したがって、この数年来男性の身体ケア関連製品のマーケットが劇的に成長したことも驚くにあたらない。ダイエット産業と化粧品産業は男性の体重と外見についての不安感を餌食にするマーケティング戦略を発達させている。いくつかのダイエット飲料と減量商品は男性マーケットを狙いとしている[32]。女性用化粧品で広く知られているエスティローダー社とエリザベスアーデン社は、何年にもわたって男性用のさまざまなスキンケア用品を提供してきた。

ある事情通は次のように言っている。

……過去数年間、広告に登場する男性数の増加と、特に男性読者向きに編集された雑誌数の増加が見られる。

美男子の典型のような男たちが牛乳、自動車、食品、およびさまざまな消費財の広告をしている。男性雑誌は、背の高い、日焼けした、整った容姿の男性ファッションモデルで一杯で、男性用香水のマーケットさえも成り立つようになった[33]。

## 男性に拡がる身体への不満感

このようなマーケット戦略はうまくいくだろう。なぜならば、男性はますます自分の体重と身体イメージに不満を抱くようになっているからだ。そのことを示すデータが、一九七二年と一九八七年に行われた二つの調査から得られている。「一九七二年には男性と女性の一三%が自分の身長に不満だったが、この割合は一九八七年には男性では二〇%、女性で一七%に上昇した。［一九七二年には］約一〇%が自分の顔に不満だったが、一九八七年にはそれが二倍の二〇%になった。体重はさらに問題である。一九七二年には男性の三五%、女性の四八%が自分の体重に不満だったが、これが一九八七年にはそれぞれ四一%と五五%に増加した[34]」。これらの研究結果が示しているのは、男性と女性の両方に、自分の身体について高い不満感があるということである。われわれの文化はあいかわらず、大部分の女性に痩せて魅力的に見えるようになるよう勧めているけれども、男性もまた標的として狙われているのである[35]。

男性も女性も魅力的であることがますます強調されるようになっているが、この傾向はすらっとした身体と健康を関連づける医学界によって増幅されている。

西洋社会は今日、重要な健康増進活動としてライフスタイルの変更と自己管理をかつてなかったほど強調している。病気の苦しみは感染症から心臓血管障害、交通事故、ガンに移り、その多くは行動を変えることによって防止可能だと考えられている。健康そうに見えることは健康という好ましい状態の外面的な現れであるから、身体はその人がどれほど自己是正的な行動をとっているかを象徴しているのである[36]。

男性がますます外見に注意を払うようになっているもう一つの重要な理由は、ジェンダー役割の性質が変化していることだ。伝統的には、「女性は男性の社会的業績（富と権力）に惹かれ、そして単に彼が男だからという理由で男性に魅力を感じるのであり、彼が、彼女にとって魅力的に見えるよう何か努力したからではないと考えられていた[37]」。今日、女性たちはある程度の経済力と権威ある地位を獲得しつつあり、社会内での権力バランスを変えはじめている。著名な心理学者でかつ摂食障害の専門家であるジュディス・ロビンは、次のように書いている。

男性の外見に対する関心もジェンダー役割とジェンダー役割期待の変化に影響されているように思える。かつて男性はその職業、興味関心、あるいは一定のパーソナリティ上の特徴によって男らしさを確認することができた。歴史家のマーク・ガーゾンの著書、『英雄の選択――変わりゆくアメリカの男らしさの代表たち』によれば、歴史を通じて、五つの伝統的な男らしさの典型が存在した。兵士、開拓者、専門家、一家の稼ぎ手、および君主である。開拓者と君主にはもはや誰もなることができないし、専門家と一家の稼ぎ手はもはや男性のみに限られない。そうすると男たちは強くて、筋肉で身を固めた身体を持つ兵士モデルに飛びつこうとするだろう。彼らは、子どものころから抱いていた男のイメージとして残されている選択可能な［兵士］モデルと一体化しようと、過大に、無意識に試みる[38]。

## 手術メスの下に横たわる男たち

身体への不満感はある男性たちに思い切った手段をとらせている。何らかの美容整形を受ける数はなおも女性のほうが男性より七対一の割合で多いが、男性も次第にかっこ良く見えるようになるために美容整形という手段を選びはじめている。ウトン・リーダー誌は次のように報じている。「過去四年間に、美容整形術を受けた男性の数は五〇％増加したと見積もられている。いくつかの有名な形成外科医院は、患者の三〇％が男性であると報告している[39]」。人口全体が高齢化するにつれて、かつては若く、自分の身体イメージに自信を持っていた男性たちも女性と同じように、自分の価値が落ちるという恐怖を感じるようになるかもしれない。

私はある繁盛している形成外科医に、なぜ女性が美容整形を求める人の大多数を占め続け、かつ、男性の手術統計が増えているのかについて、彼の見解を尋ねてみた。彼はこう答えた。

人々はあいかわらず男性と女性を同じには見ていません。男性に関する美的要求が女性に対して要求され続けているものと同じになるまでは、女性のほうが男性よりも多く美容整形に頼ってこの圧力に対応しようとするでしょう。しかし、実際に、美容整形を受ける男性の数は増加しています。私が把握している一番の共通の理由は、経済的なものです。経済的豊かさの階段を登っているのは男性であり、普通、彼らは五十歳代、六十歳代に最も大きな経済的成功を獲得します。そうなると、今度は自分の力と社会的地位に見合った肉体的な外見が欲しくなります。彼らは肉体的に引き締まっていなければならず、皮膚がたるんでいてはならず、弱さを思わせるようなものは何一つとして持っていてはならないのです。彼らの外見が彼らの力を維持します。なぜなら私たちは皆、容貌が元気に見えるかどうかで判断されるからです。このことは男性によりよく当てはまります。なぜならこの社会は、女性によりも男性に対して経済的な報酬を多く与えるからです。五十歳の女性が受診に来て、手術を受けるのに男性と同じ理由――自分は仕事の上で高い地位を維持したいと考えているが、若く見えなければ、その地位を失ってしまうと思う、だから手術を受けたい――を述べたとしても、私はたいていの女性が手術を受ける理由は自尊心だと思います。歳をとるにつれ、女性は自尊心が縮小していきます。それで彼女たちは、失ってしまった何かを取り戻したいと思うのです。

この医師はさらにこう続けた。「男性と女性では、選ぶ美容整形の順序が異なります。女性は最初まずウエストを細くし、次にヒップ、腿、尻といき、さらには足首を細くすることまでします。私は腿の脂肪吸引をしてくれと依頼する男性に出会ったことがありません。男性は太鼓腹と胸のぜい肉に強迫観念を持っています。」

## 男性のダイエットと摂食障害

ロベルタ・セイドはこう言っている。歴史的に、「男性は簡単にはダイエットに引き込まれることはなかった。なぜなら、大きな強い身体が男らしくセクシーだという根強い信念があったからだ。たとえ、実際にはあまり強くなくとも、大きな身体は力があり性的な活力を持っているという幻想を抱かせていた」[40]。自分の体重に不満を持っている多くの男性たちは、その問題にエクササイズで対処しようとしているものの[41]、ダイエットをする男性の数が増えている証拠がある。「すでにダイエット・ソフトドリンクやライト・ビールなどのダイエット食品が男優やスポーツ選手らによって宣伝され販売されている。男性はついに、間違った食物を食べるのは非道徳的だと感じるようになってしまったのである」。研究者たちは、もしもこのような傾向が続けば、「今後十年間に男性の体重問題が爆発的に増えるだろう」と指摘している[42]。

こういう傾向があるので、スリム教が男性にも拡がるだろうと予想することができる。多くの調査データは、男性の摂食障害はなおも女性と比べると稀であることを示しており、女性対男性の割合は九対一である[43]。しかし、「今日、専門家たちは、一九九〇年代には、医師や社会が認識しているよりもずっと多くの少年と男性がこの問題で悩んでいると信じている」[44]。ジュディス・ロビンは、男性たちがいかに肉体的外見に対する不安を押さえ込もうとしているかについて述べている。「おそらく男性は、身体イメージに不安を持っていることを秘密にしておこうとするでしょう。男性が外見のことを考え、それを心配するということは、女性に比べて社会的にあまり受け入れられていません。男性は自分の身体に不安を持つことを、男性らしくないことと感じ、それゆえとまどい、恥ずかしく思うのです。[45]」

ある心理学者によれば、「過食はわれわれが考えるより多くの男性の間に拡がっているかもしれない。なぜなら、過食症は隠しやすい病気だし、男性は治療に来たがらないからである。[46]」

男性の摂食障害症状を軽視し診断を誤れば、多くの患者を悪化させるだろう。ウォールストリート・ジャーナル誌に一九九三年に載った「パトリック」の症例がよい例である。[47]パトリックは九年の間、絶食と、大食いをくり返しては一日に三、四時間もエクササイズするという生活を孤独に繰り返してきた。彼の家族がそのことを問題にするようになるまで、それほど長い時間がかかった。だから彼が拒食症と過食症にかかっていることを誰も知らなかった。パトリックはよく、昼食のあとカロリーを帳消しにするためオフィスのトイレに鍵をかけて美容体操に励んでいたのに、彼が働いていた……銀行の同僚たちはまったく知らなかった。ときどき、彼は背広姿で一二階ある会社の階段を駆け上がったり駆け下りたりしていた。銀行の誰一人として、彼がどんなふうに見えるか、どんなふうに行動しているかを彼に言ったものはいなかった。……太り過ぎの同僚の何人かは彼の私的な苦悩には気づかずに、「俺の肉を少し君にあげたいよ」とよく言っていた。[48]パトリックが集団セラピーに加わったときも男性は彼ただ一人で、「そこの女性たちは、彼が問題をかかえていることを認めないか、侵入してきたことを非難するかだった」[49]。パトリックは最後には摂食障害の治療に専念するために銀行を辞めた。彼は今、とても痩せていたときの写真を眺め、当時の自分の姿を「とてもかよわく、歳とった男に見える」と言っている[50]。男性がますます［身体的］魅力の追及へと引き込まれつつあるのは明らかである。しかしだからといって、スリム教が無差別の勧誘に乗り出したというわけではない。減量を極端な形で開始したい衝動は、一般には男性には内在しない。たとえば、男性がもつダイエットへの関心は、女性よりはるかに少ないという証拠がある。大学生年齢の男女を対象に行われたある研究で、調査対象となった女子学生の六七％が、少なくともある期間ダイエットをしており、他方、男性は二五％しかしていなかった[51]。

男性は［体重が］「重い」という言葉を男らしさと等しい意味で使う傾向がある。「男性は体格を大変気にし、広く受け入れられている肉体的な魅力を持ったタイプ、つまり男らしいメゾモーフ［中胚葉型のがっちりした体格の人］になりたいと熱望する[52]」。男性／女性、精神／身体という二分法の中には、男性の、力を持ち支配的でありたいという欲求と関連するものが含まれている。ある研究者はこう言っている。「われわれは男らしいがっちりした体格が理想だと思っている。なぜならそれは文化的な男らしさ観と男性の性役割と密接に結びついているからであり、男性というものは力があり、強く、ものごとに効果的に対応でき、支配的で破壊的にさえなりうると規定するのである[53]。」

## 男性サブグループ

スリムな身体の追及者に改宗する男性の大部分は、特定のサブグループのメンバーである。体重制限を要求する特定のスポーツ（たとえばレスリングや競馬など）をしている男性たちは摂食問題の危険が他の人より大きいと言えるだろう。[54] ある研究によれば、ゲイ文化の中では外見（体格から衣服にいたるまで）が重要なので、ゲイの男性はさらに危険度が高い可能性がある。[55] デイビッド・クロフォードは彼の著作、『痛みを和らげる――ゲイ男性の強迫的摂食障害からの回復』において、ゲイ社会では肉体的な魅力が重要であることを力説している。「われわれはある程度、女性が自らに押しつけてきたイメージと自分自身を同一視することができる。自分自身を肉体的魅力という卑屈な観点から見ているので、われわれは――多くの女性たちと同じく――自分の容姿を非常に気にするのである[56]」。ある研究によっても、ゲイの男性たちには身体への不満足感が大きいことが示されている。異性愛の大学生と同性愛の大学生を比較したある研究では、「ゲイの男性は異性愛者よりも自分の体格、ウエスト、上腕、腕、腹により大きな不満を表明した。同性愛の男性は異性愛の男性よりも、実際の身体の形と理想の体型の食い違いが大きく、食事制限により重きを置き、食物と体重へこだわりも大きかった。[57]」

ゲイ社会内部でのスリムな外見（エクトモーフィック〔外胚葉性体格＝やせ形の体格〕）を重要とする見方は、ゲイ社会でのエイズ発生の増加とそれが身体に与える悲惨な害が増えるとともに変わっていくだろう。次のように示唆する研究者もいる。「エイズにかかっていると見られるのを避ける」ために、より男らしく力強い（メゾモーフィック〔内胚葉性体格＝がっちりした体格〕）身体イメージが有力になるかもしれない。エイズ患者はいくつかの国では隠語で『痩せ』と呼ばれている。[58]」

## 他の社会階層、人種、文化へのスリム教の拡大

スリム教は主として豊かな西洋社会の、白人の中の上の階級に属する、高学歴の女性の間に見られる。[59]この本を構成しているのは彼女たちの話である。過剰なスリムさの追及は、米国の有色人種の人々（たとえば黒人系やラテン系の人々）や、[60]アジア、アフリカ、南アフリカといった非‐西洋の発展途上社会では稀なことだった。[61]実際のところ、これらの社会では肥満をきわめて肯定的に見ている。心理学者エスター・ローズブラムは次のように書いている。「発展途上国では、死亡の主な原因は栄養不良と感染症なので、痩せていることが羨ましがられることはありえず、むしろ、体重増加は健康と富と関係している」。[62]ファーンハムとバグマも次のように言っている。「貧しい国に住んでいる人は、太った身体を二つの理由で健康な身体と考えるだろう。第一に、身体に蓄えられた脂肪は食物が乏しい期間をより効果的に生き延びることを意味する。第二に、食物に余裕を持つためにはかなり裕福でなければならず、同時に、裕福であればその富を医者の治療を受けるために使えるだろう。[63]」

私は、エミリー・ブラッドレイ・マッサラによって一九八九年に研究が行われた『ク・ゴルディタ』［「なんて太っているんだろう！」という意味］というタイトルの研究書の中に、その日暮らしを送っているエスニック集団出身の女性たちにとっての生活における肥満の役割についての深い洞察を見つけた。[64]マッサラは、フィラデルフィア［アメリカ東海岸の都市］近郊のある地域に住んでいるプエルトリコ人たちの少人数のサンプルを抽出して調

査を行い、体重増加に寄与する文化的要因を明らかにしようとした。マッサラは「プエルトリコ人としてしっかりした文化的アイデンティティを持って」いて、[65]「医学的に肥満」と診断された、第一世代の女性たち数人の生活史を調べた。全員が既婚者で子どもがいた。マッサラはその研究の中で、調査対象者たちの中に医学的に見て高度の肥満者が多かったのには、肥満に関するある特別な文化的定義が重要な要因となっていることを見出した。このコミュニティでは肥満は病気の兆候とは考えられていなかった。そのかわり、体重が重いことは「落ち着きがあり、食欲があり、健康」であることを示していた。[66]痩せは恐れられていた。痩せていることは栄養不良と病気を意味していた。実際に、さまざまな体形（痩せから肥満まで）の写真を魅力の順に並べるように頼むと、調査対象の女性たちが痩せた人の写真を魅力的と考える率はずっと小さく、太った人の写真を選ぶほうがずっと多かった。

プエルトリコ人の生活において食物はなくてはならない役割を果たしている。マッサラが述べているように、「『良い妻』と母とが夫と子どもたちに愛情を示す方法の一つは、家族に大盛りの料理を出し、それをみんながどれほどたくさん食べたかを気にかけている様子を見せることである。」[67]

体重増加は女性の社会生活、特に結婚生活に当然伴うものとされている。それは、「とりわけ家族に対して、彼女がきちんと扶養されていることを示すサインなのである」[68]。体重が減った女性は否定的な反応を招く。離婚したとき体重が七七キロから六三キロに減ったある女性は、こう教えてくれた。「体重が減ると、みんなは『あんた骨と皮ばかりじゃないか！　一体どうしたんだい？』そして私に太っていても不器量には見えないし、私はいい身体をしているから太ったほうが美人に見えると言いました。」[69]

マッサラは次のように見ている。

「丸々太ったかわいい、ちいちゃい娘（gordita buena）」というような表現は女性がある程度太っていることは価値があるという考えを強化している。太った（ゴルディタ）女性は「完全な女性（mujer entera）」とも呼ばれる。なぜなら彼女は、「美しい体型」を持ち健康であるとみなされるからだ。……「なんて太ってるんだろう！（¡Que gordita!）」は体型が美しいことと健康そうであることを言い表す表現であり、非常に敬意を持って使われる。[70]

マッサラの調査対象者の中で、男性は女性よりももっと体重を気にしているように見えた。マッサラによれば、この違いは部分的には稼ぎ手としての男性の役割への期待から生じている。「男性も女性も、あるインフォーマント〔インタビューの相手〕の言葉を借りると、男は『その仕事に向いた体型をしていなければならない』、あるいは『自分の欲しいままにしてはならない』という信念を披瀝した。[71]」

マッサラは男性のほうが女性よりもダイエットを行いがちで、自分の容貌により気を使っていることを見出した。調査対象者のある男性が彼女にこう言って嘆いた。「俺はもう『盛りを過ぎた』んだ。女の子たちはかっこいいスリムな男が好きなんだ。[72]」

マッサラは、文化的同化のプロセスが、この第一世代の女性たちの子どもたち、つまり第二世代の間で進むにつれて、スリムな女性を良いとみなすアメリカ的価値観が、第一世代の女性グループの中にも出現しつつあることも観察している。[73]「たとえば、多くの母親が子どもの肥満の危険性に関する西洋医学の考え方を気にしていた。大人の体重については、子どもたちの中には、母親に、体重を減らせばもっと魅力的に見えるようになると促す子どももいた。同じ理由で、よりアメリカ的価値に同化した女性たちの何人かは、積極的に食事制限を実行していた。[74]」

プエルトリコ人の一コミュニティで起こりつつあることは、アメリカ社会の貧困階級や人種集団で起こっていることのミニチュア版なのであり、同時にそれは、非西洋社会全体の中でも起こっていることなのである。[75]

## スリムな身体と黒人文化

一九八〇年代後半と一九九〇年代に行われたいくつかの調査研究から、スリム教は白人の中流階級という枠を越えて拡がりつつあることが確認された。摂食障害がアメリカの黒人の間に増加していることが報告されている。ある研究者は次のように考えている。「一部の黒人たちがますます豊かになり、そのため白人中流階級の伝統的な価値観に触れるようになり、おそらくはますますメディアの影響が強くなっている結果として、ついに黒人文化にも、ライフスタイルや価値観において白人と同じ優先順位が浸透した。そして若い黒人女性は（そしておそらく男性も）太りはじめ、自分の肥満を今まで以上に気にするようになった[76]」。この問題は特に社会的上昇の途上にいる有色人種の人たちにとって、差し迫った問題であるように見える。七人の中流の黒人とスペイン系の思春期の女性に対して行われた拒食症の研究で、次のような要因が明らかになった。

彼女たちは幼いときに、痩せてすらっとしていることが成功に欠かせない要因であるという私たちの社会の信念と出会っていた。したがって、その時点ですでに自分が他の人と異なっていると感じ、低い自尊心に悩み、社会に受け入れられたいという強い願望を持っていたこの少女たちは、厳しいダイエットと、スリムな体に価値があるという現代社会の基準を過剰な形で取り入れることにより、社会と一体化しようとした。[77]

統計によれば、一般に、黒人女性の肥満率は白人女性よりも大きい。調査では、黒人女性は白人女性よりも、痩せることへの関心が低く[78]、黒人女性の間の摂食障害が臨床研究の文献に報告されることはめったにない[79]。

ワシントン州立大学の食物科学・人間栄養学の助教授であるグラディス・ジェニングは次のように言っている。「黒人女性には、より官能的になったり肉付きが良くなったりしても良いという、アフリカの遺産から受け継いだ文化的ルールがあるのです。[80]」

伝統的に、アフリカ系アメリカ人コミュニティの人たちの理想は［白人よりも］より現実的で官能的なものであった。「女性の身体というものはどっしりと充実したものである。乳房と腰がちゃんとあり、美しい曲線で作られ、柔らかい[81]」。黒人心理学者のマルヴァ・スタイルスは、黒人女性はソウル・フード［黒人系・アフリカ系アメリカ人やジャマイカ、カリブ海沿岸文化の影響を受けて発達した料理］との結びつきを通じて、文化的ルーツと強い人間的きずなを維持してきたと言っている。「黒人文化のエッセンスは、アフリカの伝統に従って世代から世代へと歴史を語り伝えることと、ソウル・フードを選び、調理することを通じて受け継がれてきた。この国に食材の種子を持ち込むことで、出身地の食物を手放さずにいようという決意は、アフリカの文化を食物を通じて維持しようという綿々と存在してきた決意を象徴していると言えるだろう。[82]」

この食事の用意が黒人女性の自己規定の重要な要因になっている。「黒人女性は、自分の拡大家族——夫、子どもたち、それからたぶん祖父母たち、姉妹たち、姪《めい》たち、それに友達もいるだろう——が自分の巧みな腕によって調理されたソウル・フードの味と歯ごたえを楽しむのを見て、誇りを感じるのだ。[83]」

プエルトリコ人社会と同じく、ふくよかなことは健康と繁栄の証《あかし》である。またそれは、黒人女性にとって、自分が仕事をきちんとやっていることの印でもある。スタイルスは、自分の母親と比べて、食物に対する態度に現れている世代変化についてこう述べている。「それでも、痩せていることは中年や高齢の黒人女性には評価されません。ママは私が痩せていることを心配しています。私は中年女性で、一六三センチ、ようやく五四キロだからです。彼女は私にしょっちゅう、『おまえ、このごろちゃんと食べてるかい?』って尋ねます。体重を五四キロに保っておくのは私には難しいことです。なぜなら私は食べること、料理することを楽しむように教えられたからです。もしもママがいつも準備してくれるような食べ物を食べていたら、今ごろは七〇キロになっていたでしょう。……料理することと食べることに価値を置く社会で、スリムでいるのは困難です。[84]」

しかし、黒人社会とプエルトリコ人社会の双方の肥満率が高いことは、単に食物習慣が維持されていることだけでは説明できない。有色人種の女性たちは性差別だけでなく、人種差別も受けるという二重の危難に直面している。もし社会階層を理由とする差別を含めれば、彼女たちは「三重の危難」を受けていると言えるだろう。[85] 有色人種の女性たちを対象に行ったインタビューで私は、彼女たちが食物を過酷な社会的、経済的条件と対抗するために自らをいやすメカニズムとして使っていることに気づいた。大量の食物を貪《むさぼ》り食べるのは、性的虐待、貧困、人種差別、性差別などの状況から一時的に解放されるための、「安価な」方法なのである。短時間に大量の食物を食べることが、肉体的、情緒的なトラウマを鈍らせ、和らげ、文字どおり（脂肪で）「遮蔽《しゃへい》する」役に立っている女性たちもいるのである。このようなタイプの大食いないし強迫的摂食は肥満につながるが、これもまた一つの摂食障害なのである。私の調査対象者の白人女性でも、性的虐待を経験した人たちにとって、ものを食べることがそれに対抗するメカニズムとなっていたが、その場合、痩せたいという衝動は、トラウマを処理するために食べ物を使うことにとっては二次的なものである。このような形態の大食いを選択することは、この社会に住む黒人やその他の人々が経験している苦しみと取り組むために、完全に合理的な方法なのである。このような理由から、黒人女性が社会的に上昇し、地位を獲得しはじめているという点で、今後スリム教が黒人の間に拡がる可能性は高い。最近のある研究によれば[86]、黒人の大学生年齢の女性たちは「痩せた体を獲得しようとする衝動が少なく」、その減量戦略は「現実的であり、極端ではない」。しかし、「自分たち黒人アイデンティティを拒絶し白人アイデンティティを理想化する態度を反映している黒人学生たち」は、食事上の問題と摂食障害を生みだす危険性が大きい[87]。

　スリム教は、髪の質、皮膚の色、全身の体格という点で［アメリカの］標準的なアングロサクソンの特徴を持たない有色人種の女性にとってはまた別の意味を持っているということを指摘しておくことが重要である。ある黒人社会学者は次のように書いている。「ナオミ・ウルフのように、身体イメージについて本や論文を書いている白人のフェミニストたちは、人種差別と美の神話とが絡み合っているがゆえに黒人女性たちが直面している特有の問題に、しばしば気づいていない[88]。」

この社会学者は、黒人女性たちとの話し合いの中で明らかになった、容貌に関する重要な問題を指摘している。

> アフリカ系の女性たちは、北アメリカ社会の白人女性と同じ、理想的な美を獲得せよという圧力を受けている。しかし、金髪で、細く、若いという理想に近づく努力をすることは、黒人女性にとって、白人女性よりもずっと大きな犠牲を払うことになる。多くの黒人女性にとって、頭を悩ます関心事の中心は体重のことではない[89]。体重は、黒人女性が［アメリカ］文化の模範と一致する「美」を獲得するのを妨げている多くの要因のうちの一つでしかない。私が黒人女性たちと話し合ったとき、三つの問題が繰り返し繰り返し出てきた。肌の色、髪の質、それに体の大きさである[90]。

ある黒人研究者が言うように、白人の美の定義は、白人でない人々を中傷することによって成り立っている。「青い目、金髪、細身の白人女性を美しいと考えるのは、そうでない他者、つまり、黒い肌、平たい鼻、厚い唇、縮れた髪をした伝統的なアフリカ人の特徴を持つ黒人女性が存在するから可能なのである[91]。」

資本主義は（白人の）西洋的価値が人種、階級、民族の境を越えて拡がるのを助けている。この価値はすべての文化に、人種、階級、産業発展の水準にかかわりなく、放送衛星経由でテレビに送り届けられている。開発途上国の社会は、西洋のメディア［＝映画、テレビ番組、雑誌、新聞、CDなど］、服装スタイル、美容製品の購入と消費を通じて、西洋社会の美の基準を輸入する。今後ますます非‐西洋社会は、アングロサクソンの特徴を持つ女性美の「理想」を提示するだろう。非‐西洋の女性たちがこの理想に合わせようとするとき、彼女たちは、自分たちに人種的、民族的アイデンティティを与えているさまざまな特徴と、その特有の美を否定することになるかもしれない。

# 第9章　スリム教からの脱出

「心の状態の問題なんだと思います。フィットネス産業やダイエット産業とかが特別にできることなんてないと思います。外側からの働きかけ、つまり中に入り込むからです。どうして心がそういうことになったのかを問題にすべきです。」――ボストン地域のフィットネスクラブのトレーナー

「私は、社会変化は人の心の内面から始まるとは思わない。私は、人の心の中のどこかに子どもが住んでいて、世話してもらい、[誰かに]親になってもらってまた養ってもらい、その子の持って生まれた良さが世界に解き放たれるのを待っているとは思わない。……われわれの内面の自己はわれわれが住んでいる社会的、政治的文脈によって組み立てられており、もしも人々の行動を変えようと思うなら、個人の心理をあやつるよりも環境を変えるほうがはるかに効果的である。」――セリア　キッジンガー[1]

「個人的なものは政治的なものである[2]」――キャロル・ハニッシュ

変化は「中から来る」のだろうか、それとも個人を変えるためには社会を変えなければならないのだろうか。セルフヘルプのための本やプログラム、さまざまなセラピーによってスリム教から脱出できるのだろうか。それとも、女性の身体に起こっている事柄は政治的事柄なのであって、私たちの個人的な問題から切り離すことのできないものなのだろうか。

## 内から外へ――セルフヘルプ本とセルフヘルプを促す治療

大学二年生のナンシーはこう説明した。「体重は重要だと思います。でも適正体重は本当は人によると思います。誰もが『私、この体重を維持しなきゃ』っていうのは間違いだと思います。ありのままの自分を快適だと感じられるなら、もっと積極的になれるでしょう。もっと良くなれるんです。」

ナンシーの「ありのままの自分を快適だと感じる」という助言は、セルフヘルプ本の哲学と同じものである。一九八〇年代、九〇年代のセルフヘルプ本は一九七〇年代のフェミニスト運動の意識高揚運動集団が果たしていた役割に取って代わった。ただし今回は、そこで語られていることはすべて個人的問題であり、「政治的問題としての個人の問題」の分析はほとんどない。[3]

この種の本によく見られるのは、「正しい」態度を身に付けることによって、心の状態を変えることができる、というメッセージである。『食べ物と和解する』[4]という題で大いに人気を博している本は、体重が気になって仕方ない女性、自分の身体イメージが不満な女性、あるいは摂食障害を持つ女性たちのための手引きとして書かれている。その中心的考え方は、女性は自分の身体イメージをもっと受け入れ、食べ物と仲よくすべきだ、というものである。筆者のスーザン・カノはダイエットは危険であるということと、身体はその「自然の」体重になろうとする傾向があることを指摘している。スーザンは、ストレスと不安に対処するエクササイズに加えて、より肯定的な身体イメージと、よりよい自分のイメージを発見する一連のエクササイズを提案している。『ボディ・ラブ』[5]もこの分野の本であるが、化粧品を上手に使うというようなさまざまな美容テクニックを用いて自分のイメージを改善しながら、いかに自分の身体を受け入れるかが重要であると強調している。『身体イメージを変える』[6]という本は、女性が自分の身体を愛するのを助けるイメージを利用するエクササイズにもっぱら頼っている。

このような本は自己受容を説き、自尊心の回復方法を提供しており、女性が自分の身体に対して持つ不安と嫌悪を克服する援助となりうる。また女性たちが「ある種の共同体とつながりを持つ助けとなる。これらの本を読むと『ひとりぼっちだと感じることが少なくなる』」[7]。自助治療法のある解説者は次のように言っている。「この本の著者たちは二十年前に意識高揚運動が行ったことの一部を行っている。彼女らは、同じ境遇にある人々と、最も深い、おそらくは最も恥じている苦痛を分かち合うよう勧めている。そして、同じような状況にいた他の人たちが、どのようにしてそこから脱出したかという例を示している。」[8]

グロリア・スタインが『内面からの革命』を書いた理由は、彼女自身の言葉によれば、「十数年も、女性の平等を妨げる外の障壁に取り組んできたあとで、内面的な障壁も存在することを認めざるを得なかった[9]」からだ。彼女の本は、多くの女性の自尊心が、虐待や、何らかの剥奪によってダメージを与えられてきたと指摘する。この見方に従えば、スリム教を拒否するには、まず「内面の子ども」、すなわち本物の自分を取り戻し、それを立ち直らせることから始めねばならない。キャロル・ギリガンやその他の人たちの研究によれば、十一歳から十四歳ぐらいで、少女たちは本物の自分、つまり自信を持ち自分を信じていた子ども時代の自己を失いはじめる。それは「地下に潜り」、「私、わからないんですけど……」という言葉で話を始めるようになり、他人が彼女らのことをどう考えているかに調子を合わせるようになり、自分の信念に忠実でなくなる。彼女たちの自尊心は縮小し、この年齢で憂うつな気分が増大する。彼女たちは体重とか、他者、特に男の子たちに自分がどう見えるかということを心配しはじめる。仲間集団内部での競争に心を砕くようになり、彼女たちの学業成績、特に数学と理科は低下しはじめるだろう。[10]「内面の革命」とは、女性がティーンになる前に失ったものを取り戻すプロセスを指している。女性の摂食障害に取り組んでいるあるセラピストは、こう言っている。「ティーンの若い女の子たちは、大人の女性についての文化的定義に加わろうとするとき大変な葛藤に出会います。男性中心の規範、価値観、姿に自分を合わせるために、本当の自分を失う危険を冒すことが強制されるのです。多くの少女は、文化的に定義された鋳型に自分を合わせようと苦闘しているとき、まずその身体が反抗活動を始めるのです。」[11]

「本物の」自己を失う瀬戸際にあって、ティーン前の女の子たちの生活がどんなものかを知るために、私は三人の九歳の女の子たち、ベス、モニカ、ウィラにインタビューした。ベスとモニカには五歳年上の姉がおり、ウィラはきょうだいの最年長だった。私は彼女たちに九歳であるということはどういう感じなのか、暇なときには互いに何をしているか話してくれるように頼んだ。彼女たちはこう言った。「ただ、その辺で、遊んだり、楽しいことをたくさんするの」。詳しく話して欲しいと言うと、彼女たちは一斉に答えた、「バービーちゃんで遊びます」。ベスは二ダース近いバービー人形のコレクションを持っている。（最初、ベスは私に一二しか持っていないと言ったが、それを聞いていた彼女の姉がベスは実際は二三持っていると教えてくれた）。私は彼女たちにバービーでどういう種類の遊びをするのかと尋ねた。彼女たちは声をそろえて「意地悪姉さんごっこをします」と答えた。

意地悪姉さんごっこは思春期前の女の子たちが経験するアイデンティティ葛藤を再現する遊びである。ベスは姉について話すとき、次のように表現した。

大きくなると男の子のことが好きになりはじめるんです。そして痩せたくなって、デートとかしたくなるの。姉さんのアメリアが小さかったときは、朝はただ服を着て、顔を洗って、髪を梳かして、朝ご飯を食べて、学校に行ってました。今は違うわ。朝起きて、顔を洗って、それから髪をいじってそれからポニーテールにして気に入るようになったか確かめます。次に本当に長い時間かけて服を着ます。本当に本当にかわいく見えるようになりたいからです。それからやっと下に行って朝ご飯を食べます。たぶん、私もそういうふうになると思うわ。それが自然なの。大きくなると、男の子のことが好きになるからです。

ベスとモニカは思春期の入り口にいるので、二人は姉たちに起こっている事柄は「自然に」自分たちにも起こるだろうと考えており、彼女たちは心配している。ベスはこう言った。「もし私がすごく美人になって、ハイヒールを履いたり、おしゃれな服なんかを着るようになったら、もう外でスポーツできなくなるって心配です。もし、私が大きくなってお姉さんのようになったら、お化粧して髪をきちんとセットすることになると思います。」

彼女たちは今の自分のままでいたいと思っている。しかし同時に、大きくなると姉たちがなったものに向かい合わねばならないだろうということもはっきり理解している。ままごと遊びで、彼女たちはこのアンビバレンスを演じるのである。

私たち、バービーをグループに分けます。（私たち、ケン人形たちも持ってます。）最初にお母さんを決めるの。普通お父さんはいません。お父さんはお休みで旅行しているか、離婚したか、死んだことにするの。お母さんの子どもたちを小さな子たちと姉さんたちに分けます。スキッパー［バービーの妹］たちが小さな子よ。おっぱいが小さいの。それからバービーたちを悪い姉さんたちと良い姉さんたちに分けます。良い姉さんたちは小さな子どもたちにやさしいの。悪い姉さんたちはたいてい、良い姉さんたちを殺そうとするわ。悪い姉さんたちはぜんぶの力を持とうとして、良い姉さんたちはそれを防ごうとするから。悪い姉さんたちはスキッパーたちに何かせがまれたりするのが嫌いなの。

この少女たちに、良い女の子たちは普通どんな話をするのかと聞いた。彼女たちは「オペラやダンスの話。悪い女の子たちは男の子の話や、小さな妹たちを殺す計画や、美人になる話をします。大きな胸や自分たちのきれいな目や髪の話をするの」と答えた。

「どうして姉さんたちは悪くなったの？」と私は聞いた。「自分がどんなに美人かっていうことしか頭にないんです。他の人のことは気にかけないの。お高くとまってるんです。力を全部手に入れたいんです。良い姉さんたちは自分がどう見えるかなんて気にしないわ。良い姉さんたちは、ありのままの自分や性格を男の子たちに好きになって欲しいだけです。」

遊びが最高潮に達すると、悪い女の子たちは良い女の子と小さな子を全部殺してしまう。（母親はこのときは外出していて、家にいないらしい）。悪い女の子たちは良い女の子たちと小さな子たちをナイフで刺したり溺れさせたりして殺す。良い女の子たちが死ぬと、悪い女の子たちはお祝いをする。「パーティーのときみたいに、跳ね回って大騒ぎして、そして普通はお母さんに怒られて自分の部屋に行かされます。良い女の子がみんな死んじゃうと、悪い女の子たちは自分の力を男の子たちにふるうの。男の子たちは悪い女の子たちのことが好きなんです。美人でお金持ちだから。悪い女の子はお金をおいしい食べ物に使います。良い姉さんたちが大学に行くのに貯めていたお小遣いを使います。悪い女の子たちは夜中にこっそり家を出て、男の子たちとつきあうんです。」

だが、復讐が行われる。良い姉さんたちと小さな子どもたちは、お墓や病院から戻って来る。母親は悪い姉さんたちを見捨てる（つまり、彼女たちを自分の部屋に行かせる）。そこで遊びが終わる。

今のところは、ウィラとベスとモニカは自分たちの人形に社会の期待という重荷を負わせている。

## 自己と精神を強化する

フェミニズムの著者たちは、母‐娘のきずなを強めることから精神生活を発達させることまで、女性の自己の強化につながるまた別のさまざまな手段を提案している。『母‐娘革命——裏切りから力へ』の希望あふれる将来像では、母親たちと娘たちが新しい種類の同盟関係を形成する。この本の著者たちは母親たちの影響力が娘たちの将来の人生を形作るのに最も重要であると信じている。しかし、母親たちは失ってしまった自分自身の自己を取り戻さねばならない。家父長制的な文化に直面して、思春期に地下に潜んでしまった自己である。真の、自分を主張する子ども時代の声を見つけ出しそれを再統合することによって、母親たちは傷つきやすい娘たちに同じことが起こるのを防ぐ助けとなることができる。母親は少女たちが自己確認するプロセスをスタートさせることができる。この本の著者たちは次のように主張する。「母親は娘にありのままで良いのだと認めるだけでなく、母として、この文化の中で経験を積んだ一人の女性として、その権威を増し娘を力づける」[12]。その最終的な目的は、母親と娘が連携共同体を作り、女性の自我の価値を低めることに対して一緒になって、それに反対する男性たちを見わけることである。

有名な黒人フェミニストであるベル・フックスは、「ありのままの自分になる」ことにおける精神の重要性を強調している。彼女は人が「客体」から「主体」になることが必須であると考えている。

精神的な自覚、啓発、自己実現を追及することと、抑圧され、植民地化された人々の、その状況を変え、抵抗する――客体から主体に移る――ための闘いとの間には、完全な一致がある。統合された自分の存在が再建されなければ、私たちは整理して体系だてた意味ある抗議を行うことはできない。われわれが住むような社会では、そのような統合を確立するために用意されている場所は、精神的な経験の中にある[13]。ベルによれば、精神性を通じて自己を回復することが[14]、社会変化のための中心的な必要条件なのである。

## セラピーの役割

第1章で私は、うつ症状、不安、機能不全に陥っている家族[15]が摂食障害の要因としてしばしば指摘されると述べた。なぜ女性がスリム教に加入するのかを説明するために、多数の「病気」モデルが考えられてきた。その一つが中毒モデルで、女性の摂食問題と身体イメージの問題に病気というレッテルを貼る。セルフヘルプ本に書かれている見解と同じく、摂食障害を中毒行動と考えるこのモデルは、病気治療の責任は個人にあり、医学的治療、心理療法、セルフヘルププログラムの助けを借りてそれを克服すべきだとする。体重と摂食の問題を持つ女性たちのための最大の自助団体の一つオーバーイーターズ・

アノニマス〔過食者のための団体〕は、アルコホリック・アノニマス〔アルコール中毒者のためのセルフヘルプの団体〕が独自に開発した疑似宗教的な十二段階のプログラムと同じ原理を基盤としている。その中核的仮定は、自己責任である。自分が摂食問題を解決する力を持っていないことを認め、「より高いレベルの力」への信頼によって、回復が得られる。十二段階の原理を基盤とする組織は、非政治的性格を誇りにしており、現実に彼らはいかなる政治団体とも同一視されることを意図的に避けている。女性に力と権限を与えることが摂食障害問題の解決策と見る代わりに、彼らは女性は自分たちの「病気」に対する「無力さ」を認めるべきだと指摘する。個人を強調することにより、体重への強迫観念を持つ女性の問題の社会的、文化的、政治的、経済的文脈は完全に無視される。

十二段階法によるサービスは無料で、それゆえ市場経済の外にあるが、それでも体重への強迫的観念は医学的問題だとする見方に油を注ぐ。彼らは、女性が抑圧され搾取されていることから、中毒という非政治的な見方に焦点を移し、政治的行動よりむしろセラピーが「治療」になると提案している。こういう活動に参加している女性たちは、人は無力なのだという次のようなメッセージを繰り返し口にし、他者に依存することに縛り付けられて、身動きできなくなっている。

- 自分に起こったことをコントロールにすることはできない。だから、自分が無力であることを認めなければならない。
- 中毒を克服するのを助けてくれる高次の力を信頼せねばならない。

⚜自分を治療するのは自分だけの責任である。自己訓練、決断、高次の力を信頼することが、回復のための道具である。

⚜私たちはその中毒に導いた経済的、政治的、社会文化的な文脈には関心がないし、より広い経済的政治的勢力の何が変えられねばならないかを理解することにも関心がない。

セラピーの中には女性たちを摂食障害から回復させることができるものもある。ストレスを緩和し、女性たちが身体と食物の問題を対処する手助けになりうる。治療法は入院から薬剤、個人セラピー、グループセラピー、家族セラピー、催眠セラピーまでいろいろである。しかし焦点は基本的に個人または家族であって、より広い文化的要因はあまり強調されていない。

その他、フェミニストセラピーも多数利用可能であって、こちらは女性の摂食問題と文化的抑圧とを関連づけはじめている[16]。より広い社会的見方を支持するフェミニストセラピストたちがいくつかのセルフヘルプグループを指導しており、連綿と続いている家父長制的な美の基準への強迫に代わる提案をしている。そのようなグループでは女性に、年中ダイエットすることをやめ、彼女たちにとっての食べ物の意味を吟味するように奨励している。別のセラピストたちは、「肥満解放」として知られている哲学を採用している。その目的は自分の現在の体重でよいのだと感じるよう助けることによって、彼女たちの態度を変えることである[17]。

セルフヘルプ市場が作り出された理由の一つは、おそらくはフェミニストが、「フェミニズムの成功が女性の心に呼び起こした自分が変わることへの願望」を達成する方法を提供できなかったからであろう。[18] たとえば、一九六〇年代後半と一九七〇年代に、健康分野のフェミニスト活動家たちがセルフヘルプの考え方の普及を促進した。このような状況はつまり、女性たちが、身体イメージから女性の社会的および経済的条件に関するまでの幅広い範囲の問題に関して、情報を学び共有したということである。自己回復の考え方は女性に自分自身の生活条件に疑問を抱かせ、それらと対抗する行動をとらせた。

今日では、セラピーや自己回復法の本の著者たちは「外部」を変えようとはせず、個人「内部」の治療に訴えている。セルフヘルプ本やセラピーの目的は、摂食障害や身体イメージ障害を治療することなので、個人を社会に結びつけている障害の原因に注目することはめったにない。その治療は実質的には私たちの文化に存在する支配と権力の構造に戦いを挑もうとはしない。そのかわり、女性に魅力的に見えるようになれという圧力も含めて、密かにそういう抑圧を受け入れる。また、女性が、文化的にもっと受け入れられる身体イメージの獲得に励むことができるやり方に取り組んでさえいる。多大のエネルギーを自分自身の成長と発達に注ぐ女性は「他者に苦痛を与え有害である」という意見も広まりつつある。心理学者のハリエット・G・ラーナーは次のように述べている。

女性は、家父長制的な指令に直面しているので、自分にとって楽しい自己主張をすると、罪を犯したかのように強く感じ不安になり、抑圧された状態から少しでも抜け出そうとして行うどんな小さな行動も、常に、何らかの無意識的な謝罪と後悔を伴うのである。……そこで、私の考えでは、[自己]回復法は一種の折衷となる。女性に「自分をより多く取り戻す」方向に導く一方、変化の毒を消し安全なものにする。なぜなら支配集団の文化（彼らは「あの怒れる女たち」を好きになったことがない）が、病気を治すために集まっている女性たちに脅かされることはないからだ[19]。

年齢、ジェンダー、人種、あるいは階級ゆえに、社会の変化に影響を及ぼすことのできる立場にいない女性たちにとっては、個人的解決法が唯一の頼みの綱であろう。事実、ある人々にとっては、スリムな身体の追究をあきらめるのは賢いことではないのだ。これまで見てきたように、女性たちは文化的に正しい、あるいは正しくない身体イメージを持っているかどうかで報酬を受けたり罰せられたりするからである。

## 外側からの社会の変革

もし社会的、政治的、経済的勢力がスリム教を支え持続させていることを理解するなら、一人ひとりの女性たちが体重と身体イメージの問題に対処するのを助けるだけでは、これらの問題を大きなスケールで解決できないのは明らかであろう。毎日何を食べ、何を着て、どのように自分の身体を見るかは大部分、私たちの外部の、より広い文化的背景によって形作られる。これらの力は、政府や教育システムなどの制度と結びついているだけでなく、われわれが自分の人生を見る見方を決める中心的構成要素でもある。[20] スリム教から逃れるもう一つの方法は、個人よりもむしろ社会の構造上の特徴に注目する。この方法がとる解決策はスリム教がはびこる風土を変え、その根そのものを切断することを狙っている。

## 社会的改革によってスリム教の政治経済学に取り組む

この本ではスリム教を支えている社会文化的および政治経済学的枠組みについて考えてきた。私たちはダイエット産業、化粧品産業、健康産業のような資本主義企業やマスメディアが、どのようにして女性の身体不安から利益を得ているかを見てきた。超スリムな身体理想は家父長制的利益集団の支配を助けてもいる。女性がお金や時間やエネルギーを、もっと自らに力をつける活動からそらすからだ。

このような問題を扱うには、現在の資本主義と家父長制の構造上の特徴を批判的な立場に立って研究しなければならないし、こういう産業をボイコットすることさえしなければならない。女性の身体イメージを侮辱する宣伝を行っている消費財を狙ってボイコットするために、草の根レベルで女性たちを組織化するという戦略をとる活動家もいる。宣伝に過度に細いモデルを使うことに反対するボストン地域の女性たちは、「拒食症的販売戦略ボイコット（BAM, Boycott Anorexic Marketing）」として知られているグループを作った。その目的は「さまざまな商品の宣伝に、浮浪児のように骨と皮ばかりに痩せたモデルを使う習慣を、そうしている会社の名前をあげて、その商品を買わないように消費者に要請することにより、減らすことである」。このグループの創始者は次のように言っている。「このグループの多くの女性が、私たちの文化が拒食症をほめたたえていることに対して何の力も持っていないと感じていました。私たちはボイコットすることが反対を伝える一つのやり方だと考えています[21]」。彼女たちはダイエットスプライトの宣伝をターゲットにして成功をおさめた。この宣伝は非常にスリムなモデルを使い、宣伝コピーによれば、そのモデルはティーンエイジャーで、「骸骨《がいこつ》」がニックネームである。彼女たちの努力により、スポンサーはこのコマーシャルを撤回した。女性たちに、何を買うかの決定を通して社会の態度を変える力を持っていると気づかせることにより、スリム教を縮小させることができるかもしれない。

タバコ産業もまたボイコットの重要なターゲットの一つである。過去二十五年以上にわたって、タバコ産業は、「バージニアスリム」や「カプリ」などのブランドを女性向きにすることによって、女性市場を創り出してきた。その広告は喫煙が減量を助けるということを強力に示唆しており、喫煙をやめる女性は太るだろうと暗示している。毎年の女性のガンによる死者の約四分の一が喫煙によるものであるにもかかわらず、喫煙を開始するティーンエイジの女の子たちの数がどんどん増えている[22]。

医療産業による支配も見なければならない。現在のところ拒食症と過食症は病気と分類され、医学的、心理療法的介入が必要とされている。摂食障害専門クリニックは大繁盛が保証されている。摂食障害は基本的に医学的問題であるというレッテルを貼ることが製薬会社の経済的利益になるのか疑問に思う人がいるかもしれないが、製薬会社は過食女性のために抗うつ薬（フルオゼチン）を開発している。製薬会社の理論によれば、脳内の化学的アンバランスが女性の過食やその他の摂食障害の根本原因なのである[23]。しかし、目下のところ、うつ状態と過食症状の間の結びつきに関してそのような関連があるという

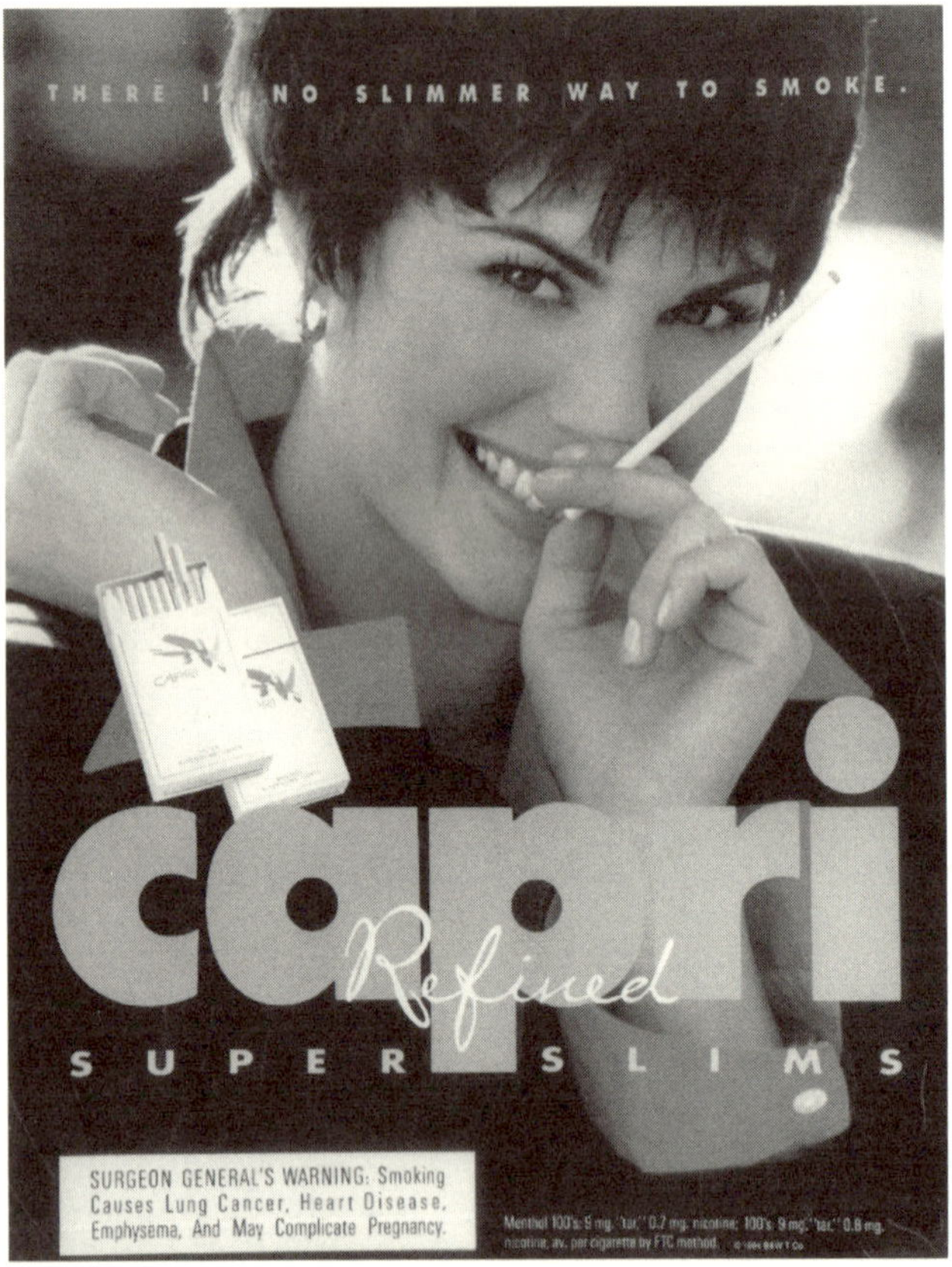
THERE I NO SLIMMER WAY TO SMOKE.
capri
Refined
SUPER SLIMS
SURGEON GENERAL'S WARNING: Smoking Causes Lung Cancer, Heart Disease, Emphysema, And May Complicate Pregnancy.
Menthol 100's: 9 mg. "tar," 0.7 mg. nicotine; 100's: 9 mg. "tar," 0.8 mg. nicotine, av. per cigarette by FTC method.

図11　カプリ・スーパースリム・シガレット［「気まぐれな超スリムなタバコ」という意味］、1994年12月。「喫煙ほどスリムに見えることはありません」［左下には公衆衛生局長官からの警告として「喫煙は肺ガン、心臓病、肺気腫の原因となり妊娠に支障をもたらすかもしれません」と書いてある］

主張は「支持されていない」[24]。女性の食物に関する問題をうつ病であると説明したり、利益の上がる「摂食問題に対する治療」をマーケットに送り出したくて仕方がない製薬会社や医学研究者は、自分たちの動機をこそチェックすべきだろう。

自分が住む地域社会で社会的改革に取り組むのは、社会に変化をもたらすもう一つの道である。スリム教に挑む機会はたくさんある。私は九歳の、バービー人形の持ち主の女の子たちに、年上の女の子たちが外見に気を使うことに対して何ができると思うかを尋ねた。彼女たちは直ちに自分たちのおもちゃと、自分の身体イメージについての恐れ、それに子どもはたくさんいるということの三つを結びつけて考えた。彼女たちは行動を起こしたいと思った。ベスは言った。「私、バービーの形を変えたいです。おっぱいを大きいのでなくして、普通の人のように、普通の大きさにしたいです」。モニカはマッテル社［バービーの製造元のおもちゃ会社］に手紙を書く決心をした。

マッテル様

あなたの会社のバービーを、あまり美人にしないようにするか、今のままの形で売るのをやめるかしてください。小さな子や大きな子や、その子たちの妹や弟たちもバービーで遊ぶからです。そしてすぐに、自分たちもバービーのように痩せて見えるようになりたいと思うからです。ですから、今の形のバービーを売るのを止めるか、もっと普通の形、小さな丸ぽちゃにして、おっぱいが大きくなく、ちっちゃな足じゃなくしてください。もっとパンツ姿を増やして、肩がふくらんでいて丈がお腹のボタンのところまでしかないシャツを着ているもの以外のものも作ってください。ビキニだけじゃなく、普通の水着のも作ってください。

女性の中には自分の身体を良くしたいという情熱と社会的改革とを結びつけようと提唱する人もいる。女性にとって、身体を作る作業は孤独なものであることが多かった。ある評論家はこう言っている。

> ……私たちは一人で運動し、注意を完全に自分自身に向けています。皆で強調して行うグループ活動は、エクササイズとは相容れないように思われます。仲間意識は反復運動やトラックでのラップ走でもっと頑張るのには役に立つかもしれませんが、友情や本物のチームワークを増進することはめったにありません。この孤独感と自己点検行為は極端に狭いものの見方をもたらし、脂肪太り、ストレス、それに心の痛みをもたらす社会的な原因の探求から人を遠ざけてしまうのです。[25]

私が話を聞いた女性たちは、十キロウォーク／ラン〔十キロメートルの距離を歩くか走ることを目的とするグループ〕の組織作りを提案し、超スリムに関する文化的態度に異議を唱えるため、あらゆる身長や体型の女性に参加するよう呼びかけていた。摂食障害への意識を高め、この問題の治療に保険が適用されるよう求める、一日自転車大会のことを教えてくれた人もいた。

## 教育を通じて行う社会的改革

公教育もまた重要である。ＥＤＡＷ（Eating Disorder Awarenes Week）［摂食障害に対する社会の意識を高める週間］）という教育活動は、教育者、コーチ、スポーツ選手だけでなく医療分野の人々（内科医、ダイエット指導者、メンタルヘルス専門家など）からも後援を受けている。この活動の目的は、身体イメージに対する健康的な態度を普及することを通じて、摂食障害の防止と治療に関する社会的な認知を高めることである。この組織は痩せることを促進する文化的圧力（特に何百万ドルもの売り上げをあげているダイエット産業とファッション産業からの圧力）に異議を申し立て、この圧力と摂食問題の大発生との関連を指摘している。この運動は、「中身が問題だ」という考えに立って、美の文化的基準に異議を唱えている。

摂食障害をテーマとする教育プログラムが次第に学校のカリキュラムに登場しはじめている。ボストンのある私立学校では、中学二年生と三年生の全女子生徒が拒食症、過食症、強迫的大食について一〇週間の授業を受けることが義務づけられている。[26] ハーバード大学では、エコー（Echo＝Eating Concerns Hotline and Outreach）［摂食障害問題のための電話相談と救援サービス］という名で知られている電話相談サービスが、摂食問題があったり、摂食問題を持つ友人を心配している男女のためのフォーラム［討論の場］を提供している。このサービス機関は広範囲のグループに対する教育活動のために、講師の派遣や映画の貸し出しも行っている。「拒食症・過食症研究センター」では、中学一年生から高校一年生までを対象とした情緒と摂食、身体イメージ、女性に対する文化的圧力といったテーマを扱ったカリキュラム教材を収集している。[27]いくつかの全国組織も、一般国民に対して教育を行っている。「全国肥満者支援協会（The National Association to Aid Fat Americans）」は一九六九年に創設された。この協会は会員に「ありのままの自分に満足し、差別とステレオタイプ化と闘い、ダイエットが身体と心に及ぼしうる影響を理解するための手段」を提供している。この協会はこれまで、肥満に対して侮辱的なグリーティングカードに反対する投書運動から肥満矯正手術を受けることに伴う問題を医者に教育することまで、さまざまな方法で肥満差別と闘ってきた。[28]「全国拒食神経症・障害協会（The National Association of Anorexia Nervosa and Associated Disorders）」は健康な身体イメージと食事態度を奨励することを目的とした、また別のセルフヘルプと教育のための組織である。

## 女性らしさの新しいビジョン——精神と身体の二元論を打ち壊す

女性であることが何を意味するかについての西洋社会の規定は書き直される必要がある。今日の女性らしさの定義は、女性を第一にその身体によって定義することによって女性を支配している社会システムに牛耳《ぎゅうじ》られている。男性または女性であることが何を意味するのかに関するわれわれの認識にとって、精神と身体の分離は、重要である。われわれの文化では、精神は身体より価値があるとされている。だが、二元論的思考方法は社会統制と抑圧の強力なメカニズムである。それは多様なイメージの存在を許す代わりに、集団を「われわれ」と「その他」に分断する。

精神と身体の二元論を破壊するためには、私たちの社会制度が変わらねばならない。精神と身体の両方の側面を備えた「女らしさ」に関するより広い見方を認知し、それを奨励せねばならない。スリム教を根こそぎにするには、最終的には、教育、経済、家族、法律、政治、宗教などの基本的な社会制度を変えることに対して、女性が政治的に積極的になることが必要である。女性は身体についての不安感をあおっている産業に抗議すべきだ。女性たちは、少女や女性が家族、学校、職場など、「正しい」身体をしているか「間違った」身体をしているかで毎日褒められたり罰せられたりしているあらゆる場所から吸収しているメッセージを、変える必要がある。

たとえば、経済分野に効果的に変化をもたらすためには、女性は職場における平等な機会を要求し続けなければならない。セクハラ、年齢差別、体重差別の問題が男女間の給料と昇進機会の平等の問題に含まれなければならない。司法機関は、女性の力と権威を傷つけ続けている、ますます増加している女性に対する暴力だけでなく、ジェンダー差別にも本格的に取り組まなければならない。教育においては、数学と理科における男女の格差を縮め、生徒たちに教室内外のジェンダーへの偏見に気づかせることが重要である。そのためには教師もカウンセラーも、男性主導の教育環境を変え、女子生徒に、長年にわたって抱き続けている上級レベルの数学や科学の授業を受講することへの恐れを克服するように、励ますことが必要である。

身体は文化的構成物であるという意味で、われわれは今あるものとは別の文化を建設することから始めることができる。それはマディソンアベニュー［アメリカの広告会社が集まっているニューヨーク市の通りの名前］の発信するメッセージに代わるメッセージを提供する文化である。社会場面においては、われわれは女性が現在の規範を堪え難いものだとみなし、そういう定義から解放されるよう、女性らしさのイメージを描き直す必要がある。いくつもの女性グループがそういう仕事を始めている。

『女性のセクシャライゼーション――記憶を集めて』において、フリッガ・ヒューは刺激的な新しいプロジェクトを行ったドイツのフェミニスト集団について述べている[29]。そのプロジェクトは彼女たち自身の身体を研究対象として用い、ジェンダーの社会化がどのようにして長年にわたって身体を作り出し、身体を鋳型《いがた》にはめていくかを解明することを目指したものである。この研究で、各女性はそれぞれ、髪、足、など身体の部分を一つ選び、他の女性たちに身体のその部分に関して、自分の人生に起こった出来事を思い出してくれるように頼んだ。彼女たちは、その思い出を書いた文書を仲間の間で回覧した。そこでは身体の社会化について語られた内容が「議論され、再評価され、書き直された[30]。」

広告写真から家庭にあるアルバムまで、写真は女性の外見の管理と定義に重要な影響を及ぼしてきた。女性らしさを見直すもう一つの新しい方法は、「リフレーミング」［「組立てなおす」という意味］として知られている技術を用いた写真セラピーである。写真セラピーの背後にある考えは、「私たちは各自、『記憶の中』に私的な元型イメージのセットを持っている。その記憶はこれまでのさまざまな写真体験を通じて作り出されたものであり、学校での写真も……その一例である」というものである[31]。これらの写真はしばしば「膨大な意味の連鎖とそれに埋め込まれたさまざまな記憶に取り囲まれている[32]」。リフレーミングの過程はそういう写真が担う意味をパロディ化したり逆さまにしてみたりして、「視覚によるディスコース［会話］」に挑戦し、言葉にしてみる作業を含んでいる。自分自身の写真イメージと戯《たわむ》れることによって、女性たちは自分の昔のイメージを「取り戻し」、それによって自分の肉体的外見や自己感覚をどのように定義するか、というコントロールをある程度獲得する。

女性らしさを見直すまた別の戦略もある。それはもっとずっと小さな、個人のレベルにおいても、女性に政治的に活動的になるように要請する。私は三十代から六十代のある女性グループの人たちにインタビューし、次の世代の人々にどんなアドバイスや解決方法を提案したいかを尋ねた。身体イメージについて女性がかかえる問題に関して、若い女性たちが社会変化を促進するためには何が役に立つでしょうか？　彼女たちは、社会変化はほんの少しずつしか進まないだろうという点で一致した。急速に進んだり、大規模に進んだりはせず、小さな集団や仲間集団のレベルで進むだろう。校長をしている四十歳代のある女性は、社会変動は私たちの「重要な他者」［自我に特に重要な影響を与える他者］との生活の中から始まる、と言った。彼女は次のような意見を述べた。

> 人の人生は、抱擁が拡がるように拡がっていきます。自分で自分を鍛えるということもありますけれども、私が義理の息子や娘たちやきょうだいや友人たちに大きな影響を及ぼすということも知っています。その人たちも私に影響を与えます。私たちには皆、そういう影響を与えあう範囲というものがあります。私たちがスリム教に気づかせてあげなければならないのは、姉妹や娘たちなんです。私の生き方や自分の身体に対する態度の何かしらの変化を見せてあげることが、義理の娘や妹たちや親友に変化をもたらすのだと思います。彼女たちは、私の体重が増えても、私がそのことをあまり騒ぎ立てたりしないのを見ています。私が二十歳代のころは、一キロ増えたと言ってはおそろしく警戒し自分を責めましたが、そんなふうにあたふたしないということです。ただ、今あるように生きて、そのことに注目してもらうだけで十分だと思い

ます。それが彼女たちに影響を与えるのです。

作家のエレンは、家族や親戚に八歳の娘の外見についてあまりあれこれ言わないように頼んで、彼らを変えようとしたことを話してくれた。

私の親族は会えば必ずこう挨拶します。「やあ、体重減ったね。美人に見えるじゃないか！」これがこんにちわっていうことで、最初に言うんです。あるとき、マリーおばさんがやってきて、言いました、「エレン！……」、それからなんて言っていいかわからず、口をつぐんでしまいました。私、少し太ったからです。私は彼女を見て気の毒に思いました。髪を濃く染め、すごく厚化粧をしていて、着飾りすぎていたからです。彼女は、目上の人たちのことをとても怖がっていたんです。私は自分の親族に対してはあまり物事を強要しませんが、みんな体重の話を娘のまわりでしてはならないということを知ってます。私の親族は娘の体型のことや食べ物について話題にできません。私が娘の容姿についての意見を言わせないんです。あの人たちがそういう話をすると、娘の子どもとしての人生が失われると私には思えるからです。

年長の女性たちは、独自のやり方で、次の世代が育っている文化を変えていくよう働きかけることができる。たとえば、教師が教室で体重と身体イメージについてどう話すかに注意を払うことによって、それができるだろう。また、母親がダイエットをやめて、「正しい身体になる」ために堪え忍ばなければならなかった文化的要請から自由になったということを身を持って示すことによってもできるだろう。おそらく、夕食の食卓を囲む家族の態度によって伝えられるだろう。私がインタビューした学生の一人ミランダが語ってくれたとおりである。「私の両親は、『そんなことするとデザートなしよ』とか『夕食なしでベッドに行かせますよ』なんていうように、食べ物を誘惑や武器として使ったことは一度もありませんでした。食べ物が褒美であったことなどなかったし、罰だったこともありませんでした。」

このような個人的な言動は、社会の変化が、どのように友人、親族、同僚、学生など、私たち自身の親密な仲間の内部から始まるかを示す重要な例なのである。

## 人生を作る――自分自身になること

私はこの章の最初を、あえて、社会の変化が「外部から始まって内部におよぶ」のか「内部からはじまって外部におよぶ」のかという誤った二分法から始めた。この両方のタイプの変化がもたらす役割を理解することが、若い女性たちをスリム教から救い出し、「本来の自分」になれるようにするためには必須である。

自己を発達させる場所を見つけることが、若い女性が健康的に成熟するために決定的に重大であると思われる。事実、自己形成のプロセスがスリム教から抜け出すためにきわめて重要である。私はすでに紹介した、カルト宗教のメンバーだったアンナに、何が彼女を一二年間メンバーだったカルトから去らせたのかと聞いてみた。彼女は二十代の初めにカルトに入信し、信者と見合い結婚し、カルトコミュニティの中で子どもを育てはじめていた。彼女は私に、自分はグル［師］の厳しい掟に疑問を抱くようになり、彼の示す現実の解釈を拒否するようになり、それは特に息子がまだ小さいときに遠く離れたインドの学校に入れたときだった、と話してくれた。「私にあるレベルの力が出てきて、自分が前進すべきときだ、自分には自分自身の人生があるのだということがわかったんです。私は最後には自分で、自分が誰なのか、何をしたいか、そして自分はこの牢屋の中で生きてゆく必要がないということが理解できると感じました。」

私がインタビューした大学生年齢の女性たちの中で、スリム教を客観的に見られるようになったと感じた女性たちに特徴的だったのは、こういう高められた自尊心の感覚であった。彼女たちは個人としてのありのままの自分を心地よいと感じるようになっていた。ある程度、彼女たちは小さな子どものころの「自己」を取り戻していた。私には、彼女たちが、自分自身のための人生を歩みはじめていると感じられた。もはや自分の身体にだけ専念することなく、その中に精神と身体の両方を取り込んでいた。

エベリンは、自分の感情について今まで以上に学び、「今日何を食べるかではなく、今日何をするか」に関心を集中したから、スリム教に抵抗することができたと説明してくれた。彼女はこう言った。

私が自信を得れば得るほど、より強く自尊心を感じました。自尊心は経験によって高まるんだと思います。たぶん、人生について学ぶこと、あることについて自分がどんなふうに感じるかを知ること、自分がどう感じているかについて確信を持つことです。自分の感情に自信を持てば持つほど、他の人が私のことをどう思うかが気にならなくなりました。それから、私は自尊心を持てるようになりました。そのときのありのままの私と、通ってきた道に満足を感じていたからです。もし五キロとか一〇キロ体重が増えても、今はそれほど気になりません。なぜなら、今のままの私に満足しているからです。私には歳下で太り過ぎのいとこがいます。私が知っている女の子たちも、いっぱい問題をかかえていますけど、彼女たちは自分自身のことが嫌いなんです。そして、今起こっていることやしなくちゃいけないことを考えなくていいように食べるんです。私は、自分がやりたいと思うことに注意を向けています。

ジェニファーもまた、精神と身体の二元論に陥らない人生を送ろうとしている。彼女は白人で両親のそろった中流の家庭の出身で、五人きょうだいの末っ子である。ジェニファーの母は彼女が生まれたとき四十歳代前半で、ジェニファーが成長するまで働きに出ずに家にいた。ジェニファーの言葉を借りれば、「母は私がお腹にいるとき妊娠六、七ヵ月になるまで働いていました。それから仕事を辞め、私が小学校六年生ぐらいまで職に就きませんでした。それから父が仕事を辞めて家にいて、母が仕事に戻りました。二人は私が高校生のときに退職しました」。ジェニファーはとても独立心が強く、自分に自信を持っている若い女性である。彼女は最近大学を卒業し、アパートを探しているところで、今まさに自分の職業生活《キャリア》を開始しようとしている。私は彼女に、「自分自身であることの感覚」を説明してくれるように頼んでみた。「どんなことでも私のすることは、自分のためにするんです。他の人を喜ばせるためではありません。エクササイズすると決めたとしても、体重を減らしたいからではありません。体重を減らすためにエクササイズするとしても、体重が減ると私のボーイフレンドが見直してくれるからじゃないんです。エクササイズすると気分が良くなり、緊張がとれるからです。」

ジェニファーに、彼女を最もよく特徴づけている特質は何かを聞いた。彼女はこう答えた。

たぶん、自分が自分自身であることだと思います。みんながやっているという理由で何かをしたいと思うことはありません。最近、ボーイフレンドと別れました。しばらくつきあってたんです。彼とは去年の夏に出会いました。二人とも同じ場所にコテージ【夏の別荘小屋】を借りていたんです。最初、友達になり、それが恋人関係に発展しました。一緒にとても楽しい時間を過ごしました。一度も口に出したことはありませんでしたが、結婚について考えていたと思います。「ところで、結婚生活に何を望む?」といった感じです。私は彼が私の母や彼の母のような妻を望んでいることを知りました。私はそうなりたいとは思いません。働きたいんです。職業生活《キャリア》は私にとってとても重要です。彼は家事をしてくれる人が欲しかったんです。私の理想のコースは、職業生活《キャリア》を積んで、男の人に出会って、一年間デートして、一年くらい婚約期間をおいて、それから結婚するというものです。その間も私は働いています。二人が一緒にいてお互いを知ることができるように、数年間結婚生活を続けます。それから子どもをつくり家族生活を始めます。それからたぶん、しばらく仕事を休みます。一年か二年。その後で仕事に戻ります。家にずっといたら気が狂っちゃうのはわかってます。

私はジェニファーに、彼女の「理想コース」を実現するのは難しいと感じることはないかと尋ねた。

そのことが一度も心に浮かんだことがないとは言えません。難しいだろうと思ったことがあるからです。でも、そうは言っても、私の友人たちが結婚し、どういう状態になっているか見ていると、私には、あの人たちの結婚は長続きしないだろうということが理解できます。私には時間がたっぷりあります。ただ結婚したというだけで満足したくありません。本当におかしいんですけど、私、結婚にこんなふうな恐れを持ってると思うんです。母は、結婚したからと言ってそれですべてが終わったわけではない、と言ってました。人生は結婚後も続きます。私は本当に、成し遂げなければならないことがまだまだたくさんあるような気がするんです。旅行とか、自分の限界を試してみるとかです。怖いんですけど。なぜなら失敗するのが怖いからです。でも、安住するつもりはありません。

女性が「自分の人生を生きる」ためには、女性であることが何を意味するのかについての伝統的な定義に縛られないアイデンティティを鍛える余裕が女性に必要である。精神と身体の統合を基盤として、新しい女性らしさを目指して努力すること、そして女性を重んずる社会を創造することが、スリム教に対する最良の解毒剤なのである。

# 訳者あとがき

本書は *Am I Thin Enough Yet?: The Cult of Thinness and the Commercializaiton of Identity* の全訳です。原題は直訳すれば『私、まだ十分痩せているかしら?――痩身カルトとアイデンティティの商業化』です。「痩せていること」を分かりやすく本文では「スリム」と訳しました。

原題にある「カルト」はカルト宗教のことです。本文中ではひたすらスリムな身体を追い求める人たちの様子が宗教のイメージを借りて説明されていますが、宗教そのものを否定したり非難する本でないことは、容易にお分かりいただけると思います。

著者のシャーリーン・ヘス＝バイバー先生はボストンカレッジの社会学の教授です。訳者とは以前から共同研究のパートナーです。そんなことから本書を読み、日本の読者に紹介する価値が大いにあると考えました。幸い新曜社の理解を得られ、日本語版を出版することができました。

原著はもともとは社会学の専門書として書かれたものです。それが出版社（オックスフォード大学出版局）の編集者の目に触れ、一般書として出版すべきだとの申し出があったのでした。「徹底的に書き直させられました。最初は今の三倍の分量でした」（ヘス＝バイバー先生の話）。

本書は学術的にしっかりと構成されており、社会学の専門文献として十分通用すると思います。テーマは現在の日本人、特に若者にも大変なじみ深い、ダイエットを扱っています。現在、日本でもダイエットを勧め、その方法を解説している本はたくさんあります。本書のようにその危険性を指摘する本も出版されていますが、この本ほど綿密な調査と確かな専門知識に裏付けされていながら、親身にアドバイスを行っているものはめったにないように思います。

この本では摂食障害を医学的、精神的な病気として扱うのではなく、スリムな身体を過度に理想化しそれを実現しようとする価値観によってもたらされたものと考えています。この考え方は社会科学系の専門家の間では以前から知られていましたが、一般の読者向けに、具体的なインタビュー例とともに、十分な説得力をもって書かれた本は、本書が最初かもしれません。

アメリカでは体重と身体イメージの問題に悩む若い女性や親が多く、本書は出版後、ニューヨークタイムズ、ボストングローブ、クリスチャンサイエンスモニターなどの著名な新聞だけでなく、全国の数え切れないほどの地方新聞でも紹介されました。またヘス＝バイバー先生は他の大学から集中講義の依頼や、高校や中学校、あるいは親たちの団体から講演依頼を受けるようになり、教育、講演、研究に忙しい毎日を送っています。この本はよく売れただけでなく、学校図書館向けの批評誌であるチョイス誌の年間最優秀図書にも選定され、たくさんの図書館に購入され、多くの人に読まれています。

ヘス＝バイバー先生も訳者も、本書が日本の若い人の幸福に少しでも役立つことを願っています。

# 索　引

## あ行

## か行

## さ行

## た行

## な行

## は行

## ま行

## や行



## ら行

## わ行

# 文　献


Abrams, K. K., L. Allen, and J. J. Gray, 1993, "Disordered Eating Attitudes and Behaviors, Psychological Adjustments and Ethnic Identity: A Comparison of Black and White Female College Students." *International Journal of Eating Disorders*, 14: 49–57.

Adams, G. M, 1977, "Physical Attractiveness Research." *Human Development*, 20: 217–239.

Alexander, Suzanne, 1991, "Egged on by Moms, Many Teen-Agers Get Plastic Surgery." *Wall Street Journal*, 24 Sept., p. 1.

Allon, Natalie, 1975, "Fat is a Dirty Word: Fat as a Sociological and Social Problem." pp. 244–247, in *Recent Advances in Obesity Research*, 1, ed. A. N. Howard, London: Newman Publishing.

American Academy of Facial Plastic and Reconstructive Surgery, 1988, *The Face Book: The Pros and Cons of Facial Plastic and Reconstructive Surgery*. Washington D. C.: Acropolis Books.

American Association of University Women, 1991, *Shortchanging Girls, Shortchanging America*. Washington, DC: American Association of University Women.

*American Family Physician*, 1984, "Hypothalamic Set-Point System May Regulate Weight Loss." March, p. 269.

*American Heritage Dictionary of the English Language*, 1973, New York: American Heritage Publishing Company and Houghton Mifflin Company.

Anderson, A. E., 1984, "Anorexia Nervosa and Bulimia in Adolescent Males." *Pediatric Annals*, 12: 901–4, 907.

Applefield, Catherine, 1991, "Keeping Up with All the Fondas." *Billboard*, 16 Nov., p. 52.

Aquinas, Thomas, 1993, "Summa Theologiae." in *The Body Social: Symbolism, Self and Society*, ed. Anthony Synnot, New York: Routledge.（高橋勇夫訳，1997『ボディ・ソシアル――身体と感覚の社会学』筑摩書房.）

Aristotle, 1912, "De Generatione Animalium." in *The Works of Aristotle*, eds. J. A. Smith and W. D. Ross, London: Oxford.（島崎三郎訳，1969『動物運動論；動物進行論；動物発生論』岩波書店（アリストテレス全集).）

Aristotle, 1921, "Politicia." in *The Works of Aristotle*, eds. J. A. Smith and W. D. Ross, London: Oxford.（山本光雄訳，1969『政治学』岩波書店（アリストテレス

全集).)

Attie, Ilana and J. Brooks-Gunn, 1987, "Weight Concerns as Chronic Stressors in Women." pp. 218–252, in *Gender and Stress*, eds. Rosalind Barnett, Lois Biener and Grace Baruch, New York: The Free Press.

Attie, I. and J. Brooks-Gunn, 1992, "Developmental Issues in the Study of Eating Problems and Disorders." pp. 35–58, in *The Etiology of Bulimia Nervosa: the Individual and Familial Context*, eds. J. H. Crowther, D. L. Tennenbaum, S. E. Hobfoll, and M. A. P. Stephens, London: Hemisphere Publishing Corporation.

Ayscough, Florence, 1937, *Chinese Women Yesterday and Today*. Boston: Houghton Mifflin Company.

Banner, Lois W., 1983, *American Beauty*. New York: Knopf.

Bar-Tal, Daniel and Leonard Saxe, 1976, "Physical Attractiveness and Its Relationship to Sex-Role Stereotyping." *Sex Roles*, 2: 123–133.

Bart, P. B., 1975, "Emotional and Social Status of the Older Woman." in *No Longer Young: The Older Woman in America. Proceedings of the 26th Annual Conference on Aging*, ed. P. B. Bart, Ann Arbor: University of Michigan Institute of Gerontology.

Bartky, S., 1988, "Foucault, Femininity and the Modernization of Patriarchal Power." pp. 61–88, in *Feminism and Foucault: Reflections on Resistance*, eds. I. Diamond and L. Quinby, Boston: Northeastern University Press.

Bashford, James W., 1916, *China: An Interpretation*. New York: Abingdon Press.

Bass, Alison, 1994, "Boycott Called on 'Anorexic' Ads." *The Boston Globe*, 25 Apr., pp. 1, 16.

Belasco, Warren J., 1984, "'Lite' Economics: Less Food, More Profit." *Radical History Review*, 28–30: 254–278.

Bemis, K. M., 1978, "Current Approaches to the Etiology and Treatment of Anorexia Nervosa." *Psychological Bulletin*, 85: 593–617.

Bennett, William and Joel Gurin, 1982, *The Dieter's Dilemna: Eating Less and Weighing More*. New York: Basic Books.

Bergner, Mary, Pam Remer, and Charles Whetsell, 1985, "Transforming Women's Body Image: A Feminist Counseling Approach." *Women and Therapy*, 4: 25–38.

Berkowitz, L. and A. Frodi, 1979, "Reactions to a Child's Mistakes as Affected by His /Her Looks." *Social Psychology Quarterly*, 42: 420–425.

Berland, Theodore, 1990, "Rating the Weight-Loss Clinics: How They Differ-What They Cost." *Consumer Digest* (May/June): 65–69.

Berman, Ruth, 1989, "From Aristotle's Dualism to Materialist Dialectics: Feminist Transformation of Science and Society." pp. 224–255, in *Gender/Body/*

*Knowledge: Feminist Reconstruction of Being and Knowing*, eds. Alison M. Jaggar and Susan Bordo, New Brunswick: Rutgers University Press.

Berscheid, Ellen and Elaine Walster, 1972, "Beauty and the Beast." *Psychology Today*, October, pp. 42–46, 74.

Berscheid, Ellen, Elain Walster, and G. Borhnstedt, 1973, "The Happy American Body: A Survey Report." *Psychology Today*, November, pp. 119–131.

Betterton, Rosemary, ed. 1987, *Looking on: Images of Feminity in the Visual Arts and Media*. London: Pandora.

Billowitz, Lisa, 1992, "Breast Implants: in the Aftermath of Corporate Greed." *Sojourner*, August, pp. 12–15.

Blake, C. Fred, 1994, "Foot-binding in Neo-Confucian China and the Appropriation of Female Labor." *Signs: Journal of Women in Culture and Society*, 19: 676–712.

Blumstein, Peter and Pepper W. Schwartz, 1983, *American Couples: Money, Work, Sex*. New York: William Morrow.（南博訳, 1985『アメリカン・カップルズ』白水社.）

Bordo, Susan, 1987, *The Flight to Objectivity: Essays on Cartesianism and Culture*. New York: SUNY Press.

Bordo, Susan, 1988, "Anorexia Nervosa: Psychopathology as the Crystallization of Culture." pp. 87–117, in *Feminism and Foucault: Reflections on Resistance*, eds. Irene Diamond and Lee Quinby, Boston, MA: Northeastern University Press.

Bordo, Susan, 1989, "The Body and the Reproduction of Femininity: A Feminist Appropriation of Foucault." pp. 13–33, in *Gender/Body/Knowledge: Feminist Reconstructions of Being and Knowing*, eds. Alison M. Jagger and Susan R. Bordo, New Brunswick: Rutgers University Press.

Bordo, Susan, 1993, *Unbearable Weight: Feminism, Western Culture and the Body*. Berkeley, CA: University of California Press.

Boskind-Lodahl, Marlene, 1977, "The Definition and Treatment of Bulimarexia: The Gorging/Purging Syndrome of Young Women." Doctoral Dissertation, Cornell University, Dissertation Abstracts International 38, 7147A.

Boskind-Lodahl, Marlene and William C. White, 1978, "The Definition and Treatment of Bulimarexia in College Women — A Pilot Study." *Journal of The American College Health Association*, 27, October: 84–97.

Brand, P. E., E. Rothblum, and L. J. Solomon, 1992, "A Comparison of Lesbians, Gay Men and Heterosexuals on Weight and Restrained Eating." *International Journal of Eating Disorders*, 11: 253–259.

Bray, R, 1992, "Heavy Burden." *Essence*, January, p. 54.

Britton, A. G, 1988, "Thin is Out, Fit is In." *American Health*, July/August, pp. 66–

71.

Brouwers, Mariette, 1988, "Depressive Thought Content Among Female College Students with Bulimia." *Journal of Counseling and Development*, 66: 425–428.

Brownell, Kelly D., And John P. Foreyt, eds. 1986, *Handbook of Eating Disorders: Physiology, Psychology and Treatment of Obesity, Anorexia and Bulimia*. New York: Basic Books, Inc.

Bruch, Hilde, 1966, "Anorexia Nervosa and Its Differential Diagnosis." *Journal of Nervous Mental Disease*, 141: 555–566.

Bruch, Hilde, 1973, *Eating Disorders: Obesity, Anorexia and the Person Within*. New York: Basic Books.

Brumberg, Joan, 1982, "Chlorotic Girls 1870–1920: A Historical Perspective on Female Adolescence." *Child Development*, 3: 1468–1477.

Buchanan, K. S., 1993, "Creating Beauty in Blackness." pp. 36–52, in *Consuming Passions: Feminist Approaches to Weight Preoccupation and Eating Disorders*, eds. C. Brown and K. Jasper, Toronto, Ontario: Second Story Press.

Button, E. J. and Whitehouse. A., 1981, "Subclinical Anorexia Nervosa." *Psychological Medicine*, 11: 509–516.

Canter, R. J. and B. C. Meyerowitz, 1984, "Sex-role stereotypes: Self-reports of behavior." *Sex Roles*, 10: 293–306.

Cash, Thomas F, 1990, "The Psychology of Physical Appearance: Aesthetics, Attributes, and Images." pp. 51–79, in *Body Images: Development, Deviance, and Change*, eds. Thomas Cash and Thomas Pruzinsky, New York: Guilford Press.

Cash, Thomas F., Winstead, B. A., and Janda, L. H., 1986, "The Great American Shape-Up." *Psychology Today*, April, pp. 30–37.

Chapkis, Wendy, 1986, *Beauty Secrets: Women and the Politics of Appearance*. Boston: South End Press.

Chernin, Kim, 1981, *The Obsession: Reflections on the Tyranny of Slenderness*. New York: Harper and Row.

Chianese, Robert, 1992. "The Body Politic." *The Utne Reader*, May/June, pp. 63–71.

Chodorow, N., 1978, *The Reproduction of Mothering: Psychoanalysis and the Sociology of Gender*. Berkeley: University of California Press.（大塚光子・大内菅子共訳，1981『母親業の再生産――性差別の心理・社会的基盤』新曜社．）

*Christian Science Monitor*, 1992, "Losing Weight: A Profitable Business." 8 Oct., p. 8.

Cohn, Lawrence D. and Adler, Nancy E., 1992, "Female and Male Perceptions of Ideal Body Shapes: Distorted Views Among Caucasian College Students." *Psychology*

*of Women Quarterly*, 16: 69–79.

Collins, Patricia Hill, 1993, *Black Feminist Thought: Knowledge, Consiousness and the Politics of Empowerment*. Boston: Unwin Hyman.

Cooley, Charles Horton, 1962 [1909], *Social Organization*. New York: Schocken Books.（大橋幸・菊池美代志訳, 1970『社会組織論――拡大する意識の研究』青木書店.）

Corliss, R., 1982, "The New Ideal of Beauty." *Time*, 30 Aug., pp. 72–73.

Crandall, Christian S., 1988, "Social Contagion of Binge Eating." *Journal of Personality and Social Psychology*, 55: 588–598.

Crawford, David, 1990, *Easing the Ache: Gay Men Recovering From Compulsive Disorders*. New York: Dutton.

Crisp, A. H., 1965, "Some Aspects of the Evolution, Presentation and Follow-Up of Anorexia Nervosa." *Proceedings of the Royal Society of Medicine*, 58: 814–820.

Currie, Dawn and Valerie Raoul, 1992, "The Anatomy of Gender: Dissecting Sexual Difference in the Body of Knowledge." pp. 1–2, in *The Anatomy of Gender: Women's Struggle for the Body*, eds. Dawn Currie and Valerie Raoul, Ottawa, Canada: Carleton University Press.

Dagnoli, J., and J. Liesse, 1990, "Kraft, ConAgra Go Head-to-Head in Healthy Meals." *Advertising Age*, 22 Oct., p. 59.

Davies, Mel, 1982, "Corsets and Conception: Fashion and Demographic Trends in Nineteenth Century." *Comparative Studies in Sociology and History*, 24: 611–641.

Davis, Fred, 1992, *Fashion Culture and Identity*. Chicago: University of Chicago Press.

Davis, Jenifer and Robert Oswalt, 1992, "Societal Influences on a Thinner Body Size in Children." *Perceptual and Motor Skills*, 74: 697–698.

Debold, E., M. Wilson and I. Malavé, 1993, *Mother-Daughter Revolution: From Betrayal to Power*. New York: Addision-Wesley.

DeFrank, Thomas M, 1989, "Tales From the Diet Trenches." *Newsweek*, 11 Sept., p. 58.

Deveney, Kathleen, 1993, "Light Foods are Having Heavy Going." *Wall Street Journal*, 4 Mar., p. B1.

Dion, Karen, 1972, "Physical Attractiveness and Evaluation of Children's Trangressions." *Journal of Personality and Social Psychology*, 24: 207–213.

Dion, Karen, Ellen Berscheid, and Elaine Walster, 1972, "What is Beautiful is Good." *Journal of Personality and Social Psychology*, 24: 285–290.

Dion, K. K., 1974, "Children's Physical Attractiveness and Sex as Determinants of Adult Punitiveness." *Developmental Psychology*, 10: 772–778.

Dolan, Bridget, 1991, "Cross-Cultural Aspects of Anorexia Nervosa and Bulimia: A

Review." *International Journal of Eating Disorders*, 10: 67–78.

Dornbusch, Sanford M., J. Merrill Carlsmith, Paula Duke Duncan, Ruth T. Gross, John A. Martin, Philip L. Ritter, and Bryna Siegel-Gorelick, 1984, "Sexual Maturation, Social Class, and the Desire to be Thin Among Adolescent Females." *Developmental and Behavioral Pediatrics*, 5: 308–314.

Douglas, Mary, [1970] 1973, *Natural Symbols: Explorations in Cosmology*. 2nd ed., London: Barrie and Jenkins.（江河徹他訳，1983『象徴としての身体――コスモロジーの探究』紀伊國屋書店.）

Drewnowski, A. and D. K. Yee, 1987, "Men and Body Image: Are Males Satisfied with Their Body Weight?" *Psychosomatic Medicine*, 49: 626–634.

Dreyfus, Hubert L. and P. Rabinow, 1983, *Michel Foucault: Beyond Structuralism and Hermeneutics*. Chicago: University of Chicago Press.（山形頼洋他訳，1996『ミシェル・フーコー――構造主義と解釈学を超えて』筑摩書房.）

Duffin, Lorna, 1978, "The Conspicious Consumptive: Woman as an Invalid." pp. 26–56, in *The Nineteenth Century Woman: Her Cultural and Physical World*, eds. Lorna Duffin and Sara Delmont, London: Croon Helm.

Dull, Diana, 1989, "Before and Afters: Television's Treatment of the Boom in Cosmetic Surgery." in 84th Annual Meeting of the American Sociological Association in San Francisco, CA.

Dullea, Georgia, 1991, "Big Diet Doctor is Watching You Reaching for that Nice Gooey Cake." *New York Times*, 1 Dec., p. 65.

Durkheim, Emile, 1991, *The Elementary Forms of Religious Life*. Trans. Joseph Ward Swain, New York: Collier Books.（古野清人訳，1975（改訳）『宗教生活の原初形態』岩波書店.）

Dworkin, Andrea, 1974, *Woman Hating*. New York: Dutton.

Eberhard, Wolfram, 1966, "Introduction." in *Chinese Footbinding: The History of a Curious Erotic Custom*, edited by Howard S. Levy. New York: Walton Rawls Publisher.

*Economist*, 1992, "The Price of Beauty." 1 Jan., pp. 25–26.

*Economist*, 1993, "The Fitness Industry – Snow Motion." 27 Mar., pp. 71–72.

Edgley, Charles and Dennis Brissett, 1990, "Health Nazis and the Cult of the Perfect Body: Some Polemical Observations." *Symbolic Interaction*, 13: 257–279.

Ehrenreich, Barbara and Dierdre English, 1979, *For Her Own Good: 150 Years of Expert Advice to Women*. Garden City, NJ: Anchor Books.

Eisenstein, Zillah, 1988, *The Female Body and the Law*. Berkeley, CA: University of California Press.

Elder, Glen, 1969, "Appearance and Education in Marriage Mobility." *American*

*Sociological Review*, 34: 519–532.

Elder Jr., G. H., T. V. Nguyen, A., and Caspi, 1985, "Linking Family Hardship to Children's Lives." *Child Development*, 56: 361–375.

Epstein, Cynthia Fuchs, 1988, *Deceptive Distinctions: Sex, Gender and the Social Order*. New Haven: Yale University Press and New York: Russell Sage Foundation.

Ernster, Viginia L, 1986, "Women, Smoking, Cigarette Advertising and Cancer." *Women and Health*, 11: 215–235.

Evans, E. D., J. Rutberg, C. Sather, and C. Turner, 1991, "Content Analysis of Contemporary Teen Magazines for Adolescent Females." *Youth and Society*, 23: 99–120.

Ewen, Stuart, 1976, *Captains of Consciousness: Advertising and the Roots of the Consumer Culture*. New York: McGraw Hill.

Ewen, Stuart, and Elizabeth Ewen, 1982, *Channels of Desire: Mass Images and the Shaping of American Consciousness*. New York: McGraw Hill.（小沢瑞穂訳, 1988『欲望と消費——トレンドはいかに形づくられるか』晶文社.）

"Exercise Video: Toned Up and Taking Off — Again", 1994, Potomac, MD: Video Marketing News, Phillips Business Information.

Fallon, April, 1990, "Culture in the Mirror: Sociocultural Determinants of Body Iage." pp. 80–109, in *Body Image: Development, Deviance and Change*. eds. Thomas Cash and Thomas Pruzinsky. New York: The Guildford Press.

Fallon, Patricia, Melanie A. Katzman and Susan C. Wooley, eds, 1994, *Feminist Perspectives on Eating Disorders*. New York: Guilford Press.

Featherstone, Mike, 1982, "The Body in Consumer Culture." *Theory, Culture and Society*, 2: 18–33.

Featherstone, Mike, Mike Hepworth, and Brian S. Turner, eds, 1991, *The Body: Social Process and Cultural Theory*. Newbury Park, CA: Sage Publications.

Feldman, Gayle, 1989, "On the Road to Recovery with Prentice-Hall, Balantine, et al." *Publisher's Weekly*, 3 Nov, pp. 52–53.

Feldman, W., E. Feldman, and J. T. Goodman, 1988, "Culture vs. Biology: Children's Attitudes Toward Thinness and Fatness." *Pediatrics*, 81: 190–194.

Ferguson, M, 1983, *Forever Feminine: Women's Magazines and the Cult of Femininity*. London: Heinemann Educational Books.

Forse, Armour and G. L. Blackburn, 1989, "Morbid Obesity: Weighing the Treatment Options." Unpublished Paper. Nutrition/Metabolism Laboratory, Department of Surgery, New England Deaconess Hospital, Harvard Medical School, Boston, MA.

Foucault, Michel, 1977, *Discipline and Punish: The Birth of Prison*. Translated by Alan

Sheridan. NY: Pantheon Books.（田村俶訳，1977『監獄の誕生——監視と処罰』新潮社.）

Fox, Mary Frank and Sharlene Hesse-Biber, 1984, *Women at Work*. Palo Alto, CA: Mayfield.

Franklin, Mary, 1994, "Eating Disorders a Topic for Girls." *The Boston Globe*, 8 May, pp. 43, 45.

Freedman, Rita, 1986, *Beauty Bound*. Lexington, MA: D. C. Heath and Company.（常田景子訳，1994『美しさという神話』新宿書房.）

Freedman, Rita, 1988, *Bodylove: Learning to Like Our Looks — and Ourselves*. New York: Harper and Row Publishers.

Freeman, Jo, 1975, "How to Discriminate Against Women with Really Trying." pp. 217–232, in *Women: A Feminist Perspective* (second edition), ed. Jo Freeman, Palo Alto, CA: Mayfield.

Friedan, Betty, 1963, *The Feminine Mystique*. New York: Norton.（三浦冨美子訳，2004（改訂版）『新しい女性の創造』大和書房.）

Fugh-Berman, Adriane, 1994, "Traning Doctors to Care for Women." *Technology Review*, Feb. /Mar., pp. 34–40.

Furakawa, T, 1994, "Weight Changes and Eating Attitudes of Japanese Adolescents Under Acculturative Stress: A Prospective Study." *International Journal of Eating Disorders*, 15: 71–79.

Furnham, A. and P. Baguma, 1994, "Cross-Cultural Differences in the Evaluation of Male and Female Body Shapes." *International Journal of Eating Disorders*, 15: 81–89.

Furst, Lilian R. and Perter W. Graham, eds. 1992, *Disorderly Eaters: Texts in Self-Empowerment*. University Park, PA: The Pennsylvania State University Press.

Gabb, Annabella, 1989, "Heinz Meanz Brandz." *Management Today*, July, pp. 64–70.

Garfinkel, Paul E., 1981, "Some Recent Observations on the Pathogenesis of Anorexia Nervosa." *Canadian Journal of Psychiatry*, 26: 218–223.

Garner, David and Paul Garfinkel, 1980, "Socio-Cultural Factors in the Development of Anorexia Nervosa." *Psychological Medicine*, 10: 647–656.

Garner, David M, Marion P. Olmsted, and Paul E. Garfinkel, 1983, "Does Anorexia Nervosa Occur on a Continuum? Subgroup of Weight Pre-Occupied Women and Their Relationship to Anorexia Nervosa." *International Journal of Eating Disorders*, 2: 11–20.

Garner, David M., Marion P. Olmsted, Yvonne Bohr, and Paul E. Garfinkel, 1982, "The Eating Attitudes Test: Psychometric Features and Clinical Correlates." *Psychological Medicine*, 12: 871–878.

Garner, David M., Paul E. Garfinkel, Donald Schwartz, and Michael Thompson, 1980, "Cultural Expectations of Thinness in Women." *Psychological Reports*, 47: 483–491.

Garner, David M. and Paul E. Garfinkel, 1979, "The Eating Attitudes Test: An Index of Symptoms of Anorexia Nervosa." *Psychological Medicine*, 9: 273–279.

Garner, David M. and Paul E. Garfinkel, eds, 1985, *Handbook of Psycho-therapy for Anorexia Nervosa and Bulimia*. New York: The Guilford Press.

German, G. A., 1972, "Aspects of Clinical Psychiatry in Sub-Saharan Africa." *British Journal of Psychiatry*, 123: 461–479.

Gilligan, Carol, Nona P. Lyons, and Trudy J. Hanmer, eds. 1990, *Making Connections: The Rational Worlds of Adolescent Girls at the Emma Willard School*. Cambridge, MA: Harvard University Press.

Giltenan, Edward, 1990, "Food, Drink & Tobacco." *Forbes*, 8 Jan., pp. 172–174.

Glassner, Barry, 1988, *Bodies: Why We Look the Way We Do (And How We Feel About It)*. New York: G. P. Putnam's Sons.

Gordon, Ann, Mari Jo Buhle, and Nancy Schrom, 1971, "Women in American Society: A Historical Contribution." *Radical America*, 5: 3–66.

Gordon, Richard, 1988, "A Sociocultural Interpretation of the Current Epidemic of Eating Disorders." pp. 131–163, in *The Eating Disorders*, eds. B. J. Blinder, B. F. Chaiting and R. Goldstein. New York: PMA Publishing Corp.

Gordon, Richard, 1990, *Anorexia and Bulimia: Anatomy of a Social Epidemic*. Cambridge, MA: Basil Blackwell.

Gray, James J. and Kathryn Ford, 1985, "The Incidence of Bulimia in a College Sample." *The International Journal of Eating Disorders*, 4: 201–210.

Gray, J. J., K. Ford and L. M. Kelly, 1987, "The Prevalence of Bulimia in a Black College Population." *International Journal of Eating Disorders*, 6: 733–740.

Gray, S., 1977, "Social Aspects of Body Image: Perceptions of Normality and Weight and Affect on College Unergraduates." *Perceptual and Motor Skills*, 10: 503–516.

Greenblatt, Augusta, 1981, "Women in Medicine." *The Phi Beta Kappa Journal*, LXI, Fall: 10–11.

Greenhalgh, Susan, 1977, "Bound Feet, Hobbled Lives: Women in Old China." *Frontiers*, 2: 17–21.

Gull, William, 1974, "Anorexia Nervosa (Apepsia Hysterica, Anorexia Hysterica)." *Transactions of the Clinical Society of London*, 7: 22–28.

Halmi, Katherine, James Falk, and Estelle Schwartz, 1981, "Binge-Eating and Vomiting: A Survey of a College Population." *Psychological Medicine*, 11: 697–706.

Halmi, Katherine A., 1974, "Anorexia Nervosa: Demographic and Clinical Features in 94 Cases." *Psychosomatic Medicine*, 36: 18–25.

Halpin, Zuleyma Tang, 1989, "Scientific Objectivity and the Concept of 'The Other'." *Women's Studies International Forum*, 12: 285–294.

Hamburg, B. A., 1980, "Early Adolescence as a Life Stress." In *Coping and Health*, edited by Seymour and Ursin Levine Holger. New York: Plenum.

Hanish, Carol, 1971, "The Personal is Political." in *The Radical Therapist*, ed. J. Aget. New York: Ballantine.

Hansen, J. and E. Reed, 1986, *Cosmetics, Fashions, and the Exploitation of Women*. New York: Pathfinder Press.

Hart, Kathleen J. and Thomas H. Ollendick, 1985, "Prevalence of Bulima in Working And University Women." *The American Journal of Psychiatry*, 142: 851–854.

Hartmann, Heidi, 1976, "Capitalism, Patriarchy and Job Segregation by Sex." *Signs*, 1: 137–169.

Hatfield, E. and S. Spreche, 1986, *Mirror, Mirror: The Importance of Looks in Everyday Life*. Albany, NY: State University of New York Press.

Haug, Frigga, ed. 1987, *Female Sexualization: A Collective Work of Memory*. London: Verso.

Hawkins, Raymond and Pam Clement, 1980, "Development and Construct Validation of a Self-Report Measure of Binge Eating Tendencies." *Addictive Behaviors*, 5: 219–226.

Hesse-Biber, Sharlene, Alan Clayton-Matthews, and John Downey, 1987, "The Differential Importance of Weight Among Collecge Men and Women." *Genetic, Social and General Psychology Monographs*, 113: 511–538.

Hesse-Biber, Sharlene, 1989, "Eating Patterns and Disorders in a College Population: Are Women's eating Problems a New Phenomenon?" *Sex Roles*, 20: 71–89.

Hesse-Biber, Sharlene, 1991, "Women, Weight and Eating Disorders: A Socio-Cultural and Political-Economic Analysis." *Women's Studies International Forum*, 14: 173–191.

Hesse-Biber, S. and M. Marino, 1991, "From High School to College: Changes in Women's Self-Concept and Its Relationship to Eating Problems." *The Journal of Psychology*, 125: 199–216

Hesse-Biber, Sharlene, 1992, "Report on a Panel Longitudinal Study of College Women's Eating Patterns and Disorders: Noncontinuum versus Continuum Measures." *Health Care for Women International*, 13: 375–391.

Hightower, Jim, 1975, *Eat Your Heart Out: Food Profiteering in America*. New York: Crown Publishers, Inc..

Hirsch, Jules and Jerome L. Knittle, 1968, "Effect of Early Nutrition on the Development of Rat Epididymal Fat Pads." *Journal of Clinical Investigations*, 47: 2091–2098.

Hirsch, Jules and Jerome L. Knittle, 1970, "Cellularity of Obese and Nonobese Human Adipose Tissue." *Federation Proceedings*, 29: 1516–1521.

Hodge, Carole N., Linda A. Jackson, and Linda A. Sullivan, 1993, "The 'Freshman 15': Facts and Fantasies About Weight Gain in College Women." *Psychology of Women Quarterly*, 17: 119–126.

Holland, Dorothy C. and Margaret A. Eisenhart, 1990, *Education in Romance: Women, Achievement and College Culture*. Chicago: University of Chicago Press.

Holleran, P. R., J. Pascale, and J. Fraley, 1988, "Personality Correlates of College Age Bulimics." *Journal of Counseling and Development*, 66: 378–381.

hooks, bell, 1989, *Talking Back*. Boston: South End Press.

hooks, bell, 1990, *Yearning: Race, Gender and Cultural Politics*. Boston: South End Press.

Horvath, T., 1979, "Correlates of Physical Beauty in Men and Women." *Sexual Behavior and Personality*, 7: 145–151.

Horvath, T., 1981, "Physical Attractivenss: The Influence of Selected Torso Parameters." *Archives of Sexual Behavior*, 10: 21–24.

Hovell, M. F., C. R. Mewhorn, Y. Randle, and J. S. Fowler-Johnson, 1985, "Risk of Excess Weight Gain in University Women: A Three Year Community Controlled Analysis." *Addictive Behaviors*, 10: 15–28.

Hsu, L. K. George, 1987, "Are the Eating Disorders Becoming More Common in Blacks." *International Journal of Eating Disorders*, 6: 113–124.

Hsu, L. K. George, 1988, "Classification and Diagnosis of the Eating Disorders." pp. 235–238, in *The Eating Disorders: Medical and Psychological Basis of Diagnosis and Treatment*, eds. B. J. Blinder, B. F. Chaitin, and R. S. Goldstein, New York: PMA Publishing.

Hutchinson, Marcia Germaine, 1985, *Transforming Body Image: Learning to Love the Body You Have*. Freedom, CA: The Crossing Press.

Jackson, Linda, 1992, *Physical Appearance and Gender: Sociobiological and Sociocultural Perspectives*. Albany, NY: State University of New York.

Jacobus, Mary, Evelyn Fox Keller, and Sally Shuttleworth, 1990, *Body/Politics: Women and the Discourse of Science*. New York: Routledge.（田間泰子・美馬達哉・山本祥子監訳，2003『ボディー・ポリティクス――女と科学言説』世界思想社.）

Jay, Nancy, 1981, "Gender and Dichotomy." *Feminist Studies*, 7: 37–56.

Jones, D. J., M. Fox, H. M. Babigan, and H. E. Hutton, 1980, "Epidemiology of Anorexia Nervosa in Monroe County, New York: 1960–1976." *Psychosomatic Medicine*, 42: 551–558.

Jones, Margaret, 1990, "The Rage for Recovery." *Publishers Weekly*, 23 Nov., pp. 16–24.

Kaminer, Wendy, 1990, "Chances are You're Codependent Too." *New York Times Book Review*, 11 Feb., pp. 1, 26.

Kano, Susan, 1989, *Making Peace with Food: Freeing Yourself from the Diet/Weight Obsession*. Rev. ed., New York: Harper and Row Publishers.

Katz, Stan and Aimee Liu, 1991, *The Codependency Conspiracy*. New York: Warner Books.

Katzman, M. A., S. A. Wolchik, and S. L. Braver, 1984, "The Prevalence of Frequent Binge Eating and Bulimia in a Nonclinical College Sample." *International Journal of Eating Disorders*, 3: 53–62.

Keller, Evelyn Fox, 1978, "Gender and Science." *Psychoanalysis and Contemporary Thought: A Quarterly of Integrative and Interdisciplinary Studies*, 1: 409–433.

Kendall, R. E., D. J. Hall, A. Hailey, H. M. Babigan, 1973, "The Epidemiology of Anorexia Nervosa." *Psychological Medicine*, 3: 200–203.

Kimbrell, A, 1992, "Body Wars: Can the Human Body Survive the Age of Technology." *Utne Reader*, May/June, pp. 52–64.

King, M. B. and G. Mezey, 1987, "Eating Behavior in Male Racing Jockeys." *Psychological Medicine*, 17: 249–253.

Kitzinger, Celia, 1993, "Depoliticising the Personal: A Feminist Slogan in Feminist Therapy." *Women Studies International Forum*, 16: 487–496.

Kleinberg, S, 1980, *Alienated Affections: Being Gay in America*. New York: St. Martin's Press.

Kolata, Gina, 1993, "Accord on Implant Suit Brings Flood of Inquiries." *New York Times*, 11 Sept., 11, p. 7.

Kolata, Gina, 1994a. "3 Companies Near Landmark Accord on Breast Implant Lawsuits." *New York Times*, 24 Mar., p. B10.

Kolata, Gina, 1994b "Details of Implant Settlement Announced by Federal Judge." *New York Times*, 5 Apr., p. A1.

Kunzle, David, 1977, "Dress Reform as Antifeminism: A Response to Helen E. Roberts' 'The Exquisite Slave: The Role of Clothes in the Making of the Victorian Woman'." *Signs*, 2: 570–579.

Ladner, J. A., 1971, *Tomorrow's Tomorrow: The Black Woman*. New York: Doubleday.

Lasègue, 1873, Ernest-Charles. "On Hysterical Anorexia." *Medical Times and Gazette*,

6 Sept., pp. 265–266, 27 Sept, pp. 367–369.

Lawrence, M. L., 1987, *Fed Up and Hungry: Women, Oppression and Food*. New York: Peter Bedrick Books.

Lehrer, Susan, 1987, *Origins of Protective Labor Legislation for Women: 1905–1925*. Albany, New York: Sate University of New York Press.

Lerner, H. G., 1991, "Twelve Stepping It: Women's Roads to Recovery." *Lilith*, Spring: 15–17.

Lerner, R. M. and S. A. Karabenick, 1974, "Physical Attractiveness, Body Attitudes and Self-Concept in Late Adolescents." *Journal of Youth and Adolescence*, 3: 307–316.

Lerner, R. M., S. A. Karabenick, and J. L. Stuart, 1973, "Relations Among Physical Attractiveness, Body Attitudes and Self-Concept in Male and Female College Students." *Journal of Psychology*, 85: 119–129.

Lerner, R. M., 1982, "Children and Adolescents as Producers of Their Development." *Development Review*, 2: 342–370.

Levenkron, Steven, 1983, *Treating and Overcoming Anorexia Nervosa*. New York: Warner Books.

Levine, M. P. and L. Smolak, 1992, "Toward a Model of the Developmental Psychopathology of Eating Disorders: The Example of Early Adolescence." pp. 59–80, in *The Etiology of Bulimia Nervosa: The Individual and Familial Context*, eds. J. Crowther, D. L. Tennenbaum, S. E. Hobfall, and M. A. P. Stephens, London: Hemisphere Publishing Corporation.

Levy, Alan B., Katherine N. Dixon, and Stephen L. Stern, 1989, "How are Depression and Bulimia Related?" *American Journal of Psychiatry*, 146: 162–169.

Levy, Howard, 1966, *Chinese Footbinding: The History of a Curious Erotic Custom*. New York: Walton Rawls Publisher.

Liebman, B. F., 1987, "Fated to be Fat?" *Nutrition Action Health Letter*, 14, January/February, pp. 4–5.

Liesse, Julie, 1992, "Healthy Choice Growing Pains: Why ConAgra Will Spend $200M on Energizing its Megabrand." *Advertising Age*, 24 Aug., p. 1.

*The Lifestyle Market Analyst*, 1993, Wilamette, IL: Standard Rate and Data.

Lifshitz, F., N. Moses, C. Cervantes, et al., 1987, "Nutritional Dwarfing in Adolescents." *Seminar in Adolescent Medicine*, 3: 255–266.

Light, Donald, 1986, "Corporate Medicine for Profit." *Scientific American*, Dec., pp. 38–45.

Lloyd, G, 1984, *The Man of Reason: The Male and Female in Western Philosophy*. London: Methuen.

Lowe, Marion, 1982, “Social Bodies: The Interaction of Culture and Women’s Biology.” pp. 91–116, in *Biological Woman-The Convenient Myth*, eds. R. Hubbard, M. S. Henifin, and B. Fried, Cambridge, MA: Schenkman Publishing Co.

Lurie, Alison, 1983, *The Language of Clothes*. New York: Vintage Books.（木幡和枝訳，1987『衣服の記号論』文化出版局.）

Lutz, Sandy, 1990, “Weight Loss Market’s Profits are Fading.” *Modern Healthcare*, 19 Feb, p. 50.

MacCannell, D. and J. F. MacCannell, 1987, “The Beauty System.” pp. 206–238, in *The Ideology of Conduct: Essays in Literature and the History of Sexuality*, eds. N. Armstrong and L. Tennenhouse, New York: Methuen.

Maccoby, Eleanor and Carol Nagy Jacklin, 1974, *The Psychology of Sex Differences*. Stanford, CA: Stanford University Press.

Mariette, Mlle Pauline, 1866, *L’Art de la Toilette*. Paris: Librairie Centrale.

Marino, D. D. and J. C. King, 1980, “Nutritional Concerns During Adolescence.” *Pedriatric Clinics of North America*, 27: 125–137.

Martin, Emily, 1987, *The Women in the Body: A Cultural Analysis of Reproduction*. Boston: Beacon Press.

Martin, Rosy and Ho Spence, 1987, “New Portraits for Old: The Use of the Camera in Therapy.” pp. 267–279, in *Looking On: Images of Feminity in the Visual Arts and Media*, edited by Rosemary Betterton, London: Pandora, 1987.

Massara, Emily Bradley, 1989, *¡Qué Gordita! A Study of Weight Among Women in a Puerto Rican Community*. New York: AMS Press.

Mayer, Jean, 1973a, “Fat Babies Grow into Fat People.” *Family Health*, 5: 24–38.

Mayer, Jean, 1973b, “When to Start Dieting? At Birth.” *Medical World News*, September, pp. 31–33.

Mazur, Allan, 1986, “U. S. Trends in Feminine Beauty and Overadaptation.” *The Journal of Sex Research*, 22: 281–303.

McCabe, V., 1988, “Facial Proportions, Perceived Age and Caregiving.” pp. 89–95, in *Social and Applied Aspects of Perceiving Faces*, ed. T. R. Alley, Hillsdale, NJ: Erlbaum.

McCanne, Lynn P. Fisher, 1985, “Correlates of Bulimia in College Students: Anxiety, Assertiveness, and Locus of Control.” *Journal of College Student Personnel*, July, pp. 306–310.

McCarthy, M., 1990, “The Thin Ideal, Depression and Eating Disorders in Women.” *Behavior Research and Therapy*, 28: 205–215.

McGough, Robert, 1989, “Icing on the Cake.” *Financial World*, 17 Oct., pp. 22–24.

Mead, George Herbert, 1934, *Mind, Self, and Society*. Chicago: University of Chicago Press.（稲葉三千男・滝沢正樹・中野収訳，1973『精神・自我・社会』青木書店.）

Mellin, Laurel M., Sarah Scully, and Charles E. Irwin, 1986, "Disordered Eating Characteristics in Preadolescent Girls." in *American Dietetic Assocation Annual Meeting*, Las Vegas, NV.

Merchant, Carolyn, 1989, *The Death of Nature: Women, Ecology, and the Scientific Revolution*. New York: Harper and Row.（団まりな・垂水雄二・樋口祐子訳，1985『自然の死――科学革命と女・エコロジー』工作舎.）

Michie, Helena, 1987, *The Flesh Made Word: Female Figures and Women's Bodies*. NY: Oxford University Press.

Mickalide, A. D., 1990, "Sociocultural Factors Influencing Weight Among Males." pp. 30–39, in *Males with Eating Disorders*, ed. A. M. Andusen, New York: Brunner Mazel.

Miller, Annetta, Karen Springen, Linda Buckley, and Elisa Williams, 1989, "Diets Incorporated." *Newsweek*, 11 Sept., pp. 56–60.

Miller, Cindee, 1992, "Convenience, Variety Spark Huge Demand for Home Fitness Equipment." *Marketing News*, 16 Mar., p. 2.

Millman, Marcia, 1980, *Such a Pretty Face*. New York: Berkeley Books.

Mintz, L. B. and N. E. Betz, 1988, "Prevalence and Correlates of Eating Disordered Behaviors Among Undergraduate Women." *Journal of Counseling Psychology*, 35: 463–471.

Mishkind, M. E., J. Rodin, L. R. Silberstein, and R. H. Striegel-Moore, 1986, "The Embodiment of Masculinity: Cultural, Psychological, and Behavioral Dimensions." *American Behavioral Scientist*, 29: 545–562.

Russell, Mitchell, Lois Therrien and Gregory Miles, 1990, "ConAgra: Out of the Freezer." *Business Week*, 25 June, pp. 24–25.

*Moody's Industrial Manual, 1993*, New York: Moody's Investor Services, 1993.

Morgan, H. G. and G. F. M. Russel, 1975, "Value of Family Background and Clinical Features as Predictors of Long-Term Outcome in Anorexia Nervosa: Four Year Follow-Up Study of 41 Patients." *Psychological Medicine*, 5: 355–371.

Morris, A., T. Cooper, and P. J. Cooper, 1989, "The Changing Shape of Female Fashion Models." *International Journal of Eating Disorders*, 8: 593–596.

Moses, N., M. Banlilivy, and F. Lifshitz, 1989, "Fear of Obesity Among Adolescent Girls." *Pediatrics*, 83: 393–398.

Nasser, M., 1986, "Comparative Study of the Prevalence of Abnormal Eating Attitudes Among Arab Female Studens of Both London and Cairo Universities."

*Psychological Medicine*, 16: 621–625.

Neki, J. S., 1973, "Psychiatry in South East Asia." *British Journal of Psychiatry*, 123: 257–269.

Nemeroff, C. J., R. I. Stein, N. S. Diehl, and K. M. Smilack, 1994, "From the Cleavers to the Clintons: Role Choices and Body Orientation as Reflected in Magazine Article Content." *International Journal of Eating Disorders*, 16: 167–176.

*Newsweek*, 1986, "You're So Vain." 14 Apr., pp. 48–55.

*Newsweek*, 1987, "The Littlest Dieters." 27 July, p. 48.

*New York Times*, 1926, "Weight Reduction Linked to the Mind." 24 Feb., p. 6.

Nichter, Mark and Mimi Nichter, 1991, "Hype and Weight." *Medical Anthropology*, 13: 249–284.

Nichter, M. and N. Vuckovic, 1994, "Fat Talk: Body Image Among Adolescent Girls." pp. 109–131, in *Many Mirrors: Body Image and Social Relations*, ed. Nicole Sault, New Brunswick, NJ: Rutgers University Press.

Ogden, J., 1992, *Fat Chance! The Myth of Dieting Explained*. New York: Routledge.

Ondercin, Patricia, 1979, "Compulsive Eating in College Women." *Journal of College Student Personnel*, 19: 153–157.

Orbach, Susie, 1978, *Fat is a Feminist Issue*. NewYork: Berkeley Press.（落合恵子訳，1994『ダイエットの本はもういらない』飛鳥新社.）

Orbach, Susie, 1986, *Hunger Strike: The Anorectic's Struggle as a Metaphor of Our Age*. New York: W. W. Norton.（鈴木二郎他訳，1992『拒食症——女たちの誇り高い抗議と苦悩』新曜社.）

O'Reilly, Brian, 1989, "Diet Centers are Really in Fat City." *Fortune*, 5 June, pp. 137–140.

Ortner, Sherry B., 1974, "Is Female to Male as Nature is to Culture?" pp. 67–87, in *Woman, Culture and Society*, eds. Michelle Zimbalist Rosaldo and Louise Lamphere, Stanford: Stanford University Press.

Osvold, L. L. and G. R. Sodowsky, 1993, "Eating Disorders of White Ethnic American, Racial and Ethnic Minority Americans and International Women." *Journal of Multicultural Counseling and Development*, 21 July: 143–154.

Pappas, Nancy, 1989, "Body by Liposuction." *Hippocrates: The Magazine of Health and Medicine*, 3, May/June: 26–30.

Peele, Stanton, 1975, *Love and Addiction*. New York: New American Library.

Peele, Stanton, 1989, *Diseasing of America: Addiction Treatment Out of Control*. Lexington, MA: D. C. Heath and Co.

Pertschuk, M. M. Collins, J. Kreisberg, and S. S. Fager, 1986, "Psychiatric Symptoms Associated with Eating Disorders in a College Population." *International Journal*

*of Eating Disorders*, 5: 563–568.

Pohl, Aime, 1992, "Teen Magazines' Message to Girls: You Can Be Anything... Except Yourself." *Extra: A Publication of FAIR* (Fairness in Accuracy and Reporting), New York: FAIR/EXTRA!, p. 28.

Polivy, Janet and C. Peter Herman, 1985, "Dieting and Binging: A Causal Analysis." *American Psychologist*, 40: 193–201.

Pollitt, Katha, 1982, "The Politically Correct Body." *Mother Jones Magazine*, May, p. 67.

Pope, Harrison G. and James I. Hudson, 1984, *New Hope for Hinge Eaters: Advances in the Understanding and Treatment of Bulimia*. New York: Harper and Row.

Powers, P. S., 1980, *Obesity: The Regulation of Weight*. Baltimore, MD: Williams and Wilkins.

Project on the Status of Education of Women, 1982, *The Classroom Climate: A Chilly One for Women*. Washington, D. C.: American Association of Colleges.

*Psychology Today*, 1984, "Bulimia: Not for Women Only." March, p. 10.

Pyle, Richard, James Mitchell, Elke Eckert, Patricia Halvorson, Patricia Neuman, and G. M. Goff, 1983, "The Incidence of Bulimia in Freshman College Students." *International Journal of Eating Disorders*, 2: 75–85.

Pyle, Richard L., Patricia A. Halvorson, Patricia A. Neuman, and James E. Mitchell, 1986, "The Increasing Prevalence of Bulimias in Freshman College Students." *International Journal of Eating Disorders*, 5: 631–647.

Quincy, Matthew, 1991, *Diet Right!*, Berkeley, CA: Conari Press.

Rand, C. S. W. and J. M. Kaldau, 1990, "The Epidemiology of Obesity and Self-defined Weight Problems in General Population: Gender, Race, Age, and Social Class." *International Journal of Eating Disorders*, 9: 329–343.

Rapping, Elayne, 1990, "Hooked on a Feeling." *The Nation*, 5 Mar., pp. 316–319.

Richardson, S. A., N. Goodman, A. H. Hastorf, and S. M. Dornbusch, 1961, "Cultural Uniformity in Reaction to Physical Disabilities." *American Sociological Review*, 26: 241–247.

Roberts, Helene E., 1977, "The Exquisite Slave: The Role of Clothes in the Making of the Victorian Woman." *Signs: Journal of Women in Culture and Society*, 2: 554–569.

Rodin, J., R. H. Striegel-Moore, and L. R. Silberstein, 1990, "Vulnerability and Resilience in the Age of Eating Disorders." pp. 366–390, in *Risk and Protective Factors in the Development of Psychopathology*, eds. J. Rolf, Masten, et al., Cambridge, England: Cambridge University Press.

Rodin, J., 1992, *Body Traps: Breaking the Binds That Keep You From Feeling Good*

*About Your Body*. New York: William Morrow and Company.

Rodin, Judith, Lisa Silberstein, and Ruth Striegel-Moore, 1985, "Women and Weight: a Normative Discontent." pp. 267–307, in *Psychology and Gender: Nebraska Symposium on Motivation*, ed. T. B. Sonderegger, Lincoln, NE: University of Nebraska Press.

Rosaldo, Michelle Zimbalist and Louise Lamphere, eds. 1974, *Women, Culture, and Society*. Palo Alto, CA: Stanford University Press.

Rosaldo, Michelle Zimbalist, 1974, "Women, Culture and Society: A Theoretical Overview." pp. 67–87, in *Women, Culture and Society*, eds. Michelle Zimbalist Rosaldo and Louise Lamphere, Palo Alto, CA: Stanford University Press.

Rosenkrantz, Paul, Susan Vogel, Helen Bee, and Donald Broverman, 1968, "Sex Role Stereotypes and Self-Concepts in College Students." *Journal of Consulting and Clinical Psychology*, 32: 287–291.

Rosenthal, Elisabeth, 1992, "Commercial Diets Lack Proof of Their Long-Term Successs." *New York Times*, 24 Nov., pp. A1, C11.

Rothblum, Esther D., 1990, "Women and Weight: Fad and Fiction." *The Journal of Psychology*, 124: 5–24.

Rothblum, Esther D., 1992, "The Stigma of Women's Weight: Social and Economic Realities." *Feminism and Psychology*, 2: 61–73.

Rozin, P. and A. Fallon, 1988, "Body Image, Attitudes to Weight and Misperceptions of Figure Preferences of the Opposite Sex: A Comparison of Men and Women in Two Generations." *Journal of Abnormal Psychology*, 97: 342–345.

Rubin, Gayle, 1975, "The Traffic in Women." In *Toward an Anthropology of Women*, edited by Rayna Reiter. NY: Monthly Review Press.

Rucker III, C. E. and T. F. Cash, 1992, "Body Images, Body-size Perceptions and Eating Behavior Among African-Americans and White College Women." *International Journal of Eating Disorders*, 12: 291–299.

Ryan, William, 1971, *Blaming the Victim*. New York: Pantheon.

Ryle, J. A., 1939, "Discussions on Anorexia Nervosa." *Proceedings of the Royal Society of Medicine*, 32: 735–737.

Sanz, Cynthia and Leah F. Mitchell, 1990, "Fitness Tycoon Jenny Craig Turns Weight Losses into Profit by Shaping Her Clients' Bottom Line." *People Weekly*, 19 Feb., pp. 91–92.

Scanlon, Deralee, 1991, *Diets That Work*. Chicago: Contemporary Books.

Schaef, Ann Wilson, 1987, *When Society Becomes an Addict*. San Francisco: Harper and Row. (斎藤学監訳／加藤尚子・鈴木真理子共訳，1993『嗜癖する社会』誠信書房.)

Schoenfielder, Lisa and Barb Wieser, 1983, *Shadow on A Tightrope: Writings by Women on Fat Oppression*. Iowa City: Aunt Lute Book Company.

Schrager, Cynthia D., 1993, "Questioning the Promise of Self-Help: A Reading of Women Who Love Too Much." *Feminist Studies*, 19: 177–192.

Schrank, Jeffrey, 1977, *Snap, Crackle, and Popular Taste: The Illusion of Free Choice in America*. New York: Dell Publishing Co.

Schwartz, Donald M., Michael G. Thompson, and Craig L. Johnson, 1982, "Anorexia Nervosa and Bulimia: the Socio-Cultural Context." *International Journal of Eating Disorders*, 1: 20–36.

Schwartz, Hillel, 1986, *Never Satisfied: A Cultural History of Diets, Fantasies and Fat*. New York: Free Press.

Segal, S. A. and C. B. Figley, 1985, "Bulimia: Estimate of Increase and Relationship to Shyness." *Journal of College Student Personnel*, 26: 240–244.

Seid, Roberta Pollack, 1989, *Never Too Thin: Why Women are at War with Their Bodies*. New York: Prentice Hall Press.

Sheldon, W. H., 1940, *The Varieties of Human Physique: An Introductions to Constitutional Psychology*. New York: Harper and Row.

Shenson, Douglas, 1985, "Will M. D. Mean More Dollars?" *The New York Times*, 23 May, p. 27.

Shisslak, C. M. and M. Crago, 1994, "Toward a New Model for the Prevention of Eating Disorders." pp. 419–437, in *Feminist Perspectives on Eating Disorders*, eds. P. Fallon, M. A. Katzman, and S. C. Wooley, New York: The Guilford Press.

Shorter, Edward, 1987, "The First Great Increase in Anorexia Nervosa." *The Journal of Social History*, 21: 69–96.

Silber, T. J., 1986, "Anorexia Nervosa in Blacks and Hispanics." *International Journal of Eating Disorders*, 5: 121–128.

Silberstein, L. R., R. H. Striegel-Moore, C. Timko, and J. Rodin, 1988, "Behavioral and Psychological Implications of Body Dissatisfaction: Do Men and Women Differ." *Sex Roles*, 19: 219–231.

Silverstein, Brett, 1984, *Fed Up! The Food Forces That Make You Fat, Sick and Poor*. Boston: South End Press.

Silverstein, Brett, Lauren Perdue, Barbara Peterson, Linda Vogel, and Deborah A. Fantini, 1986, "Possible Causes of the Thin Standard of Bodily Attractiveness for Women." *International Journal of Eating Disorders*, 5: 907–916.

Silverstein, Brett and Lauren Perdue, 1988, "The Relationship Between Role Concerns, Preferences for Slimness and Symptoms of Eating Problems Among College Women." *Sex Roles*, 18: 101–106.

Simmons, Roberta and Florence Rosenberg, 1975, "Sex, Sex roles, and Self-image." *Journal of Youth and Adolescence*, 4: 229–342.

Simonds, Wendy, 1992, *Women and Self-Help Culture: Reading Between the Lines*. New Brunswich, NJ: Rutgers University Press.

Smith, Dinitia, 1984, "The New Puritans: Deprivation Chic." *New York Times Magazine*, 11 June, pp. 24–29.

Smith, J. E. and J. Krejci, 1991, "Minorities Join the Majority: Eating Disturbances Among Hispanic and Native American Youth." *International Journal of Eating Disorders*, 10: 179–186.

Smith, P. A. and E. Midlarsky, 1985, "Empirically Derived Conceptions of Femaleness and Maleness: A Current View." *Sex Roles*, 12: 313–328.

Sobal, J. and A. J. Stunkard, 1989, "Socioeconomic Status and Obesity: A Review of the Literature." *Psychological Bulletin*, 105: 260–275.

Sontag, Susan, 1972, "The Double Standard of Aging." *Saturday Review*, 23 Sept., pp. 29–38.

Sours, J. A., 1969, "Anorexia Nervosa: Nosology Diagnosis, Developmental Patterns and Power-Control Dynamics." pp. 185–212, in *Adolescence: Psychosocial Perspectives*, eds. Gerald Caplan and Serge Lebovici, New York: Basic Books.

Squire, Susan, 1983, *The Slender Balance: Causes and Cures for Bulimia, Anorexia, and the Weight-Loss/Weight-Gain Seesaw*. New York: G. P. Putnam.

Stake, J. and M. L. Lauer, 1986, "The Consequence of Being Overweight: A Controlled Study of Gender Differences." *Sex Roles*, 17: 31–47.

Stanley, Alessandra, 1992, "A Softer Image for Hillary Clinton." *New York Times*, 13 July, pp. B1, B4.

Stark, Rodney and W. S. Bainbridge, 1986, *The Future of Religion: Secularization, Revival and Cult Formation*. Berkeley: University of California Press.

Steen, S. N., R. A. Oppliger, and K. D. Brownell, 1988, "Metabolic Effects of Repeated Weight Loss and Regain in Adolescent Wrestlers." *Journal of the American Medical Association*, 260: 47–50.

Steele, Valerie, 1985, *Fashion and Eroticism: Ideals of Feminine Beauty from the Victorian Era to the Jazz Age*. New York: Oxford University Press.

Stein, D. M., and P. Reichert, 1990, "Extreme Dieting Behaviors in Early Adolescence." *Journal of Early Adolescence*, 10: 108–121.

Steinem, Gloria, 1992, *Revolution From Within: A Book of Self-Esteem*. Boston: Little Brown.（道下匡子訳，1994『ほんとうの自分を求めて――自尊心と愛の革命』中央公論社.）

Steiner-Adair, Catherine, 1994, "The Politics of Prevention." pp. 381–394 in *Feminist*

*Perspectives on Eating Disorders*, eds. Patricia Fallon, Melanie Katzman, and Susan C. Wooley, New York: Guilford Press.

Stern, Gabriella, 1993, "The Anorexic Man Has Good Reason to Feel Neglected." *Wall Street Journal*, 18 Oct., p. A1.

Stern, Gabriella, 1994, "Makers of Frozen Diet Entrees Start Some Diets of Their Own." *Wall Street Journal*, 4 Jan., p. B10.

Steward, Doug, 1989, "In the Cutthroat World of Toy Sales, Child's Play is Serious Business." *Smithsonian*, Dec., pp. 72–84.

Stone, Lawrence, 1977, *The Family, Sex and Marriage in England 1500–1800*. New York: Harper and Row.（北本正章訳，1991『家族・性・結婚の社会史——1500年－1800年のイギリス』勁草書房.）

Striegel-Moore, Ruth H., Lisa R. Silberstein, and Judith Rodin, 1986, "Toward Understanding the Risk Factors for Bulimia." *American Psychologist*, 41: 246–263.

Striegel-Moore, Ruth H., 1992, "Prevention of Bulimia Nervosa: Questions and Challenges." pp. 203–223, in *The Etiology of Bulimia Nervosa: The Individual and Familial Context*, eds. Janis H. Crowther, Daniel L. Tennenbaum, Stevan E. Hobfoll, and Mary Ann Parris Stephens, Washington, DC: Hemisphere Publishing Corporation.

Striegel-Moore, Ruth H., Lisa R. Silberstein, Peter Frensch, and Judith Rodin, 1989, "A Prospective Study of Disordered Eating Among College Students." *International Journal of Eating Disorders*, 8: 499–509.

Stunkard, J., E. E. d'Aquili, S. Fox, and R. D. L. Filion, 1972, "Influence of Social Class on Obesity and Thinness in Children." *Journal of the American Medical Association*, 221: 579–584.

Styles, M. H., 1980, "Soul, Black Women and Food." pp. 161–176, in *A Woman's Conflict: The Special Relationship Between Women and Food*, ed. J. R Kaplan, Englewood Cliffs, NJ: Prentice-Hall, Inc.

Swift, W. J., D. Andrews, and N. E. Barklage, 1986, "The Relation Between Affective Disorder and Eating Disorder: A Review of the Literature." *American Journal of Psychiatry*, 143: 290–299.

Synnot, Anthony, 1993, *The Body Social: Symbolism, Self and Society*. New York: Routledge.（高橋勇夫訳，1997『ボディ・ソシアル——身体と感覚の社会学』筑摩書房.）

Tallen, Bette S., 1990, "Twelve Step Programs: A Lesbian Feminist Critique." *NWSA Journal*, 2: 390–407.

Tamburrino, M., K. N. Franco, G. A. Bernal, B. Carroll, and A. J. McSweeney, 1987, "Eating Attitudes in College Students." *Journal of American Medical Women's*

*Association*, 42: 45–47, 50.

Taylor, Frederick, 1967, *Principles of Scientific Management*. New York: W. W. Norton and Co.（横河民輔纂譯，1912『科學的經營法原理』横河民輔.）

*Teaching About Eating Disorders: Grades 7–12*. Center for the Study of Anorexia and Bulimia, 1983.

Thelen, M. H., C. M. Lawrence, A. L. Powell, 1992, "Body Image, Weight Control and Eating Disorders Among Children." pp. 81–101, in *The Etiology of Bulima Nervosa: The Individual and Familial Context*, eds. J. H. Crowther, D. L. Tennenbaum, S. Hobfoll, M. A. P. Stephens, Washington, DC: Hemisphere Publishing Corp.

Therrien, Lois, 1989, "The Food Companies Haven't Finished Eating." *Business Week*, 9 Jan., p. 70.

Therrien, Lois, 1990a, "Beatrice Investors Will Just Have To Sit Tight." *Business Week*, 12 Mar., p. 104.

Therrien, Lois, 1990b, "Kraft is Looking for Fat Growth From Fat-Free Foods." *Business Week*, 26 Mar., pp. 100–101.

Thomas, V. G., and M. D. James, 1988, "Body-Image, Dieting Tendencies and Sex Role Traits in Urban Black Women." *Sex Roles*, 18: 523–529.

Thompson, Becky, 1994, "Food, Bodies, and Growing Up Female: Childhood Lessons About Culture, Race and Class." pp. 355–378, in *Feminist Perspectives on Eating Disorders*, eds. P. Fallon, M. A. Katzman, and S. C. Wooley, New York: Guildford Press.

Thompson, M. G. and D. Schwartz, 1982, "Life Adjustment of Women with Anorexia Nervosa and Anorexic-Like Behavior." *International Journal of Eating Disorders*, 1: 47–60.

Tiggermann, M. and E. D. Rothblum, 1988, "Gender Differences in Social Consequences of Perceived Overweight in the United States and Australia." *Sex Roles*, 18: 75–86.

Tuana, Nancy, 1989, "The Weaker Seed: The Sexist Bias of Reproductive Theory." In *Feminism and Science*, ed. Nancy Tuana, Bloomington, IN: Indiana University Press.

Turner, Bryan S., 1984, *The Body and Society*. New York: Basil Blackwell.（小口信吉他訳，1999『身体と文化——身体社会学試論』文化書房博文社.）

U. S. Department of Commerce, Bureau of the Census, 1982b, *Census of Service Industries*. U. S. Department of Commerce, Bureau of the Census, Washington, DC.

U. S. Department of Commerce, 1993, *U. S. Industrial Outlook 1993*. U. S. Department

of Commerce, U. S. Government Printing Office, Washington, DC.

Vanderlindern, Johan, Jan Norre, and Walter Vandereycken, 1992, *A Practical Guide to the Treatment of Bulimia Nervosa*. New York: Banner/Mazel.（吉内一浩他訳，1995『ストップ・ザ・過食！——実戦的治療のためのガイドブック』星和書店.）

Vaughn, Brian and Judith Langlois, 1983, "Physical Attractiveness as a Correlate of Peer Status and Social Competence in Preschool Children." *Developmental Psychology*, 19: 561–567.

Veblen, Thorstein, 1899 (original edition), *The Theory of the Leisure Class*. New York: Random House, The Modern Library.（小原敬士訳，1961『有閑階級の理論』岩波書店.）

*Vogue*, 1983, Sept.

Walby, Sylvia, 1990, *Theorizing Patriarchy*. Cambridge, MA: Basil Blackwell, Ltd.

Walker, Chip, 1993, "Fat and Happy." *American Demographics*, 1 Jan., pp. 52–57.

Ward, Adrienne, 1990, "Americans Step into a New Fitness Market." *Advertising Age*, 3 Dec., pp. 33, 39.

Warren, M. P., 1983, "Physical and Biological Aspects of Puberty." pp. 3–28, in *Girls at Puberty: Biological and Psychosocial Perspectives*, eds. J. Petersen and A. C. Brooks, New York: Plenum.

Warren, M. P. and R. L. VandeWiele, 1973, "Clinical and Metabolic Features of Anorexia Nervosa." *American Journal of Obstetrics and Gynecology*, 117: 435–449.

Weber, Joseph, 1990, "The Diet Business Takes It on the Chins: It's Under Government Scrutiny for Hype and Misleading Ads." *Business Week*, 16 Apr., pp. 86–88.

Weber, Max, 1963, *The Sociology of Religion*. Trans. Ephraim F. Schoff, Boston: Beacon.

Weibel, Kathryn, 1977, *Mirror, Mirror: Images of Women in Popular Culture*. New York: Anchor Books.

Weight Watchers International, Inc., 1994, "Corporate Backgrounder."

White, E,, 1991, "Unhealthy Appetites." *Essence*, Sept., pp. 28–29.

Wichmann, S. and D. R. Martin, 1992, "Exercise Excess: Treating Patients Addicted to Fitness." *The Physician and Sports Medicine*, 20: 193–200.

Williams, Monte, 1990, "People to Watch." *Advertising Age*, 3 Dec., p. 36.

Wilshire, Donna, 1989, "The Uses of Myth, Image, and the Female Body in Re-Visioning Knowledge." pp. 92–114, in *Gender/Body/Knowledge: Feminist Reconstruction of Being and Knowing*, eds. Alison M. Jaggar and Susan Bordo, New Brunswick, NJ: Rutgers University Press.

Wiseman, Claire V., James J. Gray, James E. Mosimann, and Anthony H. Ahrens, 1992, "Cultural Expectations of Thinness in Women: An Update." *International Journal of Eating Disorders*, 1: 85–89.

Wohl, Stanley, 1984, *The Medical Industrial Complex*. New York: Harmony Books.

Wolfe, Leslie, 1991, *Women, Work and School: Occupational Segregation*. Westview Press.

Wonderlich, Stephen, 1992, "Relationship of Family and Personality Factors in Bulimia." pp. 103–126, in *The Etiology of Bulimia Nervosa: the Individual and Familial Context*, eds. J. H. Crowther, D. L. Tennenbaum, S. E. Hobfoll, and M. A. P. Stephens, London: Hemisphere Publishing Corporation.

Woodman, Sue, 1994, "Losing Fat Permanently." *Fitness*, March/April, pp. 38–39.

Wooley, Orlando Wayne, Susan Wooley, and Sue R. Dyrenforth, 1979, "Obesity and Women II: A Neglected Feminist Topic." *Women's Studies International Quarterly*, 2: 81–92.

Zuckerman, Diana M., Anne Colby, Norma C. Ware, and Judith S. Lazerson, 1986, "The Prevalence of Bulimia Among College Students." *American Journal of Public Health*, 76: 1135–1137.

# 注

## 日本の読者へ

1．A. Lake, P. Staiger, and H. Glowinski, "Effect of Western Culture on Women's Attitudes to Eating and Perceptions of Body Shape." *International Journal of Eating Disorders*, 27 (2000): 83–89.

2．Susie Orbach, *Fat is a Feminist Issue* (New York: Berkeley Press, 1978).（落合恵子訳，1994『ダイエットの本はもういらない』飛鳥新社.）

3．*Sunday Herald* (September 14, 2002) に引用されたオーバックのウェブページを参照。http: //www. sundaryherald. com/

4．A. E. Becker, R. A. Burwell, S. E. Gilman, D. B. Herzog, and P. Hamburg, "Eating Behaviours and Attitudes Following Prolonged Exposure to Television Among Ethic Fijian Adolescent Girls." *Br. J. Psychiatry*, 180 (June, 2002): 509–519.

5．A. Lake, P. Staiger, and H. Glowinski, "Effect of Western Culture on Women's Attitudes to Eating and Perceptions of Body Shape." International Journal of Eating Disorders, 27 (2000).

6．T. Mukai, M. Crago, and C. M. Shisslak, "Eating Attitudes and Weight Preoccupation Among Female High School Students in Japan." *Journal of Child Psychology and Psychiatry and Allied Disciplines*, 35 (1994): 677–688.

7．H. Suematsu, H. Ishikawa, Kuboki, T. Ito, "Statistical Studies on Anorexia Nervosa in Japan: Detailed Clinical Data on 1011 Patients." *Psychother. Psychosom*. 43 (1985): 96–103. 次も参照。H. Indaba, T. Kuboki et al., "Statistical Analysis of Anorexia Nervosa in Japan." in *1993 Annual Report on Anorexia Nervosa Survey Group* (Ministry of Welfare, Tokyo, 1994), pp. 24–29（日本語）. また、次も参照。"Nationwide Network Eyed to Combat Eating Disorders." *Japan Times* (December 20, 2000).

8．"Teen Eating Disorders Increasing." *Japan Times* (April 14, 2002).

9．Nobuo Kiriike, Toshihiko Nagata, Kumiko Sirata, and Naoki Yamamoto, "Are Young Women in Japan at High Risk for Eating Disorders?: Decreased BMI in Young Females from 1960–1995." *Psychiatry and Clinical Neurosciences*, 52 (1998): 279–281.

10．N. Yoshike, F. Seino, S. Tajima, Y. Arai, M. Kawano, T. Furuhata, and S. Inoue, *Obesity Reviews*, 3 (2002): 183–190.

11．Aya Nishizono-Maher, Yuko Miyake and Akira Nakane, "The Prevalence of

Eating Pathology and its Relationship to Knowledge of Eating Disorders Among High School Girls in Japan." *European Eating Disorders Review*, 12 (2004): 122–128.

12. 厚生労働省保健局, "Outline of National Nutrition Investigation Result in 1998." *J. Health Welfare Stat.* , 47 (2000): 41–49（日本語）.［健康局「国民栄養調査」市販版『国民栄養の現状』平成10年版に記載されている公表時の結果概要。『厚生労働白書』47巻、p. 44～49所収。］

13. Kazutoshi Nakamura, Yoshihiko Hoshinom, Atsushi Watanabe, Kyoichik Honda, Shinichi Niwa, Kunihikom Tominaga, Satoshi Shimai, and Masaharu Yamamoto, "Eating Problems in Female Japanese High School Students: A Prevalence Study." *International Journal of Eating Disorders*, 26 (1999): 91–95.

14. Nobuo Kiriike, Toshihiko Nagata, Kumiko Sirata, and Naoki Yamamoto, "Are Young Women in Japan at High Risk for Eating Disorders?: Decreased BMI in Young Females from 1960–1995." *Psychiatry and Clinical Neurosciences*, 52 (1998).

15. Glenn Waller and Miki Mato, "Emotional Eating and Eating Psychopathology in Nonclinical Groups: A Cross-cultural Comparison of Women in Japan and the United Kingdom." *International Journal of Eating Disorders*, 26 (1999): 333–340.

16. Glenn Waller and Miki Mato, "Emotional Eating and Eating Psychopathology in Nonclinical Groups: A Cross-cultural Comparison of Women in Japan and the United Kingdom." *International Journal of Eating Disorders*, 26 (1999): 339.

17. Willa Appel, *Cults in America: Programmed for Paradise*. (New York: Holt Rinehart and Winston, 1983), p. 11.

18. なぜ特定の個人が、スリムな身体になれという社会文化的なプレッシャーに対して特に弱いのか、プレッシャーへの抵抗力があるのかどうかを理解するには心理学的要因が役に立つが、ある社会における摂食パターンと身体イメージについての一般的パターンを理解できるかどうかは、多くの女性の身体イメージと摂食問題の発達にうってつけの風土を作り出してきた、より広範な社会全体に関する要因が理解できるかどうかにかかっている。

**はじめに**

1. 報告されている拒食症と過食症患者の女性対男性の比率は9対1である。次を参照。Richard A. Gordon, *Anorexia and Bulimia: Anatomy of a Social Epidemic* (Cambridge, MA: Basil Blackwell, 1989), p. 32.

2. 米国と他の国々（主として豊かな西側諸国）におけるさまざまな研究によれば、摂食障害は1960年代から1990年代に増加している。ある研究者によれば、全人口における摂食障害者の割合は「少なくとも2倍に増加した」(p. 152)。他方、摂食障害の増加は摂食障害の関心が増加し、その発見率が上がったためであり、多数の医院のデータは、「そのような解釈がありえない」こと

を示している、と考えている研究者もいる（p. 153）。次を参照。Richard A. Gordon, "A Sociocultural Interpretation of the Current Epidemic of Eating Disorders." in *The Eating Disorders*. eds. B. J. Blinder, B. F. Chaiting, and R. Goldstein (New York: PMA Publishing Corp., 1988), pp. 151–163.

神経性拒食症と過食症の発生率は、増加してはいるが、全人口当たりではなおも低率である。しかし、これらの障害は思春期の女子学生人口では特に多く、この人々に最もリスクが大きい。米国の200人から250人につき13から22人が拒食症にかかり、20から30%の女子大学生が嘔吐、下剤、利尿剤を用いて体重をコントロールしていると推測している研究者もいる。Steven Levenkron, *Treating and Overcoming Anorexia Nervosa* (New York: Warner Books, 1983), p. 1; Susan Squire, *The Slender Balance: Causes and Cures for Bulimia, Anorexia, and the Weight-Loss/Weight-Gain Seesaw* (New York: G. P. Putnam's Sons, 1983) を参照。

研究によれば、摂食障害の割合は増大し続けている。Katherine A. Halmi, "Anorexia Nervosa: Demographic and Clinical Features in 94 Cases." *Psychosomatic Medicine*, 36 (1974): 18–25; Dolores J. Jones, Mary M. Fox, Haroutum M. Babigan, and Heidi E. Hutton, "Epidemiology of Anorexia Nervosa in Monroe County New York: 1960–1976"; *Psychosomatic Medicine*, 42 (1980): 551–558; R. E. Kendall, D. J. Hall, Anthea Hailey, and H. M. Babigan, "The Epidemiology of Anorexia Nervosa." *Psychological Medicine*, 3 (1973): 200–203; J. A. Sours, "Anorexia Nervosa: Nosology Diagnosis, Developmental Patterns, and Power-Control Dynamics." in *Adolescence: Psychological Perspectives*, eds. Gerald Caplan and Serge Lebovici (New York: Basic Books, 1969), pp. 185–215. を参照。

実際のところ、食物に関して問題を抱えている女性の比率は過小に見られているだろう。私が行った大学教育を受けた女性についての調査では、摂食障害はきわめてひどい症例からより穏やかな、準臨床例までの幅がある（準臨床例のカテゴリーに含まれる女性たちは過食と拒食の診断基準を満たしていないが、それでも大食い、絶食、極端なダイエットなどの、体重の問題に取りつかれている）。こういう学生の摂食問題は異常とは診断されないだろう。Sharlene Hesse-Biber, "Eating Patterns and Disorders in a College Population: Are College Women's Eating Problems a New Phenomenon?" *Sex Roles*, 20 (1989): 71–89; および、Sharlene Hesse-Biber, "Report on a Panel Longitudinal Study of College Women's Eating Patterns and Eating Disorders: Noncontinum versus Continuum Measures." *Health Care for Women International*, 13 (1992): 375–391. を参照。

3. Schwartz, Hillel, *Never Satisfied: A Cultural History of Diets, Fantasies and Fat* (New York: Free Press, 1986), p. 240.

4. D. M. Schwartz, M. G. Thompson, and C. L. Johnson, "Anorexia Nervosa and Bulimia: The Socio-cultural Context." *International Journal of Eating Disorders*, 1

(1982). 20–36. 次も参照。A. Morris, T. Cooper and P. J. Cooper, "The Changing Shape of Female Fashion Models." *International Journal of Eating Disorders*, 8 (1989): 593–596.

5. D. M. Garner, P. E. Garfinkel, D. Schwartz, and M. Thompson, "Cultural Expectations of Thinness in Women." *Psychological Reports*, 47 (1980): 483–491; Claire V. Wiseman, James J. Gray, James E. Mosimann, and Anthony H. Ahrens, "Cultural Expectations of Thinness in Women: An Update." *International Journal of Eating Disorders*, 11 (1992): 85–89.

6. このメッセージを内面化しているので、近代社会の女性はミシェル・フーコーが描く制度的抑圧に等しい、身体の抑圧を自分自身に加えている。次を参照。M. Foucault, *Discipline and Punish: The Birth of the Prison*. Translated by Alan Sheridan (New York: Vintage Books, 1979)（田村俶訳, 1977『監獄の誕生——監視と処罰』新潮社）. 次も参照。S. Bartky, "Foucault, Femininity and the Modernization of Patriarchal Power." in *Feminism and Foucault*, eds. I. Diamond and L. Quinby (Boston: Northeastern University Press, 1988).

7. カルト的行動の説明については次を参照。Max Weber, *The Sociology of Religion* (Boston: Beacon Press, 1963). また、R. Stark and W. S. Bainbridge, *The Future of Religion: Secularization, Revival and Cult Formation* (Berkeley: University of California Press, 1986). も参照。

8. シルビア・ウォルビーはその著作、*Theorizing Patriarchy* において、家父長制という言葉は男性が家長として支配する社会を指すのに使われてきたと指摘している。次を参照。Max Weber, *The Theory of Social and Economic Organization* (New York: Free Press, 1947); C. Pateman, *The Sexual Contract* (Cambridge: Polity Press, 1988); S. Walby, *Theorizing Patriarchy* (Cambridge, MA: Basil Blackwell, Ltd., 1990).

9. この定義はシルビア・ウォルビーによる。彼女はこの用語について、理論的に最もわかりやすく議論している。次を参照。S. Walby, *Theorizing Patriarchy* (Cambridge, MA: Basil Blackwell, Ltd., 1990), p. 20.

## 第1章

1. Georgia Dullea, "Big Diet Doctor is Watching You Reaching for That Nice Gooey Cake." *New York Times* (December 1, 1991): 65.

2. Natalie Allon, "Fat is a Dirty Word: Fat as a Sociological and Social Problem" in *Recent Advances in Obesity Research*: 1, ed. A. N. Howard (London: Newman Publishing, 1975), pp. 244–247. アロンのダイエット組織の観察は4年間に及ぶ。

3.「聖なるもの」と「俗なるもの」の議論については、Emile Durkheim, *The Elementary Forms of the Religious Life*. translated by Joseph Ward Swain (New

York: Collier Books, 1961) pp. 52, 53. を参照。

4. ガーフィンケル（1981）の研究がこの見解を支持している。彼は女性同士が成功を目指して競争することが若い女性の摂食障害を引き起こしうることを指摘している。P. E. Garfinkel, "Some Recent Observations on the Pathogenesis of Anorexia Nervosa." *Canadian Journal of Psychiatry*, 26 (1981): 218–22. を参照。また、D. M. Garner and P. E. Garfinkel, "The Eating Attitudes Test: An Index of the Symptoms of Anorexia Nervosa." *Psychological Medicine*, 9 (1979): 273–279. も参照。

5. Pauline B. Bart, "Emotional and Social Status of the Older Woman", in *No Longer Young: The Older Woman in America. Proceedings of the 26th Annual Conference on Aging*. ed. Pauline Bart et. al. (Ann Arbor: University of Michigan Institute of Gerontology, 1975), pp. 3–21; Daniel Bar-Tal and Leonard Saxe, "Physical Attractiveness and its Relationship to Sex-role Stereotyping." *Sex Roles*, 2 (1976): 123–133; Peter Blumstein and Pepper W. Schwartz, *American Couples: Money, Work and Sex* (New York: William Morrow, 1983)（南博訳，1985『アメリカン・カップルズ』白水社.）; Glen H. Elder, "Appearance and Education in Marriage Mobility." *American Sociological Review*, 34 (1969): 519–533; Susan Sontag, "The Double Standard of Aging." *Saturday Review* (September, 1972), pp. 29–38.

6. Alessandra Stanley, "A Softer Image for Hillary Clinton." *New York Times* (July 13, 1992): B1, B4.

7. 次を参照。T. Horvath, "Correlates of Physical Beauty in Men and Women." *Social, Behavior and Personality*, 7 (1979): 145–151. および、T. Horvath, "Physical Attractiveness: The Influence of Selected Torso Parameters." *Archives of Sexual Behavior*, 10 (1981): 21–24. 次も参照。Sharlene Hesse-Biber, J. Downey, and A. Clayton-Matthews, "The Differential Importance of Weight Among College Men and Women." Genetic, Social and General Psychology Monographs, 113 (1987): 511–528.

8. E. D. Rothblum, "The Stigma of Women's Weight: Social and Economic Realities." *Feminism and Psychology* (1992): 511–528.

9. J. Polivy and C. P. Herman, "Dieting and Binging: A Causal Analysis." *American Psychologist*, 40 (1985): 193–201.

10. Hilde Bruch, *Eating Disorders: Obesity, Anorexia and the Person Within* (New York: Basic Books, 1973).

11. Harrison G. Pope and James I. Hudson, *New Hope for Binge Eaters: Advances in the Understanding and Treatment of Bulimia* (New York: Harper and Row, 1984).

12. Marlene Boskind-Lodahl and William C. White, Jr., "The Definition and Treatment of Bulimiarexia in College Women." *Journal of the American College*

*Health Association*, 27 (1978): 84–86, 97.

13. William Ryan, *Blaming the Victim* (New York: Pantheon, 1971).

**第2章**

1. 次を参照。Michelle Zimbalist Rosaldo, "Woman, Culture and Society: A Theoretical Overview," in *Women, Culture and Society*. eds. Michelle Rosaldo and Louise Lamphere (Palo Alto, CA.: Stanford University Press, 1974). また、次も参照。Shirley B. Ortner, "Is Female to Male as Nature is to Culture," in *Women, Culture and Society*. eds. Michelle Zimbalist Rosaldo, and Louise Lamphere (Palo Alto, CA: Stanford University Press, 1974). 両著者とも、女性はより自然に近いものとして象徴され、男性はより文化と同一視されていると指摘している。男性の活動の方が女性の活動より優先される。

2. 次を参照。Paul Rosenkrantz, Susan Vogel, Helen Bee, and Donald Broverman, "Sex-Role Stereotypes and Self-Concepts in College Students." *Journal of Consulting and Clinical Psychology*, 32 (1968): 287–291. また、次も参照。P. A. Smith, E. Midlarksy, "Empirically Derived Conceptions of Femaleness and Maleness: A Current View." *Sex Roles*, 12 (1985): 313–328; R. J. Canter and B. C. Meyerowitz, "Sex-Role Stereotypes: Self-Reports of Behavior." *Sex Roles*, 10 (1984): 293–306.

3. 次を参照。Nancy Jay, "Gender and Dichotomy". *Feminist Studies*, 7 (1981): 37–56. および、G. Lloyd, *The Man of Reason: "Male" and "Female" in Western Philosophy* (London: Methuen, 1984); Eleanor Maccoby and Carol Nagy Jacklin, *The Psychology of Sex Differences* (Palo Alto, CA: Stanford University Press, 1974); Marion Lowe, "Social Bodies: The Interaction of Culture and Women's Biology," in *Biological Woman: The Convenient Myth*. eds. R. Hubbard, M. S. Henifin, and B. Fried (Cambridge, MA: Schenkman Publishing Co., 1982). 次も参照。C. F. Epstein, *Deceptive Distinctions: Sex, Gender, and the Social Order* (New Haven: Yale University Press and New York: Russel Sage Foundation, 1988), chapter 4.

4. 次を参照。Aristotle, "Politicia." および、"De Generatione Animalium." in *The Works of Aristotle*, trans. by Benjamin Jowelt, eds. W. D. Ross and J. A. Smith (London: Oxford, 1921).（山本光雄訳，1969『政治学』／島崎三郎訳，1969『動物運動論；動物進行論；動物発生論』／岩波書店（アリストテレス全集).）Donna Wilshire, "The Uses of Myth, Image, and the Female Body in Re-Visioning Knowledge." pp. 92–114 in *Gender/Body/Knowledge: Feminist Reconstructions of Being and Knowledge*, eds. Alison M. Jagger and Susan R. Bordo (New Brunswick, NJ: Rutgers University Press, 1989), p. 93 に引用。

5. Donna Wilshire, "The Uses of Myth, Image, and the Female Body in Re-Visioning Knowledge." in *Gender/Body/Knowledge: Feminist Reconstructions of Being*

*and Knowledge*, eds. Alison M. Jagger and Susan R. Bordo (New Brunswick, NJ: Rutgers University Press, 1989), pp. 92–114.

6. 次を参照。Nancy Tuana, "The Weaker Seed: The Sexist Bias of Reproductive Theory," in *Feminism and Science*, ed. Nancy Tuana (Bloomington, Indiana: Indiana University Press, 1989), pp. 147–171.

7. Thomas Aquinas, "Summa Theologiae," 1: 92, in Anthony Synnot, *The Body Social: Symbolism, Self and Society* (New York: Routledge, 1993), p. 46.（高橋勇夫訳，1997『ボディ・ソシアル――身体と感覚の社会学』筑摩書房.）

8. Anthony Synnot, *The Body Social: Symbolism, Self and Society* (New York: Routledge, 1993) p. 45 に引用。

9. Dawn H. Currie and Valerie Raoul, "The Anatomy of Gender: Dissecting Sexual Difference in the Body of Knowledge." in *Anatomy of Gender: Women's Struggle for the Body*, eds. Dawn H. Currie and Valerie Raoul (Ottawa, Canada: Careleton University Press, 1992), pp. 2–3.

10. Dawn H. Currie and Valerie Raoul, "The Anatomy of Gender: Dissecting Sexual Difference in the Body of Knowledge." in *Anatomy of Gender: Women's Struggle for the Body*. eds. Dawn H. Currie and Valerie Raoul (Ottawa, Canada: Careleton University Press, 1992), pp. 11–34. キューリとラウルは次のように指摘している。「デカルトは、精神が身体的欲求と個人的経験とは別個に存在していると主張した。彼は理性を働かせることにより、人は生まれついた世界を超越する見方を得ることができると断定した。そこで、デカルト流の理性を通じて獲得される知識は、情緒的、政治的考慮から切り離されているので客観的知識と呼ばれ、社会的世界の鳥瞰的理解を持つことが可能なので普遍的と呼ばれる」(pp. 1−2)。

11. エベリン・フォックス・ケラーは科学がいかにして男性的な追及となるかに関する精神分析的見解を与えている。客観性は人間に生まれつきのものではなく、自己を他者から分離しなければならない。子供の自我の発達においては母親が決定的に重要な役割を果たす。フォックス・ケラーによれば、「男の子は、女性的と経験され定義されもする反対の性に自らの性アイデンティティを委ねている。彼らのジェンダー・アイデンティティの発達は分離の過程を際だたせるであろう」。フォックス・ケラーはこの発達課題は堅固で、多少とも過剰な自律感をもたらし、男性をより客観的なものの追及に適するようにする、と言う。女の子は対照的に、母親からの分離感覚をそれほど発達させず、そのことが依存性と主観性を女性の特徴として強調することになり、自律性の発達を困難にするだろう。次を参照。Evelyn Fox Keller, "Gender and Science." *Psychoanalysis and Contemporary Thought: A Quarterly of Integrative and Interdisciplinary Studies*, 1 (1978): 409–433. 次も参照。Susan Bordo, *The Flight to*

*Objectivity: Essays on Cartesianism and Culture* (Albany: State University of New York Press, 1987). これらの考えの多くは、ナンシー・チョドロウの著作に理論的な根拠を置いている。次を参照。Nancy Chodorow, *The Reproduction of Mothering: Psychoanalysis and the Sociology of Gender* (Berkeley: University of California Press, 1978)（大塚光子・大内菅子共訳，1981『母親業の再生産――性差別の心理・社会的基盤』新曜社）.

12. Francis Bacon. 次に引用。Carolyn Merchant, *The Death of Nature: Women, Ecology and the Scientific Revolution* (New York: Harper and Row, 1989), p. 168.（団まりな・垂水雄二・樋口祐子訳，1985『自然の死――科学革命と女・エコロジー』工作舎.）

13. Zuleyma Tang Halpin, "Scientific Objectivity and the Concept of 'The Other'." *Women's Studies International Forum*, 12 (1989): 288.

14. ルース・バーマンは、アリストテレスとプラトンの二元論的合理主義は、社会の支配者たちが自己権益の現状維持を望んで、最も優れた思想家たちの理解さえをもいかに制限し歪めるかを示すものである、と指摘している。指導者たちは歴史的にも現在も、「経済と社会状況が大きく異なることを正当化するために、人間の価値の上下関係がある」という一見もっともに見える慣習的な考え方を引き合いに出してきた。次を参照。p. 234, Ruth Berman, "From Aristotle's Dualism to Materialist Dialectics: Feminist Transformation of Science and Society." in *Gender/Body/Knowledge: Feminist Reconstructions of Being and Knowing*. eds. Alison M. Jagger and Susan R. Bordo (New Brunswick, N. J.: Rutgers University Press, 1989), pp. 224–255; *Body/Politics: Women and the Discourses of Science*. eds. Mary Jacobus, Evelyn Fox Keller, Sally Shuttleworth (New York: Routledge, 1990)（田間泰子・美馬達哉・山本祥子監訳，2003『ボディー・ポリティクス――女と科学言説』世界思想社）.

多くの社会理論家たちは、社会支配の中心的なメカニズムとして身体が重要であると指摘している。次を参照。Michel Foucault, *Discipline and Punish: The Birth of Prison*. translated by Alan Sheridan (New York: Pantheon Books, 1977)（田村俶訳，1977『監獄の誕生――監視と処罰』新潮社）; Bryan S. Turner, *The Body and Society* (New York: Basil Blackwell, 1984)（小口信吉他訳，1999『身体と文化――身体社会学試論』文化書房博文社）; *The Body: Social Process and Cultural Theory*. eds. Mike Featherstone, Mike Hepworth, and Bryan S. Turner (Newbury Park, CA: Sage Publications, 1991); Barry Glassner, *Bodies* (New York: Putnam, 1988); Susan R. Bordo, "The Body and the Reproduction of Femininity. A Feminist Appropriation of Foucault." in *Gender/Body/Knowledge: Feminist Reconstructions of Being and Knowing*. eds. Alison M. Jagger and Susan R. Bordo (New Brunswick: Rutgers University Press 1989).

15. 次を参照。Susan Lehrer, *Origins of Protective Labor Legislation for Women: 1905–1925* (New York: State University of New York Press, 1987). 次も参照。Zillah R. Eisenstein, *The Female Body and the Law* (Berkeley, CA: University of California Press, 1988).

16. James W. Bashford, *China: An Interpretation* (New York: Abingdon Press, 1961), p. 128. 次に引用。Susan Greenhalgh, "Bound Feet, Hobbled Lives: Women in Old China." *Frontiers*, 2 (1977): 17–21.

17. 次を参照。Wolfram Eberhard, in "Introduction" in Howard S. Levy, *Chinese Footbinding: The History of a Curious Erotic Custom* (New York: Walton Rawls Publisher, 1966); Susan Greenhalgh, "Bound Feet, Hobbled Lives: Women in Old China." *Frontiers*, 2 (1977): 17–21.

18. Howard S. Levy, *Chinese Footbinding: The History of a Curious Erotic Custom* (New York: Walton Rawls, 1966), pp. 26–27.

19. C・フレッド・ブレークは、自分の娘の足を縛った母親はそれを娘のためを思うしるしだと考えていたと指摘する。彼は次のように言っている。「もしも母親が娘のためと信じていなければ、『伝統』は母親から娘へと伝えられていかなかったであろう」。母親が娘のためにすることが意図的に娘に堪え難い苦痛を与えるという謎は、「痛める」「気遣う」、あるいはその両方を一息に意味する……「纏」という語の中に含まれている。p. 682, C. Fred Blake, "Foot-binding in Neo-Confucian China and the Appropriation of Female Labor." *Signs: Journal of Women in Culture and Society*, 19 (1994): 676–712.

20. Fei Hsiao-tung, *China's Gentry: Essays in Rural-Urban Relations* (Chicago: University of Chicago Press, 1953), pp. 32, 84; Chow Yung-ten, *Social Mobility in China: Status Careers Among the Gentry in a Chinese Commmunity* (New York: Atherton Pres, 1966). 両方とも、Susan Greenhalgh, "Bound Feet, Hobbled Lives: Women in Old China." *Frontiers*, 2 (1977): 7–21. に引用。

21. しかし、人類学者のC・フレッド・ブレークは、女性の足を縛ることにより、中国社会は経済全体に対する女性労働の真の貢献を「覆い隠」した、と言う。「女性が家族に対して行った物質的な貢献は実際、大きなものだった。それには、労働集約的な経済のために息子たちを出産するという生物学的な貢献だけでなく、衣服や靴といった物を作ることによる貢献も含まれていた」(p. 700)。彼は、女性の労働力のシンボルである足を縛ることにより、家族制度はその労働力を容易に支配することができた、と指摘している(pp. 707–708)。C. Fred Blake, "Foot-binding in Neo-Confucian China and the Appropriation of Female Labor." in *Signs: Journal of Women in Culture and Society*, 19 (1994): 676–712.

22. 人類学者のC・フレッド・ブレークは、「一般女性の『大足』は不格

好で下品で、文明世界の自然的基盤、つまり出生力を害する災難であるとしてさげすまれた」(p. 693) と指摘している。C. Fred Blake, "Foot-binding in Neo-Confucian China and the Appropriation of Female Labor." *Signs: Journal of Women in Culture and Society*, 19 (1994): 676–712.

23. Susan Greenhalgh, "Bound Feet, Hobbled Lives: Women in Old China." *Frontiers*, 2 (1977): 7–21.

24. 次を参照。Andrea Dworkin, *Woman Hating*. (New York: Dutton, 1974), pp. 103–104. 人類学者のC・フレッド・ブレークは、古代中国において精神と身体の二元論を強化したいくつかの社会化のプロセスがあることを指摘している。彼は次のように言っている。「男子と女子の自己実現の様式、つまり他者との関係においてそれぞれの身体になるなり方は完全に異なっていた。男子の自己実現は世の中における言葉遣いと文筆の力に集中した。女子の自己実現には、単に女性の身体になるだけでなく、身体が占める空間を制限することにより『身体を克服』することが要求された。……この違いは無数のちょっとしたことの中に劇的に表現された。……たとえば、纏足した娘は母親から筆をプレゼントされる。筆は男らしさと国政の強力なシンボルである。しかし彼女の兄弟とは異なり、この娘は筆を、自分が文章の書き方を学ぶだろうという希望を持って受け取ることはない。そのかわりに、彼女は自分の足が、その『尖った』形になるだろうという希望を持って、筆の先を握りしめたのである」(p. 681)。C. Fred Blake, "Foot-binding in Neo-Confucian China and the Appropriation of Female Labor." *Signs: Journal of Women in Culture and Society*, 19 (1994): 676–712.

25. Susan Greenhalgh, "Bound Feet, Hobbled Lives: Women in Old China." *Frontiers*, 2 (1977): 13.

26. 次を参照。Susan Greenhalgh, "Bound Feet, Hobbled Lives: Women in Old China." *Frontiers*, 2 (1977): 12. 次も参照。Florence Ayscough, *Chinese Women Yesterday and Today* (Boston: Houghton Mifflin Co., 1937), p. 685.

27. Howard S. Levy, *Chinese Footbinding: The History of A Curious Erotic Custom* (New York: Walton Rawls, 1966), p. 19.

28. Howard S. Levy, *Chinese Footbinding: The History of A Curious Erotic Custom* (New York: Walton Rawls, 1966), p. 44.

29. Howard S. Levy, *Chinese Footbinding: The History of A Curious Erotic Custom* (New York: Walton Rawls, 1966), p. 34.

30. Howard S. Levy, *Chinese Footbinding: The History of A Curious Erotic Custom* (New York: Walton Rawls, 1966), p. 32. 纏足のエロティックな性質についての広範な議論については、次を参照。Bernard Rudofsky, *The Kimono Mind* (New York: Doubleday, 1965).

31. Michel Foucault, *Discipline and Punish: The Birth of the Prison*. translated

by Alan Sheridan (New York: Pantheon Books, 1977)（田村俶訳，1977『監獄の誕生——監視と処罰』新潮社）.

32. 男性もまた身体儀式と身体実践に支配されていたことを指摘するのは重要なことである。生産が機械化された初期の資本主義では、初期の工場システムの中で面白味のない決まり切った仕事を行う訓練された身体を必要とした。身体を規律の力と統制の中心的領域として用いることによって、19世紀の資本主義は効率的に利益をあげることが可能になった。ドレイファスとラビノーが言うように、「訓練された従順な個人を生産機構の中にはめ込むことなしには、資本主義の新しい要求は行き詰まっただろう」。Hubert L. Dreyfus and P. Rabinow, *Michel Foucault: Beyond Structuralism and Hermeneutics* (Chicago: The University of Chicago Press, 1983), p. 135.（山形頼洋他訳，1996『ミシェル・フーコー——構造主義と解釈学を超えて』筑摩書房）．労働者の身体（女性労働者は男性と比べて低い賃金の労働者であると考えられていた）は機械に比せられた。「科学的管理法」の創始者であるフレデリック・テーラーは、「テーラー主義」として知られている考え方において、労働者を生産機構の部品と見なした。科学的原則、特に「時間動作研究」の技法を駆使して、彼は労働のいくつかの人間的側面を無視して、どの労働者からも最大の効率を確実に得られると主張した。次を参照。Frederick Taylor, *Principles of Scientific Management* (New York: W. W. Norton & Co., 1967)（横河民輔纂譯，1912『科學的經營法原理』横河民輔）.

33. Ann Gordon, Mari Jo Buhle, and Nancy Schrom, "Women in American Society: An Historical Contribution." *Radical America*, 5 (July-August 1971): 3–66.

34. Kathryn Weibel, *Mirror, Mirror: Images of Women Reflected in Popular Culture* (New York: Anchor Books, 1977), p. 176–177. キャスリン・ウェイブは産業革命によって促進された［男女の］役割の分離は、男性と女性の衣服の快適さと装飾の違いに反映されていると主張している。産業革命は比較的豊かな男性中産階級を多数作り出した。歴史的事実が示すように、妻たちには夫の富を示すことが期待され、19世紀を通じて中産階級の富が増加するにつれ、ますます「飾り立てられ」ますます「ごてごてした外見」になっていった。

35. ファッション史家のヴァレリー・スティールは次のように言っている。「すべての階級の大多数の女性がコルセットを付け、その締め方の程度はドレスのデザイン、社交、年齢、パーソナリティ、容姿によってさまざまだった」。次を参照。Valerie Steele, *Fashion and Eroticism: Ideals of Feminine Beauty from the Victorian Era to the Jazz Age* (New York: Oxford University Press, 1985), p. 162. また、次も参照。Helen E. Roberts, "The Exquisite Slave: The Role of Clothes in the Making of the Victorian Woman." *Signs: Journal of Women in Culture and Society*, 2 (1977): 554–569.

36. Kathryn Weibel, *Mirror, Mirror: Images of Women Reflected in Popular Culture* (New York: Anchor Books, 1977), p. 180. 社会的・文化的影響と病気の間の連関を確かめることは困難であるが、萎黄病［いおうびょう。貧血症の一種］として知られているある種の拒食症はビクトリア王朝期に女性が経験していた文化的な抑圧を反映していたことが示唆されている。ジョン・ブルバーグは虚弱、失神、不活発さという特徴を持つ萎黄病は1870年から1920年の間、米国の若い女性の間に広がっていたと指摘している。次を参照。Joan J. Brumberg, "Chlorotic Girls, 1870–1920: A Historical Perspective on Female Adolescence." *Child Development*, 53 (1982): 1468–1477. 他の研究者たち（Donald M. Schwartz, Michael G. Thompson and Craig L. Johnson, "Anorexia Nervosa and Bulimia: The Socio-Cultural Context." *International Journal of Eating Disorders*, 1 (1982): 20–36）は古典的な転換ヒステリーの発生率が文化的圧力の重要性を示すもう一つの例であろうと示唆している。この場合は性的抑圧と依存性が女性役割の主要な特徴とされていた［社会的］環境が文化的圧力にあたる。

37. Mlle, Pauline Mariette, *L'Art de la toilette* (Paris: Librairie Centrale, 1866), pp. 40–41. Cited in Valerie Steele, *Fashion and Eroticism: Ideals of Feminine Beauty from the Victorian Era to the Jazz Age* (New York: Oxford University Press, 1985), p. 108.

38. Valerie Steele, *Fashion and Eroticism: Ideals of Feminine Beauty from the Victorian Era to the Jazz Age* (New York: Oxford University Press, 1985), p. 114.

39. ローレンス・ストーンはコルセットメーカーを歯科矯正医師と比べている。彼はコルセットメーカーは「実際的な必要と同時に人生の成功に重要と考えられている領域において完全になりたいという欲望をも満たすサービスを行っている20世紀末アメリカの歯科矯正医に当たる、裕福な存在であった」と言っている。次を参照。Lawrence Stone, *The Family, Sex and Marriage in England 1500–1800* (New York, Harper & Row, 1977)（北本正章訳，1991『家族・性・結婚の社会史——1500年－1800年のイギリス』勁草書房）．これは次に引用されている。William Bennett and Joel Gurin, *The Dieter's Dilemma: Eating Less and Weighing More* (New York: Basic Books, 1982), p. 183. 他の研究者は、多くの医学的専門家がコルセットをきつく締め上げることの影響に関してあまり気づいておらず，関心も持っていなかったと指摘している。ある歴史家は、失神した女性たちは心身症にかかっていたのではなく、コルセットの締めすぎのせいかも知れないという仮説を出している。次を参照。Mel Davies, "Corsets and Conception: Fashion and Demographic Trends in the Nineteenth Century." *Comparative Studies in Sociology and History*, 24 (1982): 611–641.

40. *Englishwoman's Domestic Magazine*, 3d ser. 4 (1868): 54. 次に引用。Helen E. Roberts, "The Exquisite Slave: The Role of Clothes in the Making of the Victorian

Woman." *Signs: Journal of Women in Culture and Society*, 2 (1977): 564.

41．次を参照。Lorna Duffin, "The Conspicuous Consumptive: Woman as an Invalid." in *The Nineteenth Century Woman, Her Cultural and Physical World*. eds. Sara Delamont and Lorna Duffin (London: Croom Helm, 1978), pp. 26–56; Barbara Ehrenreich and Deirdre English, *For Her Own Good: 150 Years of the Experts' Advice to Women* (Garden City, New York: Anchor Books, 1979); Helen E. Roberts, "The Exquisite Slave: The Role of Clothes in the Making of the Victorian Woman." *Signs: Journal of Women in Culture and Society*, 2 (1977): 554–569; Thorstein Veblen, *The Theory of the Leisure Class* (New York: Random House, The Modern Library, original work published 1899)（小原敬士訳，1961『有閑階級の理論』岩波書店）．

コルセットを主として女性を服従させる手段と解釈することへの警告がいくつかある。ヴァレリー・スティールは次のように言う。「(男性が支配していた) 19世紀の社会は女性に従属的、被虐的行動を強制したという考えは実際には服飾的、文書的証拠によって実証されていない。多くの女性は経済的に男性に依存しており、ある程度は男性の理想に同調する必要があったろうが、女性の自己イメージとセクシュアリティは完全には男性に定義されたものではなかった。……私自身の研究によれば、ビクトリア朝の女性たちの衣服は、女性らしさの理想に関する文化的な見方だけでなく、自分自身の願望や想像力をも反映していた。……ビクトリア朝の女性はしばしば矛盾する多くのアンビバレントな役割を演じていたが、決して慎み深い、被虐的、奴隷的などと特徴づけることはできない」。Valerie Steele, *Fashion and Eroticism: Ideals of Feminine Beauty from the Victorian Era to the Jazz Age* (New York: Oxford University Press, 1985), pp. 100–101.

多くの歴史家たちはコルセットを、女性を社会的に支配する手段と見ているが、この説にすべての歴史家が同意しているわけではない。ある歴史家は、19世紀にコルセットに反対したのは、きつく締め上げたコルセットは男性の権威に対する女性の抵抗のシンボルだと感じた保守派の男性たちであったと主張している (p. 579)。このような見方によれば、きついコルセットは女性にセクシュアリティを表現し、その抑圧的な状況に打ち勝つある程度の力を与えていたことになる。デイヴィッド・カンゼルは次のように言っている。「僧侶たちは胸をあらわにしている女性たちに乳がんになると脅したが無駄だった。僧侶と医師たちは挑発的なコルセットをつけた女性に破門、病気、あるいは死そのものなどありとあらゆる脅しをかけたが無駄だった」(p. 574)。次を参照。David Kunzle, "Dress Reform as Antifeminism: A Response to Helene E. Robert's 'The Exquisite Slave: The Role of Clothes in the Making of the Victorian Woman.'" *Signs*, 2 (1977): 570–579. また、次も参照。Valerie Steele, *Fashion and Eroticism: Ideals of Feminine Beauty from the Victorian Era to the Jazz Age* (New York: Oxford

University Press, 1985), pp. 161–191.

42. Kathryn Weibel, *Mirror, Mirror: Images of Women Reflected in Popular Culture* (New York: Anchor Books, 1977), p. 179.

43. Helen E. Roberts, "The Exquisite Slave: The Role of Clothes in the Making of the Victorian Woman." *Signs*, 2 (1977): 557. ビクトリア朝時代に医師が女性の身体の第一の支配者になった。たとえば、過度の「性的興奮」(通常は中流および中の上の階級の女性の問題と考えられていた) の兆候を示した女性は管理の第一の候補者であった。医学的管理を受ける他の候補は「手に負えない行動」の徴候を示した女性で、「農夫のようにむさぼり食う」女性、マスターベーションをした女性、自殺を試みた女性、被害妄想を患った女性、「単に強情な」女性、それに月経困難症の女性であった。その治療はしばしば以下の方法のいくつかの組み合わせであった。卵巣とクリトリスの除去、子宮頚部への焼きごて、ヒルによる子宮からの吸血。次を参照。Barbara Ehrenreich and Deidre English, *For Her Own Good: 150 Years of the Experts' Advice to Women* (Garden City, New York: Anchor Books, 1979), p. 124.

44. Helen E. Roberts, "The Exquisite Slave: The Role of Clothes in the Making of the Victorian Woman." *Signs: Journal of Women in Culture and Society*, 2 (1977): 564.

45. William Bennett and Joel Gurin, *The Dieter's Dilemma: Eating Less and Weighing More* (New York: Basic Books, 1982), p. 183.

46. Lawrence Stone, *The Family, Sex and Marriage in England 1500–1800* (New York: Harper & Row, 1977) (北本正章訳，1991『家族・性・結婚の社会史——1500年－1800年のイギリス』勁草書房)，以下に引用。William Bennett and Joel Gurin, *The Dieter's Dilemma: Eating Less and Weighing More* (New York: Basic Books, 1982), p. 183.

47. 産業主義時代の初期に家父長的利益もまた脅かされたことに注目するのは重要なことである。資本主義は住居と職場を分離することにより家父長制的権力に挑戦した。エーレンライクとイングリッシュ (1979) は言う。「世帯には出産、死亡、病人と高齢者の世話といった最も生物学的な活動のみが残された」。さらに、「今や女性が自分自身で［労働］市場に参入し労働力と日々の糧を交換することが可能になった」。次を参照。Barbara Ehrenreich and Deidre English, *For Her Own Good: 150 Years of the Experts' Advice to Women* (Garden City, New York: Anchor Books, 1979): pp. 10, 13, 27.

48. Mike Featherstone, "The Body in Consumer Culture." *Theory, Culture and Society*, 2: (1982): 20. 次も参照。Stuart Ewen, *Captains of Consciousness: Advertising and the Roots of the Consumer Culture* (New York: McGraw Hill, 1976); Joseph Hansen and Evelyn Reed, *Cosmetics, Fashions and the Exploitation of Women*

(New York: Pathfinder Press, 1986); Heidi Hartmann, "Capitalism, Patriarchy and Job Segregation by Sex." *Signs: Journal of Women in Culture and Society*, 1 (1976): 137–169.

49. ロバータ・セイドはアメリカ社会がスリムな身体に向かう動きについて素晴らしく詳細な分析を行っている。特に次を参照。Chapter 5, Roberta Pollack Seid, *Never Too Thin: Why Women are at War with Their Bodies* (New York: Prentice Hall Press, 1989). 次も参照。Stuart Ewen and Elizabeth Ewen, *Channels of Desire: Mass Images and the Shaping of the American Consciousness* (New York: McGraw-Hill, 1982). (小沢瑞穂訳, 1988『欲望と消費――トレンドはいかに形づくられるか』晶文社.)

50. Roberta Pollack Seid, Never Too Thin: Why Women are at War with Their Bodies (New York: Prentice Hall, 1989), p. 85.

51. Roberta Pollack Seid, *Never Too Thin: Why Women are at War with Their Bodies* (New York: Prentice Hall, 1989), p. 83.

52. Roberta Pollack Seid, *Never Too Thin: Why Women are at War With Their Bodies* (New York: Prentice Hall, 1989), p. 115.

53. Roberta Pollack Seid, *Never Too Thin: Why Women are at War With Their Bodies* (New York: Prentice Hall, 1989), p. 115.

54. Fred Davis, *Fashion, Culture, and Identity* (Chicago: the University of Chicago Press, 1992), p. 39.

55. Barbara Ehrenreich and Deidre English, *For Her Own Good: 150 Years of the Experts Advice to Women* (Garden City, New York: Anchor Books, 1979); Stuart Ewen, *Captains of Consciousness: Advertising and the Roots of Consumer Culture* (New York: McGraw Hill, 1976); Joseph Hansen and Evelyn Reed Cosmetics, *Fashions and the Exploitation of Women* (New York: Pathfinder Press, 1986); Heidi Hartmann, "Capitalism, Patriarchy, and Job Segregation by Sex." *Signs: Journal of Women in Culture and Society* 1 (1976): 137–169; Brett Silverstein, *Fed Up! The Food Forces That Make You Fat, Sick and Poor* (Boston: South End Press, 1984).

56. Sharlene Hesse-Biber, "Women, Weight and Eating Disorders: A Socio-Cultural and Political-Economic Analysis." *Women's Studies International Forum*, 14 (1991): 173–191; Susan Bordo, *Unbearable Weight: Feminism, Western Culture and the Body* (Berkeley, CA: University of California Press, 1993).

57. Mary Frank Fox and Sharlene Hesse-Biber, *Women at Work* (Palo Alto, CA: Mayfield Publishing Co., 1984), p. 19.

58. 1800年代の後半に、多数の女性が医学分野に進出した。1893年から94年におけるボストンの医学校の卒業生の23.7%が女性であったし、ボストンの医師会の17%のメンバーが女性であった。しかし、第1次世界大戦の終わりに

は女性の数は激減した。次を参照。Augusta Greenblatt, “Women in Medicine.” *National Forum. The Phi Beta Kappa Journal*, Vol LXI (1981): 10–11.

59．この変化についての詳しい議論は、次を参照。Lois Banner, *American Beauty*. (Chicago: The University of Chicago Press, 1983) および、William Bennett and Joel Gurin, *The Dieter's Dilemma: Eating Less and Weighing More* (New York: Basic Books, Inc., 1982), chapter seven, “The Century of Svelte.”

60．次を参照。Wendy Chapkis, *Beauty Secrets: Women and the Politics of Appearance* (Boston: South End Press, 1986), pp. 15–16.

61．次を参照。Susie Orbach, *Hunger Strike: The Anorectic's Struggle as a Metaphor of Our Age* (New York: W. W. Norton, 1986), p. 75.（鈴木二郎他訳, 1992『拒食症――女たちの誇り高い抗議と苦悩』新曜社.）

62．Roberta Pollack Seid, *Never Too Thin: Why Women are at War With Their Bodies* (New York: Prentice Hall, 1989).

63．次の第5章を参照。Roberta Pollack Seid, *Never Too Thin: Why Women are at War With Their Bodies* (New York: Prentice Hall, 1989).

64．次を参照。Lois W. Banner, *American Beauty* (New York: Knopf, 1983), p. 279.

65．John A. Ryle, “Discussion of Anorexia Nervosa.” *Proceedings of the Royal Society of Medicine*, Vol. XXXII (1939): 735–737. 拒食症の事例がこの時点よりはるか以前に医学文献に掲載されていたことに注目するのは重要である。次を参照。William Gull, “Anorexia Nervosa (Apepsia Hysterica, Anorexia Hysterica).” *Transactions of the Clinical Society of London*, 7 (1974): 22–28, および、(English language translation): Ernest-Charles Lasègue, “On Hysterical Anorexia”. *Medical Times and Gazette* (6 Sept. 1873): 265–266; (27 Sept.): 367–369. しかし、歴史家のエドワード・ショーターは次のように指摘する。「拒食症が、スリムな身体の流行とそれが恋愛に結びつけて受け入れられたという言及が広まったのは、第一次世界大戦の10年前のことに過ぎない」。Edward Shorter, “The First Great Increase in Anorexia Nervosa.” *Journal of Social History*, 21 (1987): 82. ロバータポラック・セイドはこの時期にスリムな身体の「熱狂的な流行」があった（彼女はそれを1919年から1935年の間としている）が、このときの細い身体の追求は1960年代以降のものとは大変異なっていたと指摘する。「その熱狂はわれわれが今日知っているような病的興奮や女性に対する恐ろしい影響を生み出さなかった。その時期の直前まで、ぽっちゃりと太っていることが肯定的に受け取られていて、あまりにもしっかりと定着していたので、根こそぎ否定されることがなかったのである」。次を参照。Roberta Pollack Seid, *Never Too Thin: Why Women are at War with their Bodies* (New York: Prentice Hall, 1989) p. 97.

66．“Weight Reduction Linked to the Mind.” *New York Times* (February 24, 1926).

67. Richard A. Gordon, *Anorexia and Bulimia: Anatomy of a Social Epidemic* (Cambridge, MA: Basil Blackwell, 1990), p. 78.

68. 次を参照。William Bennett and Joel Gurin, *The Dieter's Dilemma: Eating Less and Weighing More* (New York: Basic Books, Inc., 1982) p. 207.

69. Lois W. Banner, *American Beauty* (New York: Knopf, 1983) p. 283.

70. これについては次に多数の文献があげられている。Betty Friedan, *The Feminine Mystique* (New York: Norton, 1963)（三浦冨美子訳，2004（改訂版）『新しい女性の創造』大和書房）.

71. 歴史家のロイス・バナーは1950年代に女性のスポーツは後退をみたと指摘している。「少数の例外を除いて、1920年代と1930年代の女性のスポーツスター個人に与えられる称賛の声はもはや存在せず、以前には人気のあった女性のプロの水泳チームやバスケットボールチームは人気がなくなり消え去った。……高校でも大学でも、女性の運動競技は男性のスポーツと比べて控えめな地位を占めるようになった」。次を参照。Lois W. Banner, *American Beauty* (New York: Knopf, 1983) p. 285. 1950年代にはデビー・レイノルズとサンドラ・ディー［ともにハリウッド映画の女優］が演ずるイメージの中にフラッパー娘が健在だった。サンドラ・ディーは人気のあったギジェット役［映画ギジェットのヒロイン］を演じたが、ギジェットは結婚相手を物色し、自分の職業キャリアには真剣でない女性として描かれていた。次を参照。Lois W. Banner, *American Beauty* (New York: Knopf, 1983), p. 283.

72. Roberta Pollack Seid, *Never Too Thin: Why Women are at War With their Bodies* (New York: Prentice Hall, 1989), p. 257.

73. Mary Frank Fox and Sharlene Hesse-Biber, *Women at Work* (Palo Alto, CA: Mayfield Publishing Co., 1984).

74. 変わりゆく身体イメージに関するこの理論の実証的テストは次の研究に拠っている。Silverstein, Perdue, Peterson, Vogel, and Fantini (1986). 彼らは身体的魅力の基準の時間的な変化を調べ、20世紀を通じて、専門的職業や大卒アメリカ女性の割合が増えるにつれ、身体的魅力の基準が曲線的な肉体美ではなくなるという結果を見出した。彼らは、この傾向は特に1920年代に始まり、1960年代を通じて見られたと指摘している。細さは（コルセットのような）抑圧された女性らしさのイメージに適合している印と考えられる一方で、体重が重いことは強く力を持っているというイメージを伝えるのだろう。次を参照。Brett Silverstein, Lauren Perdue, Barbara Peterson, Linda Vogel, and Deborah A. Fantini, "Possible Causes of the Thin Standard of Bodily Attractiveness for Women." *International Journal of Eating Disorders*, 5 (1986), 135–144.

75. Lois W. Banner, *American Beauty* (New York: Knopf, 1983), pp. 266–287.

76. Allan Mazur, "U. S. Trends in Feminine Beauty and Overadaptation."

*Journal of Sex Research*, 22 (1986): 281–303.

77. Doug Stewart, "In the Cutthroat World of Toy Sales, Child's Play is Serious Business." *Smithsonian*, 20 (December, 1989): 80.

78. Doug Stewart, "In the Cutthroat World of Toy Sales, Child's Play is Serious Business. *Smithsonian*, 20 (December, 1989): 72–84.

79. Marjorie Ferguson, *Forever Feminine: Women's Magazines and the Cult of Femininity* (London: Heinemann, 1983), p. 184.

80. Susie Orbach, *Fat is a Feminist Issue* (New York: Berkeley Press, 1978), p. 21.（落合恵子訳，1994『ダイエットの本はもういらない』飛鳥新社.）

81. 次を参照。Kim Chernin, *The Obsession: Reflections on The Tyranny of Slenderness* (New York: Harper & Row, 1981), p. 110.

82. Pauline B. Bart, "Emotional and Social Status of the Older Woman," in *No Longer Young: The Older Woman in America. Proceedings of the 26th Annual Conference on Aging*. eds. Pauline Bart et al. (Ann Arbor: University of Michigan. Institute of Gerontology, 1975), p. 321; Daniel Bar-Tal and Leonard Saxe, "Physical Attractiveness and Its Relationship to Sex-Role Stereotyping." *Sex Roles*, 2 (1976): 1 23–133; Peter Blumstein and Pepper W. Schwartz, *American Couples: Money, Work and Sex*. (New York William Morrow, 1983)（南博訳，1985『アメリカン・カップルズ』白水社.）; Glen H. Elder, "Appearance and Education in Marriage Mobility." *American Sociological Review*, 34 (1969): 519–533; Susan Sontag, "The Double Standard of Aging." *Saturday Review*, 55 (1972): 29–38.

83. Sharlene Hesse-Biber, Alan Clayton-Matthews, and John Downey, "The Differential Importance of Weight Among College Men and Women." *Genetic, Social and General Psychology Monographs*, 113 (1987): 511–538.

84. David Kunzle, "Dress Reform as Antifeminism: A Response to Helene E. Roberts' 'The Exquisite Slave: The Role of Clothes in the Making of the Victorian Woman.'" *Signs: Journal of Women in Culture and Society*, 2 (1977): 570–579. 1930年代や40年代に男性の衣服を着たり、1970年代後半や80年代初期に「アニーホール」風の格好［紳士服のデザインを取り入れたデザインで都市のキャリアウーマンに歓迎された。アニーホールは米国のラブストーリー映画］をしたりすることは、女性たちを支配していると考えられた主流派の流行に抵抗する方法の一つと解釈されたであろう。ある研究者は次のように述べている。「男性の服を着ることはいろいろなことを意味しうる。1930年代にシルクハットに燕尾服や優雅な仕立てのスーツを着たマーレーネ・ディートリッヒのような洗練された女優たちは教養、力、それに危険なエロティシズムのイメージを投影した。戦時中のスラックスとセーター、60年代と70年代初期のジーンズやパンツ姿は性的平等への本気の姿勢を示すものだった」(p. 229)。「しかしながら、これらのイメージ、特にアニーホール・ルックは、皮肉にも反フェミニスト的メッセ

ージともなりえた」。この著者が指摘しているように、「アニーホール風のファッションは数サイズ大きいものを着たので、小さな子供が面白がってお父さんの服や兄さんのを着たりしているように見えた。そして、『ただ遊んでるだけ、本当はお父さんのパンツをはいたり男の仕事をするほど大きくはないの』ということを暗に示していた」。次を参照。Alison Lurie, *The Language of Clothes* (New York: Vintage Books, 1983), p. 229.（木幡和枝訳，1987『衣服の記号論』文化出版局.）

85. Barbara Ehrenreich and Deirde English, *For Her Own Good: 150 Years of the Experts' Advice to Women* (Garden City, New York: Anchor Books); Zillah R. Eisenstein, *The Female Body and the Law* (Berkeley, California: The University of California Press, 1988); Emily Martin, *The Woman in the Body: A Cultural Analysis of Reproduction* (Boston: Beacon Press, 1987); Helena Michie, *The Flesh Made Word: Female Figures and Women's Bodies* (New York: Oxford University Press, 1987); Gayle Rubin, "The Traffic in Women," in *Toward an Anthropology of Women*. ed. Rayna R. Reiter (New York: Monthly Review Press, 1975), pp. 157–210; Bryan S. Turner, *The Body and Society* (New York: Basil Blackwell, Inc. 1984)（小口信吉他訳，1999『身体と文化――身体社会学試論』文化書房博文社）; Susan Bordo, "Anorexia Nervosa: Psychopathology as the Crystallization of Culture," in *Feminism and Foucault: Reflections on Resistance*. ed. Irene Diamond and Lee Quinby (Boston, MA: Northeastern University Press, 1988), pp. 87–117.

86. Michel Foucault, *Discipline and Punish: The Birth of Prison* . translated by Alan Sheridan (New York: Pantheon Books, 1977)（田村俶訳，1977『監獄の誕生――監視と処罰』新潮社）.

### 第3章

1. *The American Heritage Dictionary of the English Language* (New York: American Heritage Publishing Co, Inc. and Houghton Mifflin Company, 1973), p. 837.

2. Ilana Attie and J. Brooks-Gunn, "Weight Concerns as Chronic Stressors in Women. "in *Gender and Stress*, eds. Rosalind K. Barnett, Lois Biener, and Grace Baruch (The Free Press, 1987), pp. 218–252.

3. Katha Pollitt, "The Politically Correct Body. "*Mother Jones*, (May 1982): 67. 私は運動のプラスの利益と自分の身体を気分よく感じることからくるプラスの自己イメージをけなすつもりはない。このプラスのイメージはその人の生活の他の部分に拡がり、たとえば自尊心や職業における成功の見込みを増大させ得る。

4. 次を参照。Lawrence D. Cohn and Nancy E. Adler, "Female and Male Perceptions of Ideal Body Shapes: Distorted Views Among Caucasian College

Students." *Psychology of Women Quarterly*, 16 (1992): 69–79; A. Fallon and P. Rozin, "Sex Differences in perceptions of Desirable Body Shape." *Journal of Abnormal Psychology*, 94 (1985): 102–105.

5. *Vogue*. (September 15, 1957): 156.

6. *Cosmopolitan*. (December 1992): 12.

7. B. F. Liebman, "Fated to be Fat?" *Nutrition Action Health Letter*, 14 (January /February, 1987): 4. に引用。

8. Brett Silverstein, *Fed Up!* (Boston: South End Press, 1984), pp. 4, 47, 110. 人によって、過剰に支払うことから（1978年には、業界の集中が進み、消費者に120億ドルから140億ドルも高く支払わせた［p.47］）、健康に良くないものを摂取することまで、さまざまな影響を受けるだろう。

9. Hillel Schwartz, *Never Satisfied* (New York: Doubleday, 1986), p. 245.

10. Hillel Schwartz, *Never Satisfied* (New York: Doubleday, 1986), p. 264.

11. Hillel Schwartz, *Never Satisfied* (New York: Doubleday, 1986), p. 245.

12. J. Dagnoli and J. Liesse, "Kraft, ConAgra Go Head-to-Head in Healthy Meals." *Advertising Age* (October 22, 1990): 59.

13. Warren J. Belasco, "'Lite' Economics: Less Food, More Profit." *Radical History Review*, 28–30 (1984): 254–278; Hillel Schwartz, *Never Satisfied* (New York: Doubleday, 1986), p. 241.

14. Warren J. Belasco, "'Lite' Economics: Less Food, More Profit."*Radical History Review*, 28–30 (1984): 270.

15. Julie Liesse, "Healthy Choice Growing Pains: Why ConAgra will Spend $200M on Energizing Its Megabrand." *Advertising Age*, 63 (August 24, 1992): 3.

16. Kathleen Deveny, "'Light' Foods are Having Heavy Going." *Wall Street Journal* (March 4, 1993): B1.

17. Julie Liesse, "Healthy Choice Growing Pains: Why ConAgra Will Spend $200M on Energizing its Megabrand." *Advertising Age*, 63 (August 24, 1992): 1.

18. Gabriella Stern, "Makers of Frozen Diet Entrees Start Some Diets of Their Own." *Wall Street Journal* (January 4, 1994): B10.

19. Chip Walker, "Fat and Happy." *American Demographics* (January 1993): 53–54.

20. この研究のデータはボストングローブの記事に引用された。Allson Bass, "Record Obesity Levels Found." *Boston Globe*. (July 20, 1994): 1, 10.

21. Russell Mitchell, Lois Therrien, and Gregory L. Miles, "ConAgra: Out of the Freezer." *Business Week*. (June 25, 1990: 24).

22. J. Dagnoli and J. Liesse, "Kraft, ConAgra Go Head-to-Head in Healthy Meals." *Advertising Age* (October 22, 1990): 59.

23. クラフト社は長い間酪農製品（クラフト・マカロニ・アンド・チーズ、クラフト・ベルビータ、シールテスト・アイスクリーム、クリームサラダドレッシングなど）のメーカーであったが、1989年に製品の無脂肪バージョンを生産することを決めた。その中にはエンテンマンズ・ブランドのデザート、チーズスライス、ドレッシング、アイスクリームがある。市場への無脂肪製品の投入のおかげもあって、その年クラフト社の利益は26％増に跳ね上がり、210億ドルに達した（p. 100）。Lois Therrien, "Kraft is Looking for Fat Growth from Fat-Free Foods." *Business Week* (March 26: 1990): 100–101. しかし、多脂肪製品の無脂肪バージョンは手始めに過ぎなかった。クラフト社はイーティング・ライト[「正しく食べる」という意味]、バジェット・グルメ・ライト[「お得な軽いグルメ」という意味]、ヘルシー・フローズン・ディナーズ[「冷凍健康ディナー」という意味]などのブランドも作り出した。次を参照。J. Dagnoli and J. Liesse, "Kraft, ConAgra Go Head-to-Head in Healthy Meals." *Advertising Age* (October 22, 1990): 59. クラフト社はたばことビール（ミラー・ブランド）の巨人であるフィリップ・モリス社に買収されたので、イーティング・ライトやエンテンマンズの無脂肪チョコレートケーキの販売から利益を得ているのと同じ人々がジェロー[カラフルな食用粉末ゼラチン]やクール・エイド[カラフルなカロリーゼロの粉末ジュース]やゼネラル・フーズ社（今はフィリップ・モリス社の所有）が作り出した砂糖がけシリアルからも利益を得ているのである。

24. Brett Silverstein, *Fed Up*. (Boston: South End Press, 1984), p. 13.

25. Jim Hightower, *Eat Your Heart Out: Food Profiteering in America*. (New York: Crown Publishers, Inc., 1975), p. 9.

26. Lois Therrien, "The Food Companies Haven't Finished Eating." *Business Week* (January 9, 1989): 70. ロイス・セリエンはさらに次のように説明する。「たとえば過去3年間で、ボーデン社は主としてローカルな会社を合併することにより、パスタ・マーケットのシェアを10％から31％に増加させた」。セリエンはさらに、1989年に、上位10社の食品製造業社が合衆国全体の食品出荷額の35％を占め、上位20社の[売り上げに占める]総利益は1982年の27％から1988年には35％に拡大した、と指摘している。Lois Therrien, "The Food Companies Haven't Finished Eating." *Business Week* (January 9, 1989): 70.

27. Jeffrey Schrank, *Snap, Crackle and Popular Taste* (New York: Delta, 1977), p. 48.

28. Edward Giltenan, "Food, Drink, Tobacco." *Forbes* (January 8, 1990): 172–174. しかし、食品産業がしていることとダイエット食品とのアイロニーについてもっとよく知るには、いくつか特定の会社をよく調べると良いだろう。ビートライス食品は1894年に企業買収を開始し、1984年までに400社以上を買収した（Brett Silverstein, *Fed Up!*. (Boston: South End Press, 1984): p. 5）. その中にはウィルソン・オイル[現在ではHUNT-WESSON社]、バターボール・ターキー[冷凍七面鳥肉のブランド名]、ハイ

ンツ・トマト・プロダクツ、トロピカーナ・フルーツジュース、ピーターパン・ピーナツバター、オービル・レーデンバッチャー・ポップコーン［ポップコーンのブランド名］、ラチョイ・チャイニーズフード、ロザリータ・メキシカン・プロダクツが含まれる（Lois Terrien, “Beatrice Investors Will Just Have to Sit Tight.” *Business Week* (March, 12, 1990): 104）．コナグラ社は、所有している会社では特にモートン社とチャンキング社が有名だが、1989年に粗収入で２億ドルを得た（“Food, Drink and Tobacco.” *Forbes* (January 8, 1990): 172）。1990年６月７日、コナグラ社はビートライス・フーズ社を234億ドルで買収した（Russell Mitchell, Lois Therriren and Gregory Miles, “ConAgra: Out of the Freezer.” *Business Week* (June 25, 1990): 24）。ビータライス社を買収したことにより，コナグラ社は2000億ドル企業となった（Russell Mitchell, Lois Therrien and Gregory Miles,” ConAgra: Out of the Freezer.” *Business Week* (June 25, 1990): 25）。多くの人はおそらくこの買収劇に気づいておらず、両社の製品の種類の多さについても知らないだろう（*Moody's Industrial Manual 1993*, Vol. 2, p. 3399 Moody's Investor Services, New York, 1993）。

サラ・リー社は1988年に117億ドルを売り上げたが（Robert McGough, “Icing on the Cake.” *Financial World* (October 17, 1989): 22）、1989年には４億ドル以上の純益となった（Edward Giltenan, “Food, Drink and Tobacco.” *Forbes* (January, 8, 1990): 172）。たいてい人は知らないが、サラ・リー社はヘインズ社とレッグス社を通じて、靴下肌着マーケットの42％を支配しており、ヒルシャー・ファーム［食肉製品会社］、ジミー・ディーン・ソーセージ、アイソトナー・グローブス［革手袋の会社］、ハイグレード・ホットドッグズ、バリ・ブラス［女性下着のメーカ］、キウィ・シュー・ポリッシュ［キウィ印の靴クリーム］、PYA/モナーク・フード・サービス［物流会社］を所有し、通信販売でフラー・ブラッシュ［家庭用清掃用品の会社］の製品まで売っている。私たちは、サラ・リー社はパンやお菓子の会社だと思っているが、第二位の精肉販売会社で、その売り上げは（かってはゼネラル・フーズ社に所有され、今はフィリップ・モリス社に所有されている）オスカー・メイヤー社に迫っている（Robert McGough, “Icing on the Cake.” *Financial World* (October 17, 1989): 22–24）。

HJ・ハインツ社は1500以上の製品を持ち、1989年に630万ドルの資産価値を有する会社であり、当時アメリカのケチャップマーケットの50％以上を占めていた。ハインツ社はまた合衆国の冷凍じゃがいもの半分を供給しているオレアイダ冷凍ポテトブランドと、マグロ食品［ツナ缶など］の37％を供給しているスター・キストも所有している（A. Gabb, “Heinz Meanz Brandz.” *Management Today* (July, 1989): 64–66）。ハインツ社は1989年に４億ドル以上の純益をあげた（Edward Giltenan, “Food, Drink and Tobacco.” *Forbes* (January 8, 1990): 172）。ハインツ社はウエイト・ウォッチャー社［フィットネス会社］も所有している。

29. Lois Therrien, "The Food Companies Haven't Finished Eating". *Business Week* (January 9, 1989): 70.

30. "Losing Weight: A Profitable Business." *Christian Science Monitor* (October 8, 1992): p. 8.

31. *Parade* Magazine (December 30, 1984) で広告されたもの。

32. ジョン・ラ・ローザは、ヴァレー・ストリーム L. I. 社のマーケッティングリサーチ会社であるデータ・エンタープライゼズ社の研究主任で、ダイエット産業を専門としている。Elizabeth Rosenthal, "Commercial Diets Lack Proof of their Long-Term Success." *New York Times* (November 24, 1992): p. 1, p. C11. に引用されたもの。

33. Deralee Scanlon, *Diets That Work* (Chicago: Contemporary Books, 1991), p. 1.

34. ジェニー・クレイグ社、ザ・ダイエット・センター社、ニュートリ/システム社は同じようなプログラムを用いており、9週間から17週間を越えるものまである。プログラムには減量プログラムの助けとなる特別の食物の購入も含まれている。たとえば、1989年にジェニー・クレイグ社は1週間あたり0.7キロから1.2キロ痩せる17週間のプログラムに対して1000ドルから1225ドル請求した（p. 57）。次の文献を参照。Annetta Miller, Karen Springen, Linda Buckley, and Elisa Williams, "Diets Incorporated." *Newsweek* (September 11, 1989): 56–60.

35. C. Sanz and L. F. Mitchell, "Fitness Tycoon Jenny Craig Turns Weight Losses into Profit by Shaping her Clients' Bottomline." *People* (Feb. 19, 1990): 91–92.

36. Brian O'Reilly, "Diet Centers are Really in Fat City." *Fortune* (June 5, 1989): 137.

37. ダイエット・ワークショップ社はウェイト・ウォッチャー社に似ているが、グループは小さい。1991年の夏の時点で、ミーティングの最初の4週間には36ドルかかった。一般に、登録の際のミーティングには14ドルかかり、あとはミーティングごとに9ドルかかる。これは対面型と呼ばれる特別なプログラムで、他のプログラムよりも1対1の栄養指導の時間が長く、1ヵ月に135ドルかかる（Matthew Quincy, *Diet Right !* (Berkeley, CA: Conari Press, 1991), p. 42）。1990年時点で、合衆国には1500のダイエット・ワークショップセンターがある（Theodore Berland, "Rating the Weight Loss Clinics." *Consumers Digest* (May/June, 1990): 67）。ダイエット・ワークショップ社はウェイト・ウォッチャー社と同じ減量率を自慢しており、現時点では少し費用が安い。

TOPS 社 [Take Off Pounds Sensibly＝「目立つほど減量する」という意味] は集団内の競争と友情に依存し，ウェイト・ウォッチャー社やダイエット・ワークショップ社ほどには栄養指導を重

視しない。世界中で１万1873の支部があり（Theodore Berland," Rating the Weight Loss Clinics." *Consumers Digest* (May/June 1990): 67）、カリフォルニア州だけで１万8000人の会員がいる（Deralee Scanlon, *Diets That Work* (Chicago: Contemporary Books 1991): 20）。TOPSは上記の他の２つよりも安価で年会費12ドルから16ドルであり、ミーティングごとの週会費は平均50セントである（Matthew Quincy, *Diet Right !* (Berkeley, CA: Conari Press, 1991): 121; Deralee Scanlon, *Diets That Work* (Chicago: Contemporary Books 1991): 21）。

38. Weight Watchers International, Inc. Corporate Backgrounder, 1994.

39. Matthew Quincy, *Diet Right!* (Berkeley, CA: Conari Press, 1991), p. 55.

40. Weight Watchers International, Inc. Corporate Backgrounder, 1994.

41. Weight Watchers International, Inc. Corporate Backgrounder, 1994.

42. Brian O'Reilly, "Diet Centers are Really in Fat City." *Fortune* (June 5, 1989): 140.

43. Annabella Gabb, "Heinz Means Brandz." *Management Today* (July 1989): 68.

44. Annetta Miller et al., "Diets Incorporated." *Newsweek* (September 11, 1989): 59.

45. Sandy Lutz, "Weight Loss Market's Profits are Fading." *Modern Healthcare* (February 19, 1990): 50.

46. Annetta Miller et al., "Diets Incorporated." *Newsweek* (September 11, 1989): 60.

47. Sandy Lutz, "Weight Loss Market's Profits are Fading." *Modern Healthcare* (February 19, 1990): 50.

48. Annetta Miller et al., "Diets Incorporated." *Newsweek* (September 11, 1989): 57. 最も人気のあるプログラムのひとつであるスリムファースト［「素早く痩せる」という意味］は２度の流動食と栄養学的にバランスのとれた普通の食事の組み合わせである。スリムファーストの使用者は1988年に倍増し2000万人になった。この会社の1989年の総収入は６億5000万ドルと見積もられている（Joseph Weber, "The Diet Business Takes It on the Chins: It's Under Government Scrutiny for Hype and Misleading Ads." *Business Week* (April 16, 1990): 86–87）。スリム・ファースト社は今やウェイト・ウォッチャー社が出しているのと似た雑誌を始め、その冷凍ダイエット・ディナーはスーパーマーケットに出まわり始めている。

むろん、このようなプログラムが効かなかった人もいる。そういう人たちは減量を行うためにさらに進んだ方法をとるかもしれない。彼らはデューク大学のダイエットセンターに行くかもしれず、それには７週間で7000ドルかかる（Thomas DeFrank, "Tales from the Diet Trenches." *Newsweek* (September 11, 1989)）。あるいは、強迫的摂食者のためのプログラムであるボストンに本拠のあるフィ

ーディング・アワセルブズに行くかもしれない。これは夏の間、週末の集中クラスを225ドルで提供している。カリフォルニア州のサンタモニカとフロリダ州のマイアミビーチにあるプリティキン生涯センターは1989年に7、13、26日間の泊まり込みプログラムを3200ドル、5500ドル、9000ドルで提供し、週当たり1キロから2キロ減量できると宣伝している（Annetta Miller et al., "Diets Incorporated." *Newsweek*, (September 11, 1989): 57）。アリゾナ州のタクソンの温泉地にあるキャニオンランチ［リゾート村の名前］とマサチューセッツ州のレノックス［リゾート村の名前］は1994年の12月、3泊4日のプログラムを2人部屋で［1人］984ドル、1人部屋で1190ドルで提供していた。

49. William Bennett and Joel Gurin, *The Dieter's Dilemma: Eating Less and Weighing More* (New York: Basic Books, Inc., 1982) p. 238.

50. Elisabeth Rosenthal, "Commercial Diets Lack Proof of Their Long Term Success." *New York Times* (Nov. 24, 1992): Al, C11.

51. "Hypothalamic Set-Point System May Regulate Weight Loss." *American Family Physician* (March 1984): 269.

52. 次を参照。Stanton Peele, *Diseasing of America: Addiction Treatment Out of Control* (Lexington, MA: D. C. Heath and Co., 1989).

53. 中毒モデルという、より大きな問題を指摘しているリカバリー本は数冊ある。アン・ウィルソン・シェフの著書、*When Society Becomes an Addict* は中毒を永続させる、より大きな社会制度に着目している。彼女は社会は不足モデルに従って動いていると言う。すなわち「中毒システム」である。このモデルは、何事においても十分ということは決してなく、可能なものは何でも手に入れなければならない、と考える。シェフは社会が3つのシステムでできていると見る。白人男性システム（中毒システム）、反応性女性システム（女性が男性の意思に従うことにより受動的に反応するシステム）、新興女性システム（女性が優しさと感受性で先頭に立つシステム）である。中毒を終わらせるためには、社会は新興女性システムの方向に変化しなければならない。他の重要な本はスタントン・ピールの *Love and Addiction* である。ピールのもう1冊の本、Stanton Peele, *The Diseasing of America: How the Addiction Industry Captured our Soul* (Lexington Books, 1989) は、社会全体における社会変化の重要性を強調し、中毒の問題を克服する手段として現在の資源と権力の配分を変えることを主張している。次を参照。Anne Wilson Schaef, *When Society Becomes an Addict* (New York: Harper & Row, 1987)（斎藤学監訳／加藤尚子・鈴木真理子共訳, 1993『嗜癖する社会』誠信書房）, および、Stanton Peele, *Love and Addiction* (New York: New American Library, 1975).

54. Neal Karlen, "Greetings from MINNESOBER!," *New York Times* (May 28, 1995): 32; Margaret Jones, "The Rage for Recovery." *Publisher's Weekly* (November

23, 1990): 16–24.

55. Wendy Kaminer, "Chances are You're Co-Dependent Too." *New York Times Book Review* (February 11, 1990): 26.

56. Gayle Feldman, "On the Road to Recovery with Prentice Hall, Ballantine, et al." *Publisher's Weekly* (November 3, 1989): 52.

57. Wendy Kaminer, "Chances Are You're Codependent Too." *New York Times Book Review* (February 11, 1990): 26.

58. G. Feldman, "On the Road to Recovery with Prentice-Hall, Ballantine, et al.," *Publishers Weekly* (November 3, 1989): 52; S. Katz and A. Liu, *The Codependency Conspiracy* (New York: Warner Books, 1991), p. 16.

59. Bette S. Tallen, "Twelve Step Programs: A Lesbian Feminist Critique." *NWSA Journal*, 2 (1990): 396.

60. Bette S. Tallen, "Twelve Step Programs: A Lesbian Feminist Critique." *NWSA Journal*, 2 (1990): 404–405.

61. Bette S. Tallen, "Twelve Step Programs: A Lesbian Feminist Critique." *NWSA Journal*, 2 (1990): 405.

## 第4章

1. A. G. Britton, "Thin is Out, Fit Is In." *American Health* (July/August, 1988): 66–71; T. F. Cash, B. A. Winstead, and L. H. Janda, "The Great American Shape-up." *Psychology Today* (April 1986): 30–37.

2. R. Corliss, "Sexes: The New Ideal of Beauty." *Time* (August, 30, 1982): 72–73.

3. April Fallon, "Culture in the Mirror: Sociocultural Determinants of Body Image" in *Body Images: Development, Deviance and Change*. eds. Thomas F. Cash and Thomas Pruzinsky (New York: Guilford Press, 1990), p. 91.

4. Anthony Synnott, *The Body Social: Symbolism, Self and Society* (New York: Routledge, 1993), p. 16.（高橋勇夫訳, 1997『ボディ・ソシアル——身体と感覚の社会学』筑摩書房.）

5. Richard A. Gordon, *Anorexia and Bulimia: Anatomy of a Social Epidemic* (Cambridge, MA: Basil Blackwell, 1990), p. 96. 研究者の中には、いかにアメリカ人社会全体が健康——フィットネスと健康——に取り憑かれ、これらを「個人の救済」と見なしているかを指摘している人もいる。彼らによれば、身体の調子を良くし、健康を維持することはわれわれの社会では道徳的な義務となり、この義務観念がグループや企業に利用され、基準に合わない人たちを支配することを正当化するのに用いられている。彼らは、「健康ファシズム」が成長しつつあり、人々が自分たちの身体に取り入れるもの、身体を何に委ねるかへの

監視と支配をますます強めていると示唆している（p. 259)。次を参照。Charles Edgley and Dennis Brissett, "Health Nazis and the Cult of the Perfect Body: Some Polemical Observations." *Symbolic Interaction*, 13 (1990): 257–259.

6. ある研究によると、「強迫的な運動」が臨床的な問題となりつつある。次を参照。S. Wichman and D. R. Martin, "Exercise Excess: Treating Patients Addicted to Fitness." *The Physician and Sports Medicine*, 20 (1992): 193–200.

7. "The Fitness Industry — Snow Motion." *The Economist*, 326 (March 27, 1993): 71.

8. *The Lifestyle Market Analyst 1993: A Reference Guide for Consumer Market Analysis* (Standard Rate and Data Service: Wilmette, IL, 1993).

9. Census of Service Industries, 1982 (U. S. Department of Commerce, 1982).

10. U. S. Industrial Outlook, 1993 (U. S. Department of Commerce, January, 1993).

11. Cindee Miller, "Convenience, Variety, Spark Huge Demand for Home Fitness Equipment." *Marketing News*, 6 (March 16, 1992): 2.

12. "The Fitness Industry — Snow Motion." *The Economist*, 326 (March 27, 1993): 71.

13. Monte Williams, "People to Watch." *Advertising Age*, 61 (December 3, 1990): 36.

14. Adrienne Ward, "Americans Step into a New Fitness Market." *Advertising Age*, 61 (December 3, 1990): 39.

15. "Exercise Video: Toned Up and Taking Off — Again." *Video Marketing News* (Potomac, MD: Phillips Business Information).

16. Personal conversation with industry analyst requesting anonymity (January 1994).

17. Catherine Applefield, "Keeping Up with All the Fondas." *Billboard* (November 16, 1991): 56.

18. "Exercise Video: Toned Up and Taking Off — Again." *VideoMarketing News* (Potomac, MD: Phillips business Information).

19. "The Fitness Industry — Snow Motion." *The Economist*, 326 (March 27, 1993): 71.

20. Chip Walker, "Fat and Happy." *American Demographics*, 15 (January 1993): 52–57.

22. Chip Walker, "Fat and Happy." *American Demographics*, 15 (January 1993): 52.

22. 次を参照。Stanley Wohl, *Medical Industrial Complex* (New York: Harmony Books, 1984), p. 18. ウォールは次のように言っている。「MIC（医学産

業複合体）はもともとは製薬会社と医療団体の弱い協調関係を言い表す言葉として作られた。今使われている意味で使用されたのは、1980年に *New England Journal of Medicine* 誌の編集長、アーノルド・S・レルマン博士が最初である。」

23．次を参照。Douglas Shenson, "Will M. D. Mean More Dollars?" *The New York Times* (Thursday, May 23, 1985): 27.

24．Donald W. Light, "Corporate Medicine for Profit." *Scientific American* (December 1986): 38.

25．Stanley Wohl, *The Medical Industrial Complex* (New York Hamony Books, 1984), p. 3.

26．次を参照。Diana Dull, "Before and Afters: Televisions' Treatment of the Boom in Cosmetic Surgery." Paper Presented the 84th Annual Meeting of The American Sociological Association, San Francisco, CA (August 9–13, 1989).

27．Diana Dull, "Before and Afters: Television's Treatment of the Boom in Cosmetic Surgery." Paper Presented at the 84th annual Meeting of the American Sociological Association, San Francisco, CA (August 9–13, 1989), p. 2.

28．American Academy of Facial Plastic and Reconstructive Surgery. *The Face Book: The Pro's and Con's of Facial Plastic and Reconstructive Surgery* (Washington, DC: Acropolis Books Ltd., 1988).

29．"The Price of Beauty" *The Economist* (January 11, 1992): 25–26.

30．次を参照。Sue Woodman, "Losing Fat Permanently." *Fitness* (March/April 1994): 38–39.

31．Nancy Pappas, "Body by Liposuction." *Hippocrates: the Magazine of Health and Medicine*, 3 (May/June 1989): 26–30. この脂肪吸引法は今でも最もよく行われているが、「膨張法」、つまり液体注入法と呼ばれる新しい手術法が開発されている。この方法では皮膚に「弱い部分麻酔薬を注射し、その部分を約２倍に膨らませるので、外科医は皮膚の表面がよく見えるようになり、皮膚がでこぼこになる危険が最小限になる」。次を参照。Sue Woodman, "Losing Fat Permanently." *Fitness* (March/Arpil 1994), p. 34.

32．Gina Kolata, "Accord on Implant Suit Brings Flood of Inquiries." *New York Times* (September 11, 1993): 7.

33．Adriane Fugh-Berman, "Training Doctors to Care for Women." *Technology Review* (February/March, 1994): 35

34．次を参照。Lisa Billowitz, "Breast Implants: In the Aftermath of Corporate Greed." *Sojourner*, 17 (August 1992): 12; Gina Kolata, "Details of Implant Settlement Announced by Federal Judge." *New York Times* (April 5, 1994): A1; Gina Kolata, "3 Companies Near Landmark Accord on Breast Implant Lawsuits." *New York Times* (March 24, 1994): B10.

35. Sue Woodman, "Losing Fat Permanently." *Fitness* (March/ April, 1994): 39.

36. Armour Forse and George L. Blackburn, "Morbid Obesity: Weighing Treatment Options." 未出版。Nutrition/Metabolism Laboratory, Department of Surgery, New England Deaconess Hospital, Harvard Medical School, Boston, MA., 1989.

37. Lisa Schoenfielder and Barb Weiser, *Shadow on a Tightrope: Writings by Women on Fat Oppression* (Iowa City, IA: Aunt Lute Book Co., 1983), pp. 161, 10, 1 86.

38. エスター・ロスブラムは胃の縫い縮めの副作用には次のようなものがあると言っている。「……胃液の腹腔への漏出、腹部脱腸、泌尿器系の感染症、貧血、ビタミン欠乏、カルシウム不足による骨粗しょう症、下痢、便秘、嘔吐、栄養不良、胃ガン、死亡」。Esther D. Rothblum, "Women and Weight: Fad and Fashion". *The Journal of Psychology*, 124 (1990): 19.

**第5章**

1. 人類学者のメアリー・ダグラスは身体の社会的意味を指摘した最初の社会科学者の一人である。「社会的身体は、肉体としての身体がどのように知覚されるかを規制する。身体が物理的に経験する事柄は、常に社会的カテゴリによって修正され、社会的カテゴリに当てはめられてその意味が理解される。それは社会のある特定の見方を維持している」。Mary Douglas, *Natural Symbols: Explorations in Cosmology*, 2nd Edition (London: Barrie and Jenkins, [1970] 1973), p. 93.（江河徹他訳，1983『象徴としての身体——コスモロジーの探究』紀伊國屋書店.）

2. R. M. Lerner, S. A. Karabenick, and J. L. Stuart, "Relations Among Physical Attractiveness, Body Attitudes and Self-Concept in Male and Female College Students." *Journal of Psychology* (1973): 85, 19–129; P. Rozin and A. E. Fallon, "Body Image, Attitudes to Weight and Misperceptions of Figure Preferences of the Opposite Sex: A Comparison of Men and Women in Two Generations." *Journal of Abnormal Psychology*, 97 (1988): 342–345; Linda A. Jackson, *Physical Appearance and Gender: Sociobiological and Sociocultural Perspectives* (Albany, NY: State University of New York Press. 1992).

3. George Herbert Mead, *Mind, Self and Society* (Chicago: University of Chicago Press, 1934), p. 135.

4. George Herbert Mead, *Mind, Self and Society* (Chicago: University of Chicago Press, 1934), p. 202.

5. Charles Horton Cooley, *Social Organization* (New York: Schocken Books, 1 962 [1909])（大橋幸・菊池美代志訳，1970『社会組織論——拡大する意識の研

究』青木書店).

6. G. R. Adams, "Physical Attractiveness Research". *Human Development*, 20 (1977): 217–239; Marcia Millman, *Such a Pretty Face* (New York: Berkeley Books, 1980); J. Rodin, L. Silberstein, and R. Striegel-Moore, "Women and Weight: A Normative Discontent." in *Psychology and Gender: Nebraska Symposium on Motivation*. ed. T. B. Sonderegger (Lincoln, NE: University of Nebraska Press, 1985), pp. 267–307; R. G. Simmons and F. Rosenberg, "Sex, Sex Roles, and Self-Image." *Journal of Youth and Adolescence* 4 (1975): 229–258.

7. このことは、女性たちが家父長的/資本主義的な美の鏡の指示するものを受動的に受け入れていることを意味しない。彼女たちも自らの自覚と意思に従って行動している。しかし、女性は成長する過程で強力な報酬と罰を経験し、それが彼女たちに「偽の選択」をさせる役目を果たしている、と主張したい。女性たちは家父長制的で資本主義的な美の基準に従うことを選び、彼女たちの行動は場所と時代を越えて一体となってそれを再現し、再生産するのである。

8. Thomas F. Cash, "The Psychology of Physical Appearance: Aesthetics, Attributes and Images." in *Body Images Development, Deviance and Change*. eds. Thomas F. Cash and Thomas Pruzinsky (New York: The Guilford Press, 1990), p. 53. また、次も参照。K. K. Dion, E. Berscheid, and E. Walster, "What is Beautiful is Good." *Journal of Personality and Social Psychology*, 24 (1972): 285–290. このテーマに関する文献レビューについては、次を参照。E. Hatfield and S. Sprecher, *Mirror, Mirror: the Importance of Looks in Everyday Life* (Albany, NY: State University of New York Press, 1986).

9. たとえば、乳幼児研究では、かわいらしいという認知は母子の絆の形成の度合いと関係があると言われている。次を参照。G. H. Elder, Jr., T. V. Nguyen, and A. Caspi, "Linking Family Hardship to Children's Lives." *Child Development*, 56 (1985): 361–375.

10. Thomas F. Cash, "The Psychology of Physical Appearance: Aesthetics, Attributes, and Images" in *Body Images: Development, Deviance, and Change*. eds. Thomas F. Cash and Thomas Pruzinsky (New York: Guilford Press, 1990), p. 54; L. Berkowitz and A. Frodi, "Reactions to a Child's Mistakes as Affected by His/her Looks and Speech." *Social Psychology Quarterly*, 42 (1979): 420–425; K. K. Dion, "Physical Attractiveness and Evaluation of Children's Transgressions." *Journal of Personality and Social Psychology*, 24 (1972): 207–213; K. K. Dion, "Children's Physical Attractiveness and Sex as Determinants of Adult Punitiveness." *Developmental Psychology*, 10 (1974): 772–778; V. McCabe, "Facial Proportions, Perceived Age, and Caregiving," in *Social and Applied Aspects of Perceiving Faces*. ed. T. R. Alley

(Hillsdale, NJ: Erlbaum, 1988), pp. 89–95.

11. K. K. Dion, "Physical Attractiveness and Evaluation of Children's Transgressions." *Journal of Personality and Social Psychology*, 24 (1972): 211–212.

12. E. Berscheid and E. Walster, "Beauty and the Beast." *Psychology Today* (1 972, October): 45.

13. W. H. Sheldon, *The Varieties of Human Physique: An Introduction to Constitutional Psychology* (New York: Harper & Row, 1940). 体格とパーソナリティの関係は、任意の人々についての追試では実証されなかったが、実証的証拠はないものの、この関係が正しいと信ずる研究者もいるという証拠はある。次を参照。Linda A. Jackson, *Physical Appearance and Gender: Sociobiological and Sociocultural Perspectives* (Albany, NY: State University of New York Press. 1992), pp. 156–158.

14. Rita Freedman, *Beauty Bound* (Lexington, MA: D. C. Heath & Co., 1986)（常田景子訳，1994『美しさという神話』新宿書房）. ある新聞記者は「新清教徒」の到来についてこうコメントしている。「新清教徒は単によりきれいな顔の色つやや、よりほっそりした腿になろうとしているだけではない。彼らは純粋さへの神秘的と言ってもよいような信念を持って、自己否定それ自体の実現を追及する。彼らは他の人より勤勉に働き、いっそう激しく遊ぶ――あたかも遊ぶこととはオリンピックの競技であるかのように……適度な運動の利益と低カロリーで食物繊維の多い食事の価値は、医学の聖典と毎年出版されるレポートにうやうやしく記されており、セックスパートナーを選ぶ際に［それらに］ちょっとばかり気をつけるのはおそらくよい考えであろうが、新清教徒は健全な身体に健全な精神を宿すのに必要な毎日の最小限の必要量にはるかに越えるところまで行ってしまう」(p. 26)。次を参照。Dinitia Smith, "The New Puritans: Deprivation Chic." *New York Magazine* (June 11, 1984): 24–29.

15. G. R. Adams, "Physical Attractiveness Research." *Human Development*, 20 (1977): 217–239; R. M. Lerner and S. A. Karabenick, "Physical Attractiveness, Body Attitudes, and Self-Concept in Late Adolescents." *Journal of Youth and Adolescence*, 3 (1974): 307–316; R. G. Simmons and F. Rosenberg, "Sex, Sex Roles, and Self-Image." *Journal of Youth and Adolescence*, 4 (1975): 229–258.

16. S. A. Richardson, N. Goodman, A. H. Hastorf, and S. M. Dornbusch, "Cultural Uniformity in Reaction to Physical Disabilities." *American Sociological Review*, 26 (1961): 241–247.

17. B. E. Vaughn and J. H. Langolis, "Physical Attractiveness as a Correlate of Peer Status and Social Competence in Pre-school Children." *Developmental Psychology*, 19 (1983): 561–567.

18. 次を参照。E. Berscheid and E. Walster, "Beauty and the Beast. "*Psychology*

*Today* (October, 1972): 42–46. この文献の優れた批評については次を参照。J. Rodin, L. Silberstein, and R. Streigel-Moore, "Women and Weight: A Normative Discontent." in *Psychology and Gender: Nebraska Symposium on Motivation*, ed. T. B. Sonderegger (Lincoln: University of Nebraska Press, 1985), pp. 267–307.

19. M. Tiggemann and E. D. Rothblum, "Gender Differences in Social Consequences of Perceived Overweight in the United States and Australia." *Sex Roles*, 18 (1988): 75–86; J. Stake and M. L. Lauer, "The Consequences of Being Overweight: A Controlled Study of Gender Differences." *Sex Roles*, 17 (1986): 31–47.

20. D. Bar-Tal and L. Saxe, "Physical Attractiveness and Its Relationship to Sex-Role Stereotyping." *Sex Roles*, 2 (1976): 123–133; P. W. Blumstein and P. Schwartz, *American Couples* (New York, NY: Morrow, 1983)（南博訳, 1985『アメリカン・カップルズ』白水社）.

21. アンケート用紙はニューイングランドの私立大学の960人の2年生に配布された。395票が回収され分析された。回収率は41％で、71％が女性、29％が男性だった。

22. われわれの知見は、体重認知に関する性差を調べた多数の研究により確認されている。次を参照。S. Gray, "Social Aspects of Body Image: Perceptions of Normality of Weight and Affect on College Undergraduates." *Perceptual and Motor Skills*, 10 (1977): 503–516; A. Fallon and P. Rozin, "Sex Differences in Perceptions of Desirable Body Shape." *Journal of Abnormal Psychology*, 94 (1985): 102–105; P. Rozin and A. Fallon, "Body Image, Attitudes to Weight and Misperceptions of Figure Preference of the Opposite Sex: A Comparison of Men and Women in Two Generations." *Journal of Abnormal Psychology*, 97 (1988): 342–345; Linda A. Jackson, *Physical Appearance and Gender: Sociobiological and Sociocultural Perspectives* (Albany, NY: State University of New York Press, 1992).

23. ポール・S・エントマッシャー医学博士はメトロポリタン生命保険会社の副社長で医学部長であるが、彼の会社の理想体重グラフについての彼の見解がヴォーグ誌に引用された。その表は「必ずしも病気にかかる可能性が減る体重を示しているわけではないし、人々が理想的であるとして見なすべきものでもない」。彼は、体重グラフは、最低死亡率と関連しているという意味で望ましい、ということを強調している。次を参照。*Vogue Magazine* (Sept. 1983): 706.

24. 学生たちが従っている（「文化的」あるいは「医学的」）モデルを決定するために、学生の報告する体重と身長の数値と、学生が望ましいと考える体重を用いて、入念に分析した。計算では中程度の体格を想定した。

25. L. K. G. Hsu, "Classification and Diagnosis of the Eating Disorders," in *The Eating Disorders: Medical and Psychological Basis of Diagnosis and Treatment*. eds.

B. J. Blinder, B. F. Chaitin, and R. S. Goldstein (New York: PMA Publishing, 1988), pp. 235–238.

**第7章**

1. アル・ダビンとハリー・ウォーレン作詞作曲、アニー・レノックス歌、*Keep young and beautiful* から。

2. 次を参照。A. E. Anderson, "Anorexia Nervosa and Bulimia in Adolescent Males." *Pediatric Annals*, 12 (1984): 901–4, 907.

3. K. M. Bemis, "Current Approaches to the Etiology and Treatment of Anorexia Nervosa." *Psychology Bulletin*, 85 (1978): 593–617; H. Bruch, *Eating Disorders: Obesity, Anorexia and the Person Within* (New York: Basic Books, 1973).

4. H. Bruch, *Eating Disorders: Obesity, Anorexia and the Person Within* (New York: Basic Books, 1973); A. H. Crisp, "Some Aspects of the Evolution Presentation and Follow-up of Anorexia Nervosa." *Proceedings of the Royal Society of Medicine*, 58 (1965): 814–820; H. G. Morgan and G. F. M. Russel, "Value of Family Background and Clinical Features as Predictors of Long-Term Outcome in Anorexia Nervosa: Four-year Follow-up Study of 41 Patients." *Psychological Medicine*, 5 (1975): 355–371.

5. この数値でさえ控えめである。摂食障害は恥だという汚名がつきまとうので、実際の発生件数より過少に報告されている。

6. 摂食態度テスト（EAT）を摂食障害の測定に用いた。EATは他の研究で学生集団に使われた臨床テストである。テストは広範囲の行動を評価するための26項目からなり、ダイエット、過食、摂食コントロールについての3つの尺度が使われている。ダイエット尺度は太りやすい食物の忌避とスリムであることへのとらわれにかかわる項目、過食尺度は過食的行動の徴候となる考えを持っていることや食物へのとらわれを示す項目からなる。3番目の尺度である摂食コントロール尺度は、食物に関する自己コントロールにかかわる。次を参照。D. M Garner, M. P. Olmsted, Y. Bohr, and P. E. Garfinkel, "The Eating Attitudes Test: Psychometric Features and Clinical Correlates." *Psychological Medicine*, 12 (1982): 871–878.

7. 次を参照。R. A. Gordon, "A Sociocultural Interpretation of the Current Epidemic of Eating Disorders," in *The Eating Disorders: Medical and Psychological Basis of Diagnosis and Treatment*. eds. B. J. Binder, B. F. Chaitin, and R. S. Goldstein (New York: PMA Publishing Company, 1988), pp. 151–164.

8. Sharlene Hesse-Biber, "Eating Patterns and Disorders in a College Population: Are College Women's Eating Problems a New Phenomenon?" *Sex Roles*, 20 (1989): 71–89; Sharlene Hesse-Biber, "Women, Weight and Eating Disorders: A Socio-Cultural and Political-Economic Analysis." *Women's Studies International Forum*, 14

(1991): 173–191.

9. D. M. Garner, M. S. Olmsted, and P. E. Garfinkel, "Does Anorexia Nervosa Occur on a Continuum? Subgroup of Weight-Preoccupied Women and their Relationship to Anorexia Nervosa." *International Journal of Eating Disorders*, 2 (1983): 11–20; E. J. Button and A. Whitehouse, "Subclinical Anorexia Nervosa." *Psychological Medicine*, 11 (1981): 509–516; Sharlene Hesse-Biber, "Report on a Panel Longitudinal Study of College Women's Eating Patterns and Eating Disorders: Noncontinuum Versus Continuum Measures." *Health Care for Women International*, 13 (1992): 375–391.

10. J. Polivy and C. P. Herman, "Dieting and Binging: A Causal Analysis." *American Psychologist*, 40 (1985): 193–201.

11. 原因と結果の因果関係の方向性については意見の不一致がある。うつ症状が摂食問題を引き起こすのか、問題のある摂食がうつにつながるのかを断定するのは困難である。次を参照。W. J. Swift, D. Andrews and N. E. Barklage," The Relation Between Affective Disorder and Eating disorders: A Review of the Literature." *American Journal of Psychiatry*, 143 (1986): 290–299. 若い女性の抑うつ症状と摂食問題が始まるのは、女性が不健全な身体イメージを持っている結果であると言う研究者もいる。次を参照。M. McCarthy, "The Thin Ideal, Depression, and Eating Disorders in Women." Behavioral Research and Therapy, 28 (1990): 205–218.

12. 次を参照。L. R. Furst and P. W. Graham, eds. *Disorderly Eaters: Texts in Self-Empowerment* (University Park, PA: The Pennsylvania State University Press, 1992). 次も参照。Becky Thompson, "Food, Bodies, and Growing Up Female: Childhood Lessons about Culture, Race, and Class." in *Feminist Perspectives on Eating Disorders*, eds. P. Fallon, M. A. Katzman, and S. C. Wooley (New York: The Guilford Press, 1994), pp. 355–378. 次も参照。M. L. Lawrence, ed. *Fed Up and Hungry: Women, Oppression and Food* (New York: Peter Bedrick Books, 1987).

13. Nancy Chodorow, "Being and Doing: A Cross-cultural Examination of the Socialization of Males and Females." pp. 23–44, in *Feminism and Psychoanalytic Theory* (New Haven: Yale University Press, 1989), p. 43.

14. Stephen Wonderlich, "Relationship of Family and Personality Factors in Bulimia." in *The Etiology of Bulimia Nervosa: the Individual and Familial Context*, eds. J. H. Crowther, D. L. Tennenbaum, S. E. Hobfoll, and M. A. P. Stephens (London: Hemisphere Publishing Corporation, 1992), pp. 103–126. 過食症における家庭とパーソナリティの要因に関するこの文献研究では、娘が過食症にかかる危険性の高い家族が３つのタイプに分けられている。(1) 完全主義、(2) 過保護、(3) 渾沌《こんとん》。この３つの家族タイプすべてが「境界」問題を持ち、体重と身体イメー

ジの重要性を強調している。この3タイプの家族はどれも「父親の力が（母親の力に比べて）極端に大きい」という特徴がある（p. 105)。どのタイプの家族も、過食症にかかった子供が思春期から若い成人期への移行を乗り越える際に、家族が経験する困難を反映している」。バーバラの家族は「完全主義」家族の例であるように思われる。

15. I. Attie and Brooks-Gunn, "Developmental Issues in the Study of Eating Problems and Disorders," in *The Etiology of Bulimia Nervosa: the Individual and Familial Context*. eds. J. H. Crowther, D. L. Tennenbaum, S. E. Hobfoll, and M. A. P. Stephens (London: Hemisphere Publishing Corporation, 1992), pp. 43–45. 次も参照。Suzanne Alexander, "Egged on By Moms, Many teen-agers Get Plastic Surgery." *The Wall Street Journal* (September 24, 1990): 1. 母親と娘の間の競争についての議論に関しては特に次を参照。I. Attie and Brooks-Gunn, "Developmental Issues in the Study of Eating Problems and Disorders." in *The Etiology of Bulimia Nervosa: The Individual and Familial Context*, eds. J. H. Crowther, D. L. Tennenbaum, S. E. Hobfoll, and M. A. P. Stephens (London: Hemisphere Publishing Corporation, 1992), pp. 35–58; J. Rodin, R. H. Striegel-Moore, and L. R. Silberstein, "Vulnerability and Resilience in the Age of Eating Disorders." in *Risk and Protective Factors in the Development of Psychopathology*, eds. J. Rolf, A. Masten, D. Cicchetti, et al. (Cambridge: Cambridge University Press, 1990), pp. 366–390.

16. E. J. Button & A. Whitehouse, "A Subclinical Anorexia Nervosa." *Psychological Medicine*, 11 (1981): 509–516; D. M. Garner and P. E. Garfinkel, "The Eating Attitudes Test: An Index of the Symptoms of Anorexia Nervosa." *Psychological Medicine*, 9 (1979): 273–279; M. Tamburrino, K. N. Franco, G. A. A. Bernal, B. Carroll, and A. J. McSweeny, "Eating Attitudes in College Students." *Journal of the American Medical Women's Association*, 42 (1987): 45–50; M. G. Thompson and D. Schwartz, "Life Adjustment of Women with Anorexia Nervosa and Anorexic-like Behavior." *International Journal of Eating Disorders*, 1 (1982): 47–60.

17. J. J. Gray and K. Ford. "The Incidence of Bulimia in a College Sample." *International Journal of Eating Disorders*, 4 (1985): 201–210; K. A. Halmi, J. R. Falk, and E. Schwartz, "Binge-eating and Vomiting: A Survey of a College Population." *Psychological Medicine*, 11 (1981): 201–210; K. J. Hart and T. H. Ollendick, "Prevalence of Bulimia in Working and University Women." *American Journal of Psychiatry*, 142 (1985): 851–854; M. A. Katzman, S. A. Wolchik, and S. L. Braver, "The Prevalence of Frequent Binge Eating and Bulimia in a Nonclinical College Sample." *International Journal of Eating Disorders*, 3 (1984): 53–62; R. L. Pyle, P. A. Halvorson, P. A. Neuman, and J. E. Mitchell. "The Increasing Prevalence of Bulimia in Freshman College Students." *International Journal of Eating Disorders*, 5 (1986):

631–647; R. L. Pyle, J. E. Mitchell, E. D. Eckert, P. A. Halvorson, P. A. Neuman, and G. M. Goff, "The Incidence of Bulimia in Freshman College Students." *International Journal of Eating Disorders*, 2 (1983): 343–348.

18. R. C. Hawkins and P. F. Clement, "Development and Construct Validation of A Self-Report Measure of Binge-eating Tendencies." *Addictive Behaviors*, 5 (1980): 219–226; K. A. Halmi, J. R. Falk, and E. Schwartz, "Binge-Eating and Vomiting: A Survey of a College Population." *Psychological Medicine*, 11 (1981): 697–706; P. A. Ondercin, "Compulsive Eating in College Women." *Journal of College Student Personnel*, 19 (1979): 153–157; D. M. Zuckerman, A. C. Colby, N. C. Ware, and J. S. Lazerson, "The Prevalence of Bulimia Among College Students." *American Journal of Public Health*, 76 (1986): 1135–1137.

19. 次を参照。M. Boskind-Lodahl and W. C. White, Jr., "The Definition and Treatment of Bulimarexia in College Women." *Journal of the American College Health Association*, 27 (1979): 84–86, 97.

20. R. Striegel-Moore, L. Silberstein, and J. Rodin, "Toward Understanding the Risk Factors for Bulimia." *American Psychologist*, 41 (1986): 246–263; S. Squire, *The Slender Balance: Causes and Cures for Bulimia, Anorexia, and the Weight-Loss/Weight-Gain Seesaw* (New York: Putnam, 1983).

21. S. M. Dornbusch, J. M. Carlsmith, P. D. Duncan, R. T. Gross, J. A. Martin, P. L. Ritter, and B. Siegel-Gorelick, "Sexual Maturation, Social Class, and the Desire to be Thin Among Adolescent Females." *Developmental and Behavioral Pediatrics*, 5 (1984): 308–314; A. J. Stunkard, E. E. d'Aquili, S. Fox, and R. D. L. Filion, "Influence of Social Class on Obesity and Thinness in Children." *Journal of the American Medical Association*, 221 (1972): 579–584.

22. 次を参照。R. Striegel-Moore, L. Silberstein, and J. Rodin, "Toward Understanding the Risk Factors for Bulimia." *American Psychologist*, 41 (1986): 246–263.

23. C. S. Crandall, "Social Contagion of Binge Eating." *Journal of Personality and Social Psychology*, 55 (1988): 588–598.

24. C. S. Crandall, "Social Contagion of Binge Eating." *Journal of Personality and Social Psychology*, 55 (1988): 588–598.

25. J. Rodin, L. Silberstein, and R. Striegel-Moore, "Women and Weight: A Normative Discontent." in *Psychology and Gender: Nebraska Symposium on Motivation*, ed. T. B. Sonderegger (Lincoln: University of Nebraska Press, 1985), pp 267–307.

26. Dorothy C. Holland and Margaret A. Eisenhart, *Educated in Romance: Women, Achievement, and College Culture* (Chicago: University of Chicago Press, 1

990), p. 201.

27. 次を参照。M. F. Hovell, C. R. Mewborn, Y. Randle, and J. S. Fowler-Johnson, “Risk of Excess Weight Gain in University Women: A Three-year Community Controlled Analysis.” *Addictive Behaviors*, 10 (1985): 15–28; R. H. Striegel-Moore, L. R. Silberstein, P. Frensch, and J. Rodin, “A Prospective Study of Disordered Eating Among College Students”. *International Journal of Eating Disorders*, 8 (1989): 499–509.

28. S. Squire, *The Slender Balance: Causes and Cures for Bulimia, Anorexia, and the Weight-loss/Weight-gain Seesaw* (New York: Putnam, 1983). ボストンカレッジのある学生は私に、マサチューセッツ工科大学では１年生女子学生の体重の増加は「ＭＩＴ５《エム・アイ・ティー・ファイブ》」として知られていると話してくれた。彼女は伝統的に男性的な理科系技術系の学校で成功しようとする女性に加えられる途方もないプレッシャーについて語った。

29. 女子学生がどのくらいの体重増加を経験するかについては論争がある。研究者の中には、学生によっては体重増加は現実というより大学生活の神話だ、と言う研究者もいる。次を参照。C. N. Hodge, L. A. Jackson, and L. A. Sullivan, “The 'Freshman 15': Facts and Fantasies About Weight Gain in College Women.” *Psychology of Women Quarterly*, 17 (1993): 119–126.

30. M. Brouwers, “Depressive Thought Content Among Female College Students with Bulimia.” *Journal of Counseling and Development*, 66 (1988): 425–428; P. R. Holleran, J. Pascale, and J. Fraley, “Personality Correlates of College Age Bulimics.” *Journal of Counseling and Development*, 66 (1988): 378–381; L. P. F. McCanne, “Correlates of Bulimia in College Students: Anxiety, Assertiveness, and Locus of Control.” *Journal of College Student Personnel* (1985): 306–310; L. B. Mintz and N. E. Betz, “Prevalence and Correlates of Eating Disordered Behaviors Among Undergraduate Women.” *Journal of Counseling Psychology*, 35 (1988): 463–471; M. Pertschuk, M. Collins, J. Kreisberg, and S. S. Fager, “Psychiatric Symptoms Associated With eating Disorders in a College Population.” *International Journal of Eating Disorders*, 5 (1986): 563–568; J. Rodin, L. Silberstein, and R. Striegel-Moore, “Women and Weight: A Normative Discontent.” *Psychology and Gender: Nebraska Symposium on Motivation*, ed. T. B. Snoderegger (Lincoln: University of Nebraska Press, 1985), p. 267–307; S. A. Segal and C. B. Figley, “Bulimia: Estimate of Increase and Relationship to Shyness.” *Journal of College Student Personnel*, 26 (1985): 240–244; B. Silverstein and L. Perdue, “The Relationship Between Role Concerns, Preferences for Slimness, and Symptoms of Eating Problems Among College Women.” *Sex Roles*, 18 (1988): 101–106; R. Striegel-Moore, L. Silberstein and J. Rodin, “Toward Understanding of the Risk Factors for Bulimia.” *American Psychologist*, 41 (1986):

246–263.

31. S. Hesse-Biber and M. Marino. "From High School to College: Changes in Women's Self-Concept and Its Relationship to Eating Problems." *The Journal of Psychology*, 125 (1991): 199–216.

32. J. Freeman, "How to Discriminate Against Women With Really Trying." in *Women: A Feminist Perspective*. ed. Jo Freeman (Palo Alto, CA: Mayfield, 1975).

33. J. Freeman, "How to Discriminate Against Women With Really Trying." in *Women: A Feminist Perspective*, ed. Jo Freeman (Palo Alto, CA: Mayfield, 1975), p. 216.

## 第8章

1. 統計数値と引用は次による。Aimee Pohl, "Teen Magazine's Message to Girls: You Can Be Anything... Except Yourself." *Extra!: A Publication of FAIR* (Fairness and Accuracy in Reporting) (NY: FAIR/EXTRA! 1992): 28.

2. L. M. Mellin, S. Scully, and C. E. Irwin, "Disordered Eating Characteristics in Preadolescent Girls." Paper presented at American Dietetic Association Annual Meeting, Las Vegas, NV (October 28, 1986); D. M. Stein and P. Reichert, "Extreme Dieting Behaviors in Early Adolescence." *Journal of Early Adolescence*, 10 (1990): 108–121.

3. R. H. Striegel-Moore, "Prevention of Bulimia Nervosa: Questions and Challenges," in *The Etiology of Bulimia Nervosa: The Individual and Familial Context*. eds. Janis H. Crowther, Daniel L. Tennenbaum, Stevan E. Hobfoll, and Mary Ann Parris Stephens (Washington, DC: Hemisphere Publishing Corporation, 1992), pp. 203–223.

4. R. H. Striegel-Moore, "Prevention of Bulimia Nervosa: Questions and Challenges." in *The Etiology of Bulimia Nervosa: The Individual and Familial Context*. eds. Janis H. Crowther, Daniel L. Tennenbaum, Stevan E. Hobfoll, and Mary Ann Parris Stephens (Washington, DC: Hemisphere Publishing Corporation, 1992), p. 212.

5. I. Attie and J. Brooks-Gunn, "Weight Concerns as Chronic Stressors In Women," in *Gender and Stress*, eds. R. C. Barnett, L. Biener, and G. K. Baruch (New York: The Free Press, 1987), p. 233. 次も参照。B. A. Hamburg, "Early Adolescence as a Life Stress" in *Coping and Health*, eds. Seymour Levine and Holger Ursin (New York: Plenum, 1980). 広告には10歳代の子供のほうがより多く出てくる。その理論的根拠は、ティーンズは同じティーンズが製品を売っている広告により影響されやすい、ということにある。R. H. Striegel-Moore, "Prevention of Bulimia Nervosa: Questions and Challenges." in *The Etiology of Bulimia Nervosa: The Individual and Familial Context*. eds. Janis H. Crowther, Daniel L. Tennenbaum,

Stevan E. Hobfoll, and M. A. P. Stephens (Washington, DC: Hemisphere Publishing Corporation, 1992), p. 213.

6. Jenifer Davis and Robert Oswalt, "Societal Influences on a Thinner Body Size in Children." *Perceptual and Motor Skills*, 74 (1992): 697–698.

7. Jules Hirsch and Jerome L. Knittle, "Effect of Early Nutrition on the Development of Rat Epididymal Fat Pads." *Journal of Clinical Investigation*, 47 (1968): 2091–2098. および、J. Hirsch, J. Knittle, "Cellularity of Obese and Nonobese Human Adipose Tissue." *Federation Proceedings*, 29 (1970): 1516–1521. 次に引用（p. 172）。Roberta Pollack Seid, *Never Too Thin: Why Women Are at War With Their Bodies* (New York: Prentice Hall Press, 1989).

8. Roberta Pollack Seid, *Never Too Thin: Why Women Are at War with Their Bodies* (New York: Prentice Hall Press, 1989), p. 172.

9. Roberta Pollack Seid, *Never Too thin: Why Women Are at War with Their Bodies* (New York: Prentice Hall Press, 1989), p. 172.

10. 次を参照。Jean Mayer, "Fat Babies Grow into Fat People." *Family Health*, 5 (1973): 24–38; Jean Mayer, "When to Start Dieting? At Birth." *Medical World News* (September 1973): 31–33. 次に引用。Roberta Pollack Seid, *Never Too Thin: Why Women Are at War with Their Bodies* (New York: Prentice Hall Press, 1989), p. 173.

11. Roberta Pollack Seid, *Never Too Thin: Why Women Are at War with Their Bodies* (New York: Prentice Hall Press, 1989), p. 173.

12. Roberta Pollack Seid, *Never Too Thin: Why Women Are at War with Their Bodies* (New York: Prentice Hall Press, 1989), p. 173.

13. W. Feldman, E. Feldman, & J. T. Goodman. "Culture Versus Biology: Children's Attitudes Toward Thinness and Fatness." *Pediatrics*, 81 (1988): 190.

14. I. Attie and J. Brooks-Gunn, "Weight Concerns as Chronic Stressors in Women." in *Gender and Stress*, eds. R. C. Barnett, L. Biener, & G. K. Baruch (New York: Free Press, 1987), p. 228; R. M. Lerner, "Children and Adolescents as Producers of Their Development." *Developmental Review*, 2 (1982): 342–370.

15. L. M. Mellin, S. Scully, and C. E. Irwin. "Disordered Eating Characteristics in Preadolescent Girls." Paper presented at American Dietetic Association Annual Meeting, Las Vegas, Nevada (October 28, 1986), Table 2.

16. L. M. Mellin, S. Scully, and C. E. Irwin. "Disordered Eating Characteristics in Preadolescent Girls." Paper presented at American Dietetic Association Annual Meeting, Las Vegas, Nevada (October 28, 1986), p. 6.

17. L. M. Mellin, S. Scully, and C. E. Irwin, "Disordered Eating Characteristics in Preadolescent Girls." Paper presented at American Dietetic Association Annual Meeting, Las Vegas, Nevada (October 28, 1986).

18. 次を参照。W. Feldman, E. Feldman, and J. T. Goodman, "Culture Versus Biology: Children's Attitudes Toward Thinness and Fatness." *Pediatrics*, 81 (1988): 190–194.

19. W. Feldman, E. Feldman, and J. T. Goodman, "Culture Versus Biology: Children's Attitudes Toward Thinness and Fatness." *Pediatrics*, 81 (1988): 190.

20. Laurel Mellin, Sarah Scully, and Charles E. Irwin, "Disordered Eating Characteristics in Preadolescent Girls." Paper presented at the American dietetic Association annual Meeting, Las Vegas, NV (October 28, 1986).

21. 幼児の「太ることへの恐れ」に関する研究文献についての議論は、次を参照。M. H. Thelen, C. M. Lawrence, and A. L. Powell, "Body Image, Weight Control and Eating Disorders Among Children," in *The Etiology of Bulimia Nervosa: the Individual and Familial Context*, eds. J. H. Crowther, D. L. Tennenbaum, S. E. Hobfoll, and M. A. P. Stephens (London: Hemisphere Publishing Co., 1992), pp. 81–101. ここで一言注意を述べておきたい。ティーンエージの少女たちが太ることへの恐れとダイエットについて話をしても、思春期の子供のいくつかの研究が示唆するように、このような態度が深刻なダイエット行動になることはないだろうと言う研究者もいる。マーク・ニクターとミミ・ニクターは最近の研究で、思春期の子供たちに「ダイエットをしているということは何を意味するのか」を聞き、そのダイエット行動について尋ねた。彼らは、ティーンズにとってはダイエットをしているということは、「しばしば、象徴的な食物の消費を控えるという儀式的な行動をすることである」と指摘している（p. 264）。Mark Nichter and Mimi Nichter, "Hype and Weight," *Medical Anthropology*, 13 (1991): 249–284. 思春期の「でぶ話」はたとえただちに厳しいダイエットに向かうことがなくても、重大な結果を招く。ミミ・ニクターとナンシー・ヴィコヴィッチの長期にわたる「でぶ話」の研究では、「でぶ話を誇張的に話すことにより、女性は他者に対して、容貌を気にしているのは自分に責任があるということを表明しているのである……少女たちが身体目標の達成のためにどんな行動をとるかとは無関係に、彼女たちは会話の中で文化的な理想を再生産しようとしている」（p. 127）。次を参照。Mimi Nichter and Nancy Vuckovic, "Fat Talk: Body Image Among Adolescent Girls." pp. 109–131, in *Many Mirrors: Body Image and Social Relations*, ed. by Nicole Sault (New Brunswick, New Jersey: Rutgers University Press, 1994)

22. N. Moses, M. Banilivy, and F. Lifshitz, "Fear of Obesity Among Adolescent Girls." *Pediatrics*, 83 (1989): 393–398. 他のいくつかの研究から同様の結果が得られている。子供の摂食障害についての優れた文献レビューとしては、次を参照。M. H. Thelen, C. M. Lawrence, and A. L. Powell, "Body Image, Weight Control and Eating Disorders Among Children." in *The Etiology of Bulimia Nervosa: The*

*Individual and Familial Context*, eds. J. H. Crowther, D. L. Tennenbaum, S. E. Hobfoll, and M. A. P. Stephens (London: Hemisphere Publishing Co., 1992), pp. 81–101.

23. F. Lifshitz, N. Moses, C. Cervantes et al., "Nutritional Dwarfing in Adolescents." *Seminar on Adolescent Medicine*, 3 (1987): 255–266; F. Lifshitz, N. Moses, "Nutritional Dwarfing: Growth, Dieting, and Fear of Obesity." *Journal of the American College of Nutrition*, 7 (1988): 367–376.

24. "The Littlest Dieters." *Newsweek* (July 27, 1987): 48.

25. F. Lifshitz, N. Moses, C. Cervantes, and L. Ginsberg, "Nutritional Dwarfing in Adolescents." *Seminars in Adolescent Medicine*, 3 (1987): 255–256; D. D. Marino and J. C. King, "Nutritional Concerns During Adolescence." *Pediatric Clinics of North America*, 27 (1980): 125–137.

26. I. Attie and J. Brooks-Gunn, "Weight Concerns as Chronic Stressors in Women." in *Gender and Stress*, eds. R. C. Barnett, L. Biener, and G. K. Baruch (New York: Free Press, 1987), pp. 218–254. 特に次も参照。M. P. Levine and L. Smolak, "Toward a Model of the Developmental Psychopathology of Eating Disorders: The Example of Early Adolescence." in *The Etiology of Bulimia Nervosa: The Individual and Familial Context*, eds. J. H. Crowther, D. L. Tennenbaum, S. E. Hobfoll, and M. A. P. Stephens (London: Hemisphere Publishing Corp., 1992), pp. 69–70.

27. D. D. Marine and J. C. King, "Nutritional Concerns During Adolescence." *Pediatric Clinics of North America*, 27 (1980): 125–139; M. P. Warren, "Physical and Biological Aspects of Puberty," in *Girls at Puberty: Biological and Psychosocial Perspectives*, eds. J. Brooks-Gunn and A. C. Petersen (New York: Plenum, 1983). 出産にはある程度の脂肪が必要である。思春期の少女は初潮の前後に体脂肪の分量の増加を見る。

28. M. Millman, *Such a Pretty Face: Being Fat in America* (New York: Berkley, 1981), p. 216.

29. M. Millman, *Such a Pretty Face: Being Fat in America* (New York: Berkeley, 1981), p. 218.

30. M. Millman, *Such a Pretty Face: Being Fat in America* (New York: Berkeley, 1981), p. 224.

31. C. J. Nemeroff, R. I. Stein, N. S. Diehl, and K. M. Smilack, "From the Cleavers to the Clintons: Role Choices and Body Orientation as Reflected in Magazine Article Content." *International Journal of Eating Disorders*, 16 (1994): 167–176.

32. 次を参照。M. E. Mishkind, J. Rodin, L. R. Silberstein, and R. H. Striegel-Moore, "The Embodiment of Masculinity: Cultural, Psychological, and Behavioral Dimensions." *American Behavioral Scientist*, 29 (1986): 545–562. 次も参照。"You're So Vain." *Newsweek* (April 14, 1986): 48–55.

33. J. Ogden, *Fat Chance! The Myth of Dieting Explained* (New York: Routledge, 1992).

34. データは次から引用した。A. Synnott, *The Body Social: Symbolism, Self and Society* (New York: Routledge, 1993), p. 32.（高橋勇夫訳，1997『ボディ・ソシアル——身体と感覚の社会学』筑摩書房.）この研究は２つの別々の調査をもとにしている。１つは1972年に終了したＥ・バーシールド、Ｅ・ウォルスター、Ｇ・ボーンステッドによる調査である。E. Berscheid, E. Walster, and G. Bohrnstedt, "The Happy American Body: A Survey Report." *Psychology Today*, 7 (1973): 119–131. もう１つは、次の調査である。T. F. Cash, B. A. Winstead, and L. H. Janda, "The Great American Shape-Up: Body Image Survey Report." *Psychology Today* (April 1986), pp. 30–37.

35. T. F. Cash, "The Psychology of Physical Appearance: Aesthetics, Attributes, and Images." in *Body Images: Development, Deviance and Change*, eds. T. G. Cash and T. Pruzinsky (New York: the Guildord Press, 1990), pp. 51–79. 男性が自分の身体にどの程度不満を抱いているかについては論争がある。学生の体重認知の研究で、ある研究者は「男性は男性相互の体重を［女性より］正確に判定し、一般に現在の自分の体形は女性が理想とするものに大変近いと感じていた」ことを見いだした。したがって、「男性の認知は彼らの身体に満足している助けとなるが、女性の認知は体重への強迫とダイエットに向かう動機となる」(p. 93)。April Fallon, "Culture in the Mirror: Sociocultural Determinants of Body Image." in *Body Images: Development, Deviance and Change*, eds. Thomas F. Cash and Thomas Pruzinsky (New York: The Guilford Press, 1990). pp. 80–109.

36. M. E. Mishkind, J. Rodin, L. R. Silberstein, and R. H. Striegel-Moore, "The Embodiment of Masculinity: Cultural, Psychological, and Behavioral Dimensions." *American Behavioral Scientist*, 29 (1986): 555. 次も参照。"You're So Vain." *Newsweek* (April 14, 1986): 48–55. 次も参照。C. Edgley and D. Brissett, "Health Nazis and the Cult of the Perfect Body: Some Polemical Observations." *Symbolic Interaction*, 13 (1990): 257–270.

37. D. MacCannell and J. F. MacCannell, "The Beauty System." in *The Ideology of Conduct: Essays in Literature and the History of Sexuality*. eds. N. Armstrong and L. Tennenhouse (New York: Methuen, 1987), p. 207.

38. J. Rodin, *Body Traps. Breaking the Binds That Keep You From Feeling Good About Your Body* (New York: William Morrow and Co, Inc, 1992), pp. 38–39.

39. A. Kimbrell, "Body Wars: Can the Human Body Survive the Age of Technology?" *Utne Reader* (May/June 1992): 53.

40. R. P. Seid, *Never Too Thin: Why Women are at War with their Bodies* (New York: Prentice Hall, 1989), p. 116.

41. A. Drewnowski and D. K. Yee, "Men and Body Image: Are Males Satisfied with Their Body Weight?" *Psychosomatic Medicine*, 49 (1987): 626–634.

42. J. Rodin, *Body Traps: Breaking the Binds That Keep You From Feeling Good About Your Body* (New York: William Morrow and Co., Inc., 1992), p. 181.

43. R. A. Gordon, *Anorexia and Bulimia: Anatomy of a Social Epidemic* (Cambridge, MA: Basil Blackwell, Inc, 1990), p. 32.

44. J. Rodin, *Body Traps: Breaking the Binds That Keep You From Feeling Good About Your Body* (New York: William Morrow and Co., Inc., 1992), p. 36.

45. J. Rodin, *Body Traps: Breaking the Binds That Keep You From Feeling Good About Your Body* (New York: William Morrow and Co., Inc., 1992), p. 88.

46. Harry Gwirtsman. 次に引用。"Bulimia: Not for Women Only." (No author) *Psychology Today* (March 1984): 10.

47. この話は次から引用した。Gabriella Stern, "The Anorexic Man Has Good Reason To Feel Neglected." *Wall Street Journal* (October 18, 1992): A1.

48. Gabriella Stern, "The Anorexic Man Has Good Reason To Feel Neglected." *Wall Street Journal* (October 18, 1993): A1.

49. Gabriella Stern, "The Anorexic Man Has Good Reason To Feel Neglected." *Wall Street Journal* (October 18, 1993): A1.

50. Gabriella Stern, "The Anorexic Man Has Good Reason To Feel Neglected." *Wall Street Journal* (October 18, 1993): A1.

51. A. Fallon, "Culture in the Mirror: Sociocultural Determinants of Body Image." in *Body Images: Development, Deviance, and Change*, eds. T. F. Cash and T. Pruzinsky (New York: The Guilford Press, 1990), p. 93. 次を参照。P. Rozin and A. Fallon, "Body Image, Attitudes to Weight and Misperceptions of Figure Preferences of the Opposite Sex: A Comparison of Men and Women in Two Generations." *Journal of Abnormal Psychology*, 97: (1988): 342–345.

52. M. Mishkind, J. Rodin, L. R. Silberstein, and R. H. Striegel-Moore, "The Embodiment of Masculinity: Cultural, Psychological, and Behavioral Dimensions." *American Behavioral Scientist*, 29 (1986): 549.

53. M. Mishkind, J. Rodin, L. R. Silberstein, and R. H. Striegel-Moore, "The Embodiment of Masculinity: Cultural, Psychological, and Behavioral Dimensions." *American Behavioral Scientist*, 29 (1986): 549.

54. 次を参照。M. B. King and G. Mezey," Eating Behavior in Male Racing Jockeys." *Psychological Medicine*, 17 (1987): 249–253; S. N. Steen, R. A. Oppliger, and K. D. Brownell, "Metabolic Effects of Repeated Weight Loss and Regain in Adolescent Wrestlers." *Journal of the American Medical Association* 260 (1988): 47–50.

55. M. Millman, *Such a Pretty Face: Being Fat in America* (New York: Berkeley Books, 1980), p. 225.

56. David Crawford, *Easing the Ache: Gay Men Recovering From Compulsive Disorders* (New York: Dutton, 1990).

57. M. Mishkind, J. Rodin, L. R. Silberstein, and R. H. Striegel-Moore, "The Embodiment of Masculinity: Cultural, Psychological, and Behavioral Dimensions." *American Behavioral Scientist*, 29 (1986): 545–562.

58. A. D. Mickalide, "Sociocultural Factors Influencing Weight Among Males." in Arnold M. Andersen, *Males with Eating Disorders* (New York: Brunner/Mazel, 1990), pp. 30–39.

59. D. Garner and P. E. Garfinkel, "Socio-Cultural Factors in the Development of Anorexia Nervosa." *Psychological Medicine*, 10 (1980): 647–656. および、D. M. Garner, P. E. Garfinkel, D. Schwartz, and M. Thompson, "Cultural Expectations of Thinness in Women." *Psychological Reports*, 47 (1980): 483–91; E. D. Rothblum, "Women and Weight: Fad and Fiction." *The Journal of Psychology*, 124 (1990): 5–24.

60. M. P. Warren and R. L. Vande Wiele, "Clinical and Metabolic Features of Anorexia Nervosa." *American Journal of Obstetrics and Gynecology*, 117 (1973): 435–449; H. Bruch, "Anorexia Nervosa and Its Differential Diagnosis." *Journal of Nervous Mental Disease*, 141 (1966): 555–66; D. J. Jones, M. M. Fox, H. H. Babigan, and H. E. Hutton, "Epidemiology of Anorexia Nervosa in Monroe County New York: 1960–1976." *Psychosomatic Medicine*, 42 (1980): 551–558.

61. G. A. German, "Aspects of Clinical Psychiatry, in Sub-Saharan Africa." *British Journal of Psychiatry*, 121 (1972): 461–479; J. S. Neki, "Psychiatry in South East Asia." *British Journal of Psychiatry*, 123 (1973): 257–269; B. Dolan, "Cross-Cultural Aspects of Anorexia Nervosa and Bulimia." *International Journal of Eating Disorders*, 10 (1990): 67–78. また、次も参照。A. Furnham and P. Baguma, "Cross-Cultural Differences in the Evaluation of Male and Female Body Shapes." *International Journal of Eating Disorders*, 15 (1994): 81–89.

62. E. D. Rothblum, "Women and Weight: Fad and Fiction." *The Journal of Psychology*, 124 (1990): 5. 同じく、次も参照。P. S. Powers, *Obesity: The Regulation of Weight* (Baltimore, MD: Williams and Wilkins, 1980).

63. A. Furnham and P. Baguma, "Cross-cultural Differences in the Evaluation of Male and Female Body Shapes." *International Journal of Eating Disorders*, 15 (1994): 81–89. ソーバルとスタンカードは次のように言っている。「肥満は、開発途上国においては、先進諸国における意味とは逆に、健康と富のサインであると思われる」。著者らは社会進化の重要性にも注目する。「肥満は数千もの間、大半の人々にとってはおそらく達成不可能であった。食料供給の制約が、

われわれの多くの祖先や現在の開発途上社会の人々の生活を特徴づけた」(pp. 266－267)。次を参照。J. Sobal and A. J. Stunkard, "Socioeconomic Status and Obesity: A Review of the Literature." *Psychological Bulletin*, 105 (1989): 260–275.

64. Emily Bradley Massara, *! Que Gordita! A Study of Weight Among Women in a Puerto Rican Community* (New York: AMS Press New York, 1989).

65. Emily Bradley Massara, *! Que Gordita! A Study of Weight Among Women in a Puerto Rican Community* (New York: AMS Press New York, 1989), p. 19.

66. Emily Bradley Massara, *! Que Gordita! A Study of Weight Among Women in a Puerto Rican Community* (New York: AMS Press New York, 1989), p. 12.

67. Emily Bradley Massara, *! Que Gordita! A Study of Weight Among Women in a Puerto Rican Community* (New York: AMS Press New York, 1989), p. 171.

68. Emily Bradley Massara, *! Que Gordita! A Study of Weight Among Women in a Puerto Rican Community* (New York: AMS Press New York, 1989), p. 293.

69. Emily Bradley Massara, *! Que Gordita! A Study of Weight Among Women in a Puerto Rican Community* (New York: AMS Press New York, 1989), p. 141.

70. Emily Bradley Massara, *! Que Gordita! A Study of Weight Among Women in a Puerto Rican Community* (New York: AMS Press New York, 1989), p. 145.

71. Emily Bradley Massara, *! Que Gordita! A Study of Weight Among Women in a Puerto Rican Community* (New York: AMS Press New York, 1989), p. 161.

72. Emily Bradley Massara, *! Que Gordita! A Study of Weight Among Women in a Puerto Rican Community* (New York: AMS Press New York, 1989), p. 161.

73. スリム教の拡がりの程度はそのエスニック・コミュニティ内部のさまざまな要因に依存することを指摘しておくことが重要である。このコミュニティ内では、同化の程度の違いによる文化内部の差異化が始まっていた。このコミュニティ内の第二世代のプエルトリコ人たちが［社会的］上昇移動の力を獲得するようになると、彼らのスリム教への感化されやすさもまた増大するだろう。ある研究者は次のように言っている。「私がインタビューしたアフリカ系アメリカ人女性とラテン系女性の中で、少女時代にどれほどスリム教を強いられたかの程度は、家族の社会階級、住居の地理的な場所、通っていた学校、それに国籍が変わったかどうかで異なっていた」。次を参照。B. Thompson, "Food, Bodies, and Growing Up Female: Childhood Lessons About Culture, Race, and Class." in *Feminist Perspectives on Eating Disorders*. eds. P. Fallon, M. A. Katzman and S. C. Wooley (New York: The Guilford Press, 1994), p. 371.

74. Emily Bradley Massara, *! Que Gordita! A Study of Weight Among Women in a Puerto Rican Community* (New York: AMS Press New York, 1989), p. 145.

75. アメリカ社会に関しては次を参照。J. E. Smith and J. Krejci, "Minorities Join the Majority: Eating Disturbances Among Hispanic and Native American Youth."

*International Journal of Eating Disorders*, 10 (1991): 179–186; L. K. G. Hsu, "Are the Eating Disorder Becoming More Common in Blacks." *International Journal of Eating Disorders*, 6 (1987): 113–124. 非西洋社会全般に関しては、次を参照。M. Nasser, "Comparative Study of the Prevalence of Abnormal Eating Attitudes Among Arab Female Students of Both London and Cairo Universities." *Psychological Medicine*, 16 (1986): 621–625; J. Sobal and A. J. Stunkard, "Socioeconomic Status and Obesity: A Review of the Literature." *Psychological Bulletin*, 105 (1989): 260–275; A. Furnham and B. Baguma, "Cross Cultural Differences in the Evaluation of Male and Female Body Shapes." *International Journal of Eating Disorders*, 15 (1994): 81–89; T. Furukawa, "Weight changes and Eating attitudes of Japanese Adolescents Under Acculturative Stress: A International Prospective Study." *International Journal of Eating Disorders*, 15 (1994): 71–79; L. L. Osvold and G. R. Sodowsky, "Eating Disorders of White Ethnic American Racial and Ethnic Minority American and International Women." *Journal of Multicultural Counseling and Development*, 21 (1993): 143–154.

76. 次を参照。L. K. George Hsu, "Are Eating Disorders Becoming More Common in Blacks?" *International Journal of Eating Disorders*, 6 (1987): 122.

77. 次を参照。T. J. Silber, "Anorexia Nervosa in Blacks and Hispanics." *International Journal of Eating Disorders*, 5 (1986): 127.

78. 次を参照。C. S. W. Rand and J. M. Kaldau, "The Epidemiology of Obesity and Self-Defined Weight Problems in the General Population: Gender, Race, Age, and Social Class." *International Journal of Eating Disorders*, 9 (1990): 329–343; V. G. Thomas and M. D. James, "Body-Image, Dieting Tendencies, and Sex Role Traits in Urban Black Women." *Sex Roles*, 18 (1988): 523–529; C. E. Rucker III and T. F. Cash," Body Images, Body-size Perceptions, and Eating Behavior Among African-American and White College Women." *International Journal of Eating Disorders*, 12 (1992): 291–299.

79. K. K. Abrams, L. Allen and J. J. Gray, "Disordered Eating Attitudes and Behaviors, Psychological Adjustment, and Ethnic Identity: A Comparison of Black and White Female College Students." *International Journal of Eating Disorders*, 14 (1993): 49–57; B. Dolan, "Cross-Cultural Aspects of Anorexia Nervosa and Bulimia: A Review." *International Journal of Eating Disorders*, 10 (1991): 67–78.

80. F. White, "Unhealthy Appetites." *Essence* (September 1991): 28. 次も参照。C. S. W. Rand and J. M. Kaldau, "The Epidemiology of Obesity and Self Defined Weight Problems in the General Population: Gender, Race, Age, and Social Class." *International Journal of Eating Disorders*, 9 (1990): 329–343.

81. R. Bray, "Heavy Burden." *Essence* (January 1992): 54.

82. M. H. Styles, “Soul, Black Women and Food.” in *A Woman’s Conflict: The Special Relationship Between Women and Food*, ed. Jane Rachel Kaplan (Prentice Hall, New York, 1980), pp. 161–162. 植物の根、たとえばヤムイモ、サツマイモ、カブラなどとコラード類 [キャベツの仲間] のような青菜が、ソウルフードの基本材料である。

83. M. H. Styles, “Soul, Black Women and Food,” in *A Woman’s Conflict: The Special Relationship Between Women and Food*. ed. J. R. Kaplan (Prentice Hall: New York, 1980), p. 163.

84. M. H. Styles, “Soul, Black Women and Food,” in *A Woman’s Conflict: The Special Relationship Between Women and Food*. ed. J. R. Kaplan (Prentice Hall: New York, 1980), pp. 174–175.

85. J. A. Ladner, *Tomorrow’s Tomorrow: The Black Woman* (New York: Doubleday, 1971).

86. 次を参照。K. K. Abrams, L. Allen, and J. J. Gray, “Disordered Eating Attitudes and Behaviors, Psychological Adjustment, and Ethnic Identity: A Comparison of Black and White Female College Students.” *International Journal of Eating Disorders*, 14 (1993): 49–57.

87. 次を参照。K. K. Abrams, L. Allen, and J. J. Gray, “Disordered Eating Attitudes and Behaviors, Psychological Adjustment, and Ethnic Identity: A Comparison of Black and White Female College Students.” *International Journal of Eating Disorders*, 14 (1993): 55. 次も参照。J. J. Gray, K. Ford, and L. M. Kelly, “The Prevalence of Bulimia in a Black College Population.” *International Journal of Eating Disorders*, 6 (1987): 733–740.

88. K. S. Buchanan, “Creating Beauty in Blackness,” in *Consuming Passions: Feminist Approaches to Weight Preoccupation and Eating Disorders*. eds. C. Brown and K. Jasper (Toronto, Ontario, Canada: Second Story Press, 1993), p. 37.

89. この印象はエイブラムズらによる最近の研究で実証されている。次を参照。K. K. Abrams, L. Allen, and J. J. Gray, “Disordered Eating Attitudes and Behaviors, Psychological Adjustment, and Ethnic Identity: A Comparison of Black and White Female College Students.” *International Journal of Eating Disorders*, 14 (1993): 49–57.

90. K. S. Buchanan, “Creating Beauty in Blackness,” in *Consuming Passions: Feminist Approaches to Weight Preoccupation and Eating Disorders*. eds. C. Brown and K. Jasper (Toronto, Ontario, Canada: Second Story Press, 1993), p. 37.

91. P. H. Collins, *Black Feminist Thought: Knowledge, Consciousness and the Politics of Empowerment* (Boston: Unwin Hyman, 1990). 次に引用。K. S. Buchanan, “Creating Beauty in Blackness.” in *Consuming Passions: Feminist Approaches to*

*Weight Preoccupation and Eating Disorders*, eds. C. Brown and K. Jasper (Toronto, Ontario, Canada: Second Story Press, 1993), p. 79.

**第9章**

1. Celia Kitzinger, “Depoliticising the Personal: A Feminist Slogan in Feminist Therapy.” *Women Studies International Forum*, 16 (1993): 487–496.

2. キャロル・ハニッシュが原典。Carol Hanisch, “The Personal is Political.” in *The Radical Therapist*, ed. J. Aget (New York: Ballantine, 1971).

3. Cynthia D. Schrager, “Questioning the Promise of Self-Help: A Reading of Women Who Love Too Much.” *Feminist Studies*, 19 (1993): 188.

4. スーザン・カノの著作を参照。Susan Kano, *Making Peace with Food: Freeing Yourself from the Diet/Weight Obsession* (New York: Harper and Row, Publishers, rev. ed. 1989).

5. Rita Freedman, *Bodylove: Learning to Like Our Looks – and Ourselves* (New York: Harper & Row, 1988).

6. Marcia Germaine Hutchinson, *Transforming Body Image: Learning to Love the Body You Have* (Freedom, California: The Crossing Press, 1985).

7. Wendy Simonds, *Women and Self-Help Culture: Reading Between the Lines* (New Brunswick, N. J. Rutgers University Press, 1992), p. 227.

8. Elayne Rapping, “Hooked on a Feeling.” *The Nation* (March 5, 1990): 317.

9. Gloria Steinem, *Revolution From Within: A Book of Self-Esteem* (Boston: Little Brown, 1992).（道下匡子訳，1994『ほんとうの自分を求めて――自尊心と愛の革命』中央公論社.）

10. Carol Gilligan, Nona P. Lyons, and Trudy J. Hanmer, eds., *Making Connections: The Relational Worlds of Adolescent Girls at Emma Willard School* (Cambridge, MA: Harvard University Press, 1990). また、次も参照。R. G. Simmons, D. A. Blyth, E. F. Van Cleave, and D. Bush, “Entry into Early Adolescence: The Impact of School Structure, Puberty and Early Dating on Self Esteem.” *American Sociological Review*, 44 (1979): 948–967.

11. Catherine Steiner-Adair, “The Politics of Prevention.” in *Feminist Perspectives on Eating Disorders*, eds. Patricia Fallon, Melanie A. Katzman, and Susan C. Wooley (New York: Guilford Press, 1994), p. 381.

12. E. Debold, M. Wilson, and I. Malave, *Mother-Daughter Revolution: From Betrayal to Power* (New York: Addison-Wesley, 1993), p. 129.

13. bell hooks, *Yearning: Race, Gender and Cultural Politics* (Boston, MA: South End Press, 1990.), p. 219.

14. インタビューでベル・フックスは精神的生活を次のように規定した。

「簡単に言うと、それは自分の信仰心と霊的力を呼び起こす力として、聖なる霊、神と愛を根本的に信ずることです。……精神的生活は自己実現、つまり私たちが誰なのかだけでなく、とても深いところで政治的であるコミュニティー内部での私たちの関係にもより良く気づくようになることと大いに関係があります」。次を参照。Bell Hooks, *Yearning: Race, Gender and Cultural Politics* (Boston, MA.: South End Press, 1990), pp. 218–219.

15．たとえば次を参照。Johan Vanderlinden, Jan Norre, and Walter Vandereycken, *A Practical Guide to the Treatment of Bulimia Nervosa* (New York Brunner/Mazel, 1992)（吉内一浩他訳，1995『ストップ・ザ・過食！――実戦的治療のためのガイドブック』星和書店）; Kelly D. Brownell and John P. Foreyt, eds. *Handbook of Eating Disorders: Physiology, Psychology, and Treatment of Obesity, Anorexia and Bulimia* (New York: Basic Books. Inc. 1986); David M. Garner and Paul E. Garfinkel, eds. *Handbook of Psychotherapy for Anorexia Nervosa & Bulimia* (New York: The Guilford Press 1985).

16．次を参照。Patricia Fallon, Melanie A. Katzman, and Susan C. Wooley, eds. *Feminist Perspectives on Eating Disorders* (New York: Guilford Press, 1994).

17．Mary Bergner, Pam Remer, and Charles Whetsell, "Transforming Women's Body Image: A Feminist Counseling Approach." *Women & Therapy*, 4 (1985): 25–38: Orland Wayne Wooley, Susan C. Wooley, and Sue R. Dyrenforth, "Obesity and Women II: A Neglected Feminist Topic." *Women's Studies International Quarterly*, 2 (1979): 81–92.

18．Cynthia D. Schrager, "Questioning the Promise of Self Help: A Reading of Women Who Love Too Much." *Feminist Studies*, 19 (1993): 189. シュレーガーは *Talking Back* においてこの考えを示唆したフェミニスト理論家、ベル・フックスの重要な著作に言及している。次を参照。Bell Hooks, *Talking Back* (Boston: South end Press, 1989).

19．H. G. Lerner, "12 Stepping It: Women's Roads to Recovery." *Lilith* (Spring 1991): 16.

20．Celia Kitzinger, "Depoliticising the Personal: A Feminist Slogan in Feminist Therapy." *Women's Studies International Forum*, 16 (1993): 487–496.

21．Alison Bass, "Boycott Called on 'Anorexic' Ads." *Boston Globe* (April 25, 1994): 16.

22．Virginia L. Ernster, "Women, Smoking, Cigarette Advertising and Cancer." *Women and Therapy*, 6 (1987): 217–237.

23．Harrison G. Pope and James I. Hudson, *New Hope for Binge Eaters: Advances in the Understanding and Treatment of Bulimia* (New York: Harper and Row, 1984).

24. Alan B. Levy, Katherine N. Dixon, and Stephen L. Stern, "How are Depression and Bulimia Related?" *American Journal of Psychiatry*, 146 (1989): 167.

25. Robert Chianese, "The Body Politic." *Utne Reader* (May/June 1992): 69.

26. 次を参照。Mary C. Franklin, "Eating Disorders a Topic for Girls." *Boston Globe* (May 8, 1994): 43.

27. *Teaching about Eating Disorders: Grades 7–12*. New York: Center for the Study of Anorexia and Bulimia, 1983. さまざまな摂食障害防止プログラムについての詳しい資料としては、次を参照。C. M. Shisslak and M. Crago, "Toward a New Model for the Prevention of Eating Disorders." in *Feminist Perspectives on Eating Disorders*, eds. P. Fallon, M. A. Katzman and S. C. Wooley (New York: The Guilford Press, 1994), pp. 419–437.

28. この引用はディメンションズ誌に掲載されたNAAFAの最近の広告からとった。NAAFAの所在地は、National Association to Advance Fat Acceptance (NAAFA), POB 188620, Sacramento, CA. 95818.

29. Frigga Haug, ed. *Female Sexualization: A Collective Work of Memory* (London, Verso, 1987).

30. Frigga Haug, ed. *Female Sexualization: A Collective Work of Memory* (London, Verso, 1987), p. 13.

31. Rosy Martin and Jo Spence, "New Portraits for Old: The Use of the Camera in Therapy." in *Looking on: Images of Femininity in the visual Arts and Media*, ed. Rosemary Betterton (London: Pandora), p. 268.

32. Rosy Martin and Jo Spence, "New Portraits for Old: The Use of the Camera in Therapy." in *Looking on: Images of Femininity in the Visual Arts and Media*, ed. Rosemary Betterton (London: Pandora), p. 268

33. Rosemary Betterton, ed. *Looking on: Images of Femininity in the Visual Arts and Media* (London: Pandora, 1987), p. 209.

**著者紹介**

シャーリーン・ヘス＝バイバー（Sharlene Hesse-Biber, Ph.D.）

ボストンカレッジ（アメリカ合衆国マサチューセッツ州ボストン市）社会学教授。女性学、社会調査法などの科目を担当。ミシガン大学ボストンカレッジの女性学研究プロジェクトディレクター、社会学部長などをつとめた。全国カトリック高等教育連盟の発起人代表。社会調査法、身体イメージ、女性学関係の多数の著作がある。

**訳者紹介**

宇田川拓雄（うたがわ たくお）

北海道教育大学函館校教授。社会学（社会調査法）などの科目を担当。東北大学文学部卒業、東北大学大学院博士課程単位取得退学（文学研究科社会学専攻）。

新曜社

誰が摂食障害をつくるのか
女性の身体イメージとからだビジネス

初版第1刷発行　2005年4月20日©

著　者　シャーリーン・ヘス＝バイバー
訳　者　宇田川拓雄
発行者　堀江　洪
発行所　株式会社 新曜社
〒101-0051　東京都千代田区神田神保町2-10
電話 03-3264-4973㈹・FAX 03-3239-2958
URL　http://www.shin-yo-sha.co.jp/
E-mail　info@shin-yo-sha.co.jp

印刷　三協印刷
製本　難波製本
Printed in Japan
ISBN4-7885-0940-7 C1036

## 新曜社　好評関連書より

マリオン・ネスル 著／三宅真季子・鈴木眞理子 訳

### フード・ポリティクス　肥満社会と食品産業

巨大食品産業が食品政策に介入し、学者と懇意を結びあらゆる市場戦略を駆使して「もっと食べさせる」ことに躍起になっている。ビジネスと政治家と栄養学者による三位一体の食生活支配の実態。

A5判並製560頁
定価5040円(税込)

C・M・アンダーソン、S・スチュアート 著／S・A・ディミジアン 協力／平野和子 訳

### 女たちの単独飛行　中年シングルをどう生きるか

なぜシングルがいいのか、経済的自立や職業の問題等とどう取り組んで自己を確立してきたかを力強く語る。中年シングル女性への固定観念を覆して、充足感を味わう彼女たちの生活と意見。

四六判並製418頁
定価2625円(税込)

貴戸理恵 著

### 不登校は終わらない　「選択」の物語から〈当事者〉の語りへ

〈病理・逸脱〉でなく〈選択〉でもない「不登校」の物語とは？　不登校経験者へのインタビューから、この漏れ落ちた「ノイズ」を集め、〈当事者〉による不登校を言語化する。

四六判上製328頁
定価2940円(税込)

杉山幸子 著

### 新宗教とアイデンティティ　回心と癒しの宗教社会心理学

科学技術の時代に、人はなぜ宗教に惹きつけられるのか。宗教心理学の歴史を概観し、回心研究の現代的な展開を検討しながら、宗教と癒し、宗教的社会化等を考察する。

A5判上製224頁
定価3675円(税込)

小谷野　敦 著

### 男であることの困難　恋愛・日本・ジェンダー

「自立」した女性が増えて「男であること」が難しい時代、ますます増える結婚できない男性。漱石が予見した近代における男の運命から日本恋愛文化論に至る、ほろ苦い文学再読の旅。

四六判上製292頁
定価2625円(税込)

S・オーバック 著／鈴木二郎・天野裕子・黒川由紀子・林百合 訳

### 拒食症　女たちの誇り高い抗議と苦悩

拒食・過食といわれる女性たちの心の襞の奥底には、外見からはうかがいしれない葛藤と苦悩が隠されている。拒食症患者に身を寄せて、現代消費社会の病理を痛烈に批判した問題作。

四六判上製312頁
定価2940円(税込)